Rainer Kirchhefer

Psychiatrie
und **Neurologie**

Rainer Kirchhefer

Psychiatrie
und **Neurologie**

Prüfungswissen für Pflegeberufe

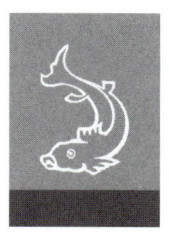

URBAN & FISCHER München · Jena

Zuschriften und Kritik an:
Urban & Fischer, Lektorat Pflege, Karlstraße 45, 80333 München

Wichtiger Hinweis für den Benutzer

Die Erkenntnisse in der Medizin unterliegen laufendem Wandel durch Forschung und klinische Erfahrungen. Herausgeber und Autoren dieses Werkes haben große Sorgfalt darauf verwendet, dass die in diesem Werk gemachten therapeutischen Angaben (insbesondere hinsichtlich Indikation, Dosierung und unerwünschten Wirkungen) dem derzeitigen Wissensstand entsprechen. Das entbindet den Nutzer dieses Werkes aber nicht von der Verpflichtung, anhand der Beipackzettel zu verschreibender Präparate zu überprüfen, ob die dort gemachten Angaben von denen in diesem Buch abweichen und seine Verordnung in eigener Verantwortung zu treffen.

Die Deutsche Bibliothek - CIP-Einheitsaufnahme
Ein Titeldatensatz für diese Publikation ist bei
Der Deutschen Bibliothek erhältlich

ISBN 3-437-26410-9

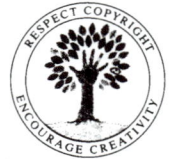

Lektorat: Barbara Fischer, München
Herstellung: Kerstin Wallner, München
Satz: Medienkontor Lübeck, medienkontor-luebeck.com
Druck und Bindung: Franz Spiegel Buch GmbH, Ulm
Umschlaggestaltung: prepress | ulm GmbH, Ulm
Umschlagfoto: Arge Lola, K. Loges, Stuttgart

Aktuelle Informationen finden Sie im Internet unter der Adresse:
http://www.urbanfischer.de

Vorwort

Auf dem ersten Blick erscheinen die beiden Fächer Neurologie und Psychiatrie sehr verschieden. Die eine Disziplin befasst sich mit körperlich begründbaren Krankheiten, die andere mit seelischen Leiden. Dennoch haben beide Fachgebiete eine gemeinsame Wurzel: das Nervensystem. Lange Zeit behandelte der »Nervenarzt« (Facharzt für Nervenheilkunde) alle an den »Nerven« Erkrankten. Mit dem Fortschritt in der Medizin grenzten sich die Disziplinen zunehmend voneinander ab. Neue Methoden in der Diagnosefindung und differenzierte Therapieformen erfordern vom behandelnden Arzt Spezialkenntnisse.

In der Krankenpflegeausbildung bleibt für den Unterricht in Neurologie und Psychiatrie häufig nur wenig Zeit. Dabei wird jeder im Berufsalltag mit Krankheiten aus den beiden Gebieten konfrontiert: Patienten mit einem Schlaganfall werden nicht selten auf internistischen Stationen behandelt und ein Alkoholabhängiger kann auf einer chirurgischen Station ins Delir kommen – um nur einige Beispiele zu nennen.

In diesem Buch sind die wichtigsten Krankheiten aus beiden Fachgebieten so dargestellt, dass sich Lernende effektiv auf Prüfungen vorbereiten können. Es soll aber auch den Unterricht begleiten und während der Praxiseinsätze sowie im Berufsalltag Fragen beantworten.

Die erste Auflage des Buches hat eine große Resonanz hervorgerufen. Viele Leser beschrieben das Konzept des Buches als nützlich und hilfreich. Anregungen aus dem Leserkreis, von Pflege-Schülern und Kollegen haben zur Weiterentwicklung des Buches beigetragen. Zudem wurden in die überarbeitete zweite Auflage aktuelle Erkenntnisse zu Diagnose und Therapie der Krankheiten aufgenommen.

Bedanken möchte ich mich bei allen, die mit Lob und Kritik die Arbeit an dem Buch begleitet haben, besonders bei meiner lieben Freundin Ulrike Bussiek für viele Anregungen und Unterstützung.

Dem Pflegelektorat des Urban & Fischer Verlages, insbesondere Frau Barbara Fischer, danke ich für die fortgesetzte engagierte Betreuung dieses Buches und der Bunten Reihe. Dem Medienkontor Lübeck danke ich für die gelungene Gestaltung des Buches und die Bearbeitung der Abbildungen.

Kiel, im Januar 2000   Rainer Kirchhefer

Wegweiser

Warum Sie mit diesem Buch effektiv lernen können

Alle Bände der Bunten Reihe werden speziell für die Vorbereitung auf das Krankenpflegeexamen und andere Prüfungen innerhalb der Ausbildung erstellt. Die Auswahl der Themen richtet sich nach der Ausbildungs- und Prüfungsverordnung für Krankenpflegeberufe. Neben der kurzen und übersichtlichen Darstellung des jeweiligen Faches haben wir gezielte Hilfen für das Lernen und Wiederholen erarbeitet:

- Die Sprache des Textes ist klar und leicht verständlich
- Kurze Sätze und Stichworte in der Randleiste wiederholen wichtige Fakten und Definitionen aus dem Text
- Zahlreiche Abbildungen erhöhen die Anschaulichkeit und das Verständnis von schwierigen Zusammenhängen
- Übungsfragen am Ende der Abschnitte helfen, das Verständnis des Gelesenen zu überprüfen. Die Antworten auf die Fragen finden Sie anhand der Ziffern (z.B. ❼) im Text
- Hinweise auf pflegerische Handlungen und Beobachtungen stellen die Verbindung von der Krankheitslehre zur Pflegepraxis her
- Wiederkehrende Symbole erleichtern die Orientierung im Text.

Die Symbole und ihre Bedeutung

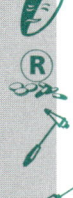 kennzeichnet Klinik und Diagnostik in der Psychiatrie

steht für die Therapie eines Krankheitsbildes in der Psychiatrie

kennzeichnet Klinik und Diagnostik in der Neurologie

steht für die Therapie eines Krankheitsbildes in der Neurologie

 ! Merke   Diese Kästen enthalten besonders wichtige Hinweise

 hebt die Hinweise zur Pflege hervor

 ?   kennzeichnet Übungsfragen am Ende der Kapitel

Das Lektorat Pflege des Urban & Fischer Verlages wünscht allen zukünftigen Krankenschwestern und -pflegern viel Spaß und Erfolg beim Lernen mit der Bunten Reihe.

Abkürzungsverzeichnis

®	Handelsname
↑	erhöht
↓	erniedrigt
→	daraus folgt
☞	Verweis (siehe)
☞ Psych	Verweis (siehe) Psychiatrie
☞ Neuro	Verweis (siehe) Neurologie
A., Aa.	Arteria
Abb.	Abbildung
ACTH	Adrenocorticotropes Hormon
AIDS	Acquired Immunodeficiency Syndrome
ALS	Amyotrophe Lateralsklerose
ASR	Achillessehnenreflex
ASS	Acetylsalicylsäure
ATL	Aktivität(en) des täglichen Lebens
BGB	Bürgerliches Gesetzbuch
BSE	Bovine spongiforme Enzephalopathie
BSG	Blutkörperchensenkungsgeschwindigkeit
BSR	Bizepssehnenreflex
BtG	Betreuungsgesetz
BZ	Blutzucker
CCT	Cranielle Computertomographie
CK	Creatinkinase
CT	Computertomographie
CO_2	Chemisches Zeichen für Kohlendioxid
EEG	Elektroenzephalogramm
EKG	Elektrokardiogramm
EKT	Elektrokrampftherapie
EMG	Elektromyographie
ENG	Elektroneurographie
EP	Evozierte Potenziale
FSME	Frühsommer-Meningoenzephalitis
FTA-Abs-Test	Fluoreszenz-Treponema-Antikörper-Absorptionstest
GABA	Gammaaminobuttersäure
GH	Growth hormone/Wachstumshormon
gr.	griechisch
H_2	Chemisches Zeichen für Wasserstoff
HIV	Human-Immunodeficiency-Virus
HOPS	Hirnorganisches Psychosyndrom
HSV	Herpes-simplex-Virus
HWS	Halswirbelsäule
ICD	International Classification of Diseases
Ig	Immunglobulin
IQ	Intelligenzquotient
i.v.	intravenös

lat.	**lat**einisch
LSD	**L**ysergsäure**d**iäthylamid
M.	**M**orbus oder **M**usculus
MAO	**M**ono**a**min**o**xidase
MRT	**M**agnet**r**esonanz**t**omographie
MS	**M**ultiple **S**klerose
N.	**N**ervus
NLG	**N**erven**l**eit**g**eschwindigkeit
NW	**N**eben**w**irkungen
PRIND	**P**rolongiertes **r**eversibles **i**schämisches **n**eurologisches **D**efizit
PSR	**P**atellar**s**ehnen**r**eflex
PsychKG	Gesetz für **Psych**isch **K**ranke
RPR	**R**adius**p**eriost**r**eflex
RR	**R**iva **R**occi (Blutdruck)
SAB	**S**ub**a**rachnoidal**b**lutung
SHT	**S**chädel-**H**irn-**T**rauma
sog.	**so g**enannt
StGB	**St**raf**g**esetz**b**uch
TIA	**T**ransitorisch **i**schämische **A**ttacke
TPHA-Test	**T**reponema-**p**allidum-**H**äm**a**gglutinations-Test
TSH	**T**hyreoidea**s**timulierendes **H**ormon
TSR	**T**rizeps**s**ehnen**r**eflex
V.	**V**ena
V.a.	**V**erdacht **a**uf
WHO	**W**elt**g**esundheit**s**organisation
Z.n.	**Z**ustand **n**ach
ZNS	**Z**entral**n**erven**s**ystem

Abbildungsverzeichnis

Die Angaben in eckigen Klammern am Ende des Legendentextes verweisen auf die Abbildungsquelle.

Psychiatrie

Die Psychiatrie, die »Seelenheilkunde«, ist das Gebiet der Medizin, das sich mit seelischen Erkrankungen befasst. Somit unterscheidet sich das Fach von allen anderen Bereichen der somatischen (organbezogenen) Medizin. In der Psychiatrie geht es nur zum Teil um fassbare körperliche Beschwerden und technische Befunde oder pathologische Laborwerte. Vielmehr lenkt die Psychiatrie den Blick auf die Psyche des Menschen, auf sein Erleben und Verhalten. Auch wenn das persönliche Leid häufig sehr individuell erscheint, versucht der *Psychiater* (der Arzt für Psychiatrie) oder der *Psychologe* durch eine genaue Erhebung und sorgfältige Analyse der Beschwerden die richtige Diagnose für die psychische Störung zu finden.

Der Übergang zwischen »Normalität« und psychischer Krankheit ist in einigen Fällen fließend. Bestimmte Charaktereigenschaften (wie z.B. ausgeprägter Ordnungssinn) können in gesellschaftlich akzeptierte Bahnen gelenkt werden. Sind diese Eigenschaften allerdings sehr ausgeprägt (wie z.B. bei einem Zwangsneurotiker), kann ein Leidenszustand entstehen.

Aktuelle Diskussionen in der Psychiatrie spiegeln das seit Jahrhunderten beschriebene »Leib-Seele-Problem« wider. Wodurch werden psychische Störungen verursacht? Sind sie »Nervenerkrankungen« oder »Krankheiten der Seele«? Die biologische Psychiatrie sucht Antworten im Bereich des Nervensystems. Tatsächlich lässt sich für immer mehr Krankheiten eine veränderte Funktionsweise von Gehirnstrukturen nachweisen. Medikamente, die an bestimmten Rezeptoren wirken, beeinflussen psychische Erkrankungen. Auch traumatische Erlebnisse verändern den Stoffwechsel des Gehirns. Trotzdem lassen sich psychische Störungen nicht alleine mit biologischen Faktoren erklären. Soziale und psychische Einflüße spielen ebenfalls eine große Rolle. Eine psychiatrische Behandlung wird von den Patienten meistens anders erlebt als die Therapie körperlicher Krankheiten. Der Gang zum Psychiater ist häufig von Vorurteilen und Ängsten geprägt (»Man ist nicht ganz richtig im Kopf«). Die meisten psychisch Kranken leiden unter ihrer Störung, fühlen sich krank und suchen von sich aus eine Behandlung auf. Mitunter fehlt einigen psychisch Kranken die Krankheitseinsicht – eine Behandlung muss dann unter bestimmten Bedingungen sogar gegen ihren Willen (☞ 10) erfolgen.

Auf psychiatrischen Stationen und im ambulanten Bereich ist eine enge Zusammenarbeit aller Berufsgruppen wichtig, die mit dem Patienten Kontakt halten. Zu diesem *therapeutischen* Team gehören neben Ärzten auch Krankenpflegepersonal, Psychologen, Sozialpädagogen, Ergotherapeuten und Physiotherapeuten. Die Behandlung ist individuell auf die Krankheit des Patienten abgestimmt und besteht meist aus psychotherapeutischen Gesprächen (mit Psychologen oder Ärzten) kombiniert mit Beschäftigungstherapie, Soziotherapie und medikamentöser Therapie.

Inhaltsverzeichnis Psychiatrie

1 Befunderhebung und -dokumentation

1.1 Anamnese

Erhebung der Symptome
- Eigenanamnese
- Fremdanamnese.

Analog zu körperlichen Erkrankungen wird beim Erstgespräch die Anamnese erhoben: Der Patient wird nach seinen Symptomen (☞ 2), dem Krankheitsverlauf, möglichen Vorerkrankungen und seiner Biografie gefragt.

Hierbei berichten die Erkrankten im Rahmen der *Eigenanamnese* über ihre Beschwerden. Oft können oder wollen psychisch Kranke nicht über alle Symptome oder Veränderungen Auskunft geben, deshalb wird die Eigenanamnese durch Informationen von Angehörigen in der sog. *Fremdanamnese* ergänzt.

Die Anamnese ergibt zu folgenden Aspekten ein umfassendes Bild des Patienten:
- Beginn, Auslösung und Verlauf der jetzigen Erkrankung
- Psychiatrische und körperliche Vorerkrankungen
- Biografie: Diese enthält Angaben zur Familienanamnese (Familienklima, Charakterisierung von Angehörigen und psychiatrische Erkrankungen in der Familie) sowie der sozialen Anamnese (Lebensgeschichte, Bildung, Beruf, Partnerschaft)
- Psychopathologischer Befund: Beschreibung von Erscheinungsbild und psychischen Symptomen.

1.2 Diagnostik

1.2.1 Körperliche Untersuchung

Erkennen von organischen Krankheitssymptomen.

Auch wenn seelische Auffälligkeiten im Vordergrund stehen, ist für die Diagnosestellung eine sorgfältige körperliche Untersuchung des Patienten, die auch eine *Blutuntersuchung* beinhaltet, wichtig. So werden einerseits gleichzeitig bestehende körperliche Erkrankungen erkannt und andererseits lässt sich auch eine organische (Mit)Verursachung von psychischen Störungen entdecken. Besonderer Schwerpunkt der körperlichen Untersuchung ist daher die neurologische Untersuchung (☞ Neuro 1.2).

Ein *EKG* (Elektrokardiogramm) wird geschrieben, da bestimmte Psychopharmaka bei Störungen der Erregungsleitung des Herzens nicht gegeben werden dürfen.

Besteht der Verdacht, dass die psychische Störung organisch bedingt ist, werden weitere Untersuchungen durchgeführt wie *EEG* (Elektroenzephalogramm), *CCT* (craniale Computer-Tomographie), *MRT* (Magnet-Resonanz-Tomographie) sowie *Doppler-Sonographie.*

Labor und EKG wegen möglicher Kontraindikation und Nebenwirkung von Medikamenten.

1.2.2 Testverfahren

Die Diagnose von psychischen Störungen wird häufig durch verschiedene psychologische Tests ergänzt. Allerdings haben diese Tests keine absolute Beweiskraft, sondern sind als ergänzende Methode, die Diagnose zu sichern, anzusehen.

Ergänzen die Diagnostik.

Objektive Tests prüfen die Intelligenz, Hirnleistungsfähigkeit und Persönlichkeitsstruktur des Patienten:

- Häufig angewendet wird hierzu der *HAMBURG-WECHSLER-Intelligenztest* (HAWIE): Der Patient muss Aufgaben aus verschiedenen Bereichen lösen, deren Ergebnisse mit Punkten bewertet werden. Die Gesamt-Punktezahl lässt sich in den Intelligenzquotienten (IQ) umrechnen
- Mit dem *Mini-Mental-Status-Test* (MMST) und dem *Syndrom-Kurztest* (SKT) lassen sich durch Testfragen sowie durch Prüfung von Gedächtnis, Aufmerksamkeit und praktischen Fähigkeiten Einschränkungen der Hirnleistung (z.B. bei dementen Patienten) feststellen.

Man unterscheidet:
- **objektive Tests**
- **projektive Tests**
- **Interviews.**

Bei **projektiven Tests** deuten Patienten abstrakte Zeichnungen wie beim RORSCHACH-Test. Diese Deutung lässt Rückschlüsse auf Affektivität, Denken und Intelligenz zu.

Zusätzlich zu diesen Testverfahren gibt es Anleitungen zu (halb-) strukturierten **Interviews,** z.B. von der Arbeitsgemeinschaft für Methodik und Dokumentation in der Psychiatrie (AMDP). Die strukturierten, vorformulierten Fragen sollen die Beschreibung der Symptome und die Diagnosefindung erleichtern.

1.3 Einteilung psychischer Erkrankungen

Die psychischen Erkrankungen lassen sich nach verschiedenen Prinzipien einteilen.

1.3.1 Einteilung nach Krankheitsursache

Triadisches System:
- Organische Psychosen
- Endogene Psychosen
- Psychoreaktive Erkrankungen.

Das **triadische System** ordnet alle Krankheitsbilder in der Psychiatrie entsprechend ihrer Ursache drei großen Gruppen zu:

- **Organische** (exogene) Psychosen (z.B. Delir und Demenz)
- **Endogene** (körperlich noch nicht begründbare) Psychosen (z.B. Schizophrenie und affektive Psychosen)
- **Abnorme Variationen des seelischen Wesens** (Persönlichkeitsstörungen, Neurosen, Suchterkrankungen, Sexualstörungen und Oligophrenien).

Obwohl das triadische System heute zunehmend durch internationale Diagnosesysteme ersetzt wird, liegt es diesem Buch zu Grunde, da es die Orientierung in der Psychiatrie erleichtert.

1.3.2 Diagnoseschlüssel

Internationale Klassifikationen:
- DSM IV
- ICD 10.

Die internationalen Diagnosesysteme orientieren sich an der Psychopathologie und am Verlauf der Erkrankung. Damit Häufigkeit und Verlauf von Krankheiten national wie international ausgewertet werden können, werden sie nach bestimmten Kriterien als Zahlenkombination verschlüsselt. Zwei Diagnoseschlüssel werden dafür eingesetzt:

Das *Diagnostic and Statistical Manual* (DSM-IV) wurde von der American Psychiatric Association herausgegeben und wird vor allem in den USA angewendet.

Die Weltgesundheitsorganisation (WHO) stellte die *International Classification of Diseases* (ICD) zusammen. Der ICD gilt weltweit und verschlüsselt alle Krankheiten und Symptome. Die 10. Revision der ICD (ICD-10) wurde inzwischen in Deutschland eingeführt. Psychische Krankheiten werden nunmehr als Störungen bezeichnet. Jede Krankheit oder Störung erhält eine drei- bis fünfstellige Ziffer, die möglichst genaue Informationen über Art und Verlauf der Störung enthalten. Die Ziffern werden auch als Achsen bezeichnet. Die Krankheitsursache spielt in der ICD 10 eine untergeordnete Rolle; wichtiger ist die Beschreibung der Symptome.

Beispiel Eine Paranoide Schizophrenie, die kontinuierlich andauert, wird mit der Nummer F20.00 kodiert.

- Der erste Buchstaben (F) grenzt **das Gebiet der Medizin** ein. F steht für eine psychische Störung; G hingegen für Krankheiten des Nervensystems
- Die erste Ziffer (F2) bezeichnet **die Gruppe,** in diesem Beispiel »Schizophrenie, schizotype und wahnhafte Störungen«
- Die zweite Ziffer (F20) beschreibt **die Störung innerhalb dieser Gruppe** und bedeutet »Schizophrenie«. Eine wahnhafte Störung wird z.B. als F22 verschlüsselt
- Die dritte Ziffer (F20.0) unterscheidet **die Unterform der Störung,** hier die der psychischen Störung *paranoide* Schizophrenie
- Die vierte Ziffer (F20.00) kodiert den **Verlauf** der Erkrankung, z.B. in diesem Fall *kontinuierlich*.

2 Symptome psychischer Erkrankungen

Grundlagen der Psychopathologie

Der sog. psychopathologische *(pathologisch = krankhaft)* Befund beschreibt die psychischen Symptome von Erkrankten. Er enthält Angaben zu allen Aspekten der geistigen und seelischen Fähigkeiten und ist neben der körperlichen und apparativen Untersuchung ein wichtiger Bestandteil der Diagnosefindung. Um den Erfolg der Therapie dokumentieren zu können, wird der psychopathologische Befund im Verlauf der Behandlung aktualisiert.

Der psychopathologische Befund wird vom Arzt erstellt, wobei das Pflegepersonal ergänzend wichtige Informationen geben kann. Deshalb werden auch im Pflegebericht auffällige Symptome von Patienten mit den Begriffen der Psychopathologie beschrieben. Psychische Symptome lassen sich anhand von Störungen folgender psychischer Qualitäten kennzeichnen:

- Bewusstsein
- Aufmerksamkeit und Gedächtnis
- Orientierung
- Wahrnehmung
- Denken
- Gefühlsleben
- Antrieb
- Ich-Erleben
- Intelligenz
- Haltung, Ausdruck, Mimik und Gestik
- Kontaktverhalten.

Außerdem enthält der psychopathologische Befund ggf. Hinweise auf auffälliges Verhalten, äußeren Eindruck, Kleidung und Pflegezustand.

2.1 Bewusstsein

Unter Bewusstsein wird die Fähigkeit verstanden, sich über die eigenen geistigen Möglichkeiten wie Erinnern und Denken bewusst zu sein und um seine eigene Persönlichkeit zu wissen.

Qualität und Quantität des Bewusstseins werden unterschieden. Häufig sind beide parallel gestört.

Zwei Aspekte des Bewusstseins werden geprüft: Die **Vigilanz** *(Wachheit)* und die **Bewusstseinsklarheit.** Entsprechend werden quantitative und qualitative Bewusstseinsstörungen unterschieden. Selbstverständlich sind beide Aspekte eng miteinander verbunden. So verfügt nur ein wacher Mensch über eine vollständige Klarheit des Bewusstseins.

Quantitative Bewusstseinsstörungen

Einschränkung der Vigilanz in verschiedenen Stufen:
- Benommenheit
- Somnolenz
- Sopor
- Koma.

❶ Zu den quantitativen *(lat. quantus = Menge)* Bewusstseinsstörungen zählt die mehr oder minder starke Beeinträchtigung der Vigilanz.

Benommenheit Die Geschwindigkeit von Denken und der Auffassungsgabe ist herabgesetzt. Aufgaben werden verlangsamt ausgeführt.

Somnolenz *(lat. somnolentia = Schläfrigkeit)* Somnolenz bezeichnet eine außergewöhnliche Schläfrigkeit. Spontane ❷ Äußerungen fehlen, spontane Bewegungen sind selten. Der Patient erscheint apathisch und äußerst verlangsamt.

Sopor *(lat. tiefer Schlaf)* Der Patient wirkt wie betäubt, ist nur noch durch starke Reize wie Zwicken oder starkes Schütteln erweckbar. Auf Schmerzreize antwortet er nur ungezielt mit Abwehrbewegungen ohne Schmerzlaute. Sopor und Somnolenz werden z.B. bei Alkoholintoxikationen beobachtet.

Koma Koma ist die tiefe Bewusstlosigkeit. Der Patient ist nicht weckbar; Abwehrbewegungen bei Schmerzen oder Reflexe lassen sich nicht mehr auslösen. Ein Koma tritt auf bei schweren hirnorganischen Krankheiten und internistischen Erkrankungen.

Qualitative Bewusstseinsstörungen

Beeinträchtigung der Klarheit des Bewusstseins:
- Bewusstseinstrübung
- Bewusstseinseinengung
- Oneiroid.

Unabhängig vom Grad der Vigilanz kann auch die Qualität bzw. die Klarheit des Bewusstseins beeinträchtigt sein. Der Patient kann nicht mehr angemessen auf Veränderungen der Umwelt reagieren.

Bewusstseinstrübung Das bewusste Erleben der Umwelt ist beeinträchtigt. Das Denken ist verlangsamt und zusammenhangslos. Der Patient erscheint verwirrt und ist häufig desorientiert. Typischerweise tritt eine Bewusstseinstrübung beim Delir (☞ 4.1.1) auf.

Bewusstseinseinengung Gleicht einem Dämmerzustand. Die Aufmerksamkeit des Patienten richtet sich nach innen – er reagiert weniger auf Außenreize. Halluzinationen können vorkommen. Das Denken ist eingeengt und unklar. Das äußere Handeln kann jedoch geordnet erscheinen.

Oneiroid Oneiroid *(gr. oneiros = Traum)* ist ein Trancezustand. Der Patient befindet sich in einer »traumhaften Verwirrtheit«, hat häufig Illusionen und wahnhaftes Erleben.

Bewusstseinserweiterung

Durch bestimmte Drogen (☞ 7.2), aber auch durch Meditation und verschiedene psychische Erkrankungen (z.B. Manie ☞ 5.2.1) kommt es zur Bewusstseinserweiterung. Die Person ist hellwach und zeigt eine ausgeprägte Auffassungsgabe.

? Übungsfragen

❶ Nennen Sie die quantitativen Bewusstseinsstörungen!

❷ Was versteht man unter Somnolenz?

2.2 — Aufmerksamkeit und Gedächtnis

Aufnehmen neuer Eindrücke und Erinnern.

Zu Aufmerksamkeit und Gedächtnis gehören Auffassung und Konzentration, die alle eng miteinander verknüpft sind.
Aufmerksamkeit bezeichnet die Fähigkeit, neue (Sinnes-) Eindrücke aufzunehmen. Unter **Auffassung** wird das »Begreifen und Verstehen« dieser Eindrücke verstanden. Hierzu ist aber auch die Einbeziehung von Erinnerungen Voraussetzung, die wiederum von einem intaktem **Gedächtnis** abhängig ist. Die Störung der Aufmerksamkeit führt zur Beeinträchtigung der **Merkfähigkeit**.

Aufmerksamkeitsstörung

Die Aufmerksamkeit hängt ab von
- *Konzentration und*
- *Auffassung.*

Die Aufmerksamkeit kann durch Störungen der Konzentration oder der Auffassung beeinträchtigt sein.

Konzentrationsstörung Der Patient schweift ab und kann sich nur vorübergehend mit einer Sache beschäftigen. Um die Konzentration zu prüfen, wird dem Patienten z.B. eine Rechenaufgabe gestellt, bei der er von 100 hintereinander jeweils die Zahl 7 abziehen muss.

2

Auffassungsstörung   Wahrgenommenes kann nicht richtig begriffen und mit Erinnerungen verknüpft werden. Die Auffassung kann fehlen, verlangsamt oder verkehrt sein. Sie kann geprüft werden, indem der Patient eine Fabel nacherzählen und erklären soll. Voraussetzung für das Nacherzählen ist die intakte Auffassung, für die Interpretation die Verknüpfung mit Erfahrungen. Ein weiterer Test für Auffassung (und formales Denken ☞ 2.5) besteht darin, die Bedeutung von Sprichwörtern zu erfassen, z.B. »Morgenstund hat Gold im Mund«.

Merkfähigkeits- und Gedächtnisstörungen

❶   Merkfähigkeit und Gedächtnis unterscheiden sich darin, wie lange jeweils Eindrücke behalten werden.

Merkfähigkeitsstörung   Neue Eindrücke können nicht für 10 Minuten behalten werden. Die Merkfähigkeit wird geprüft, indem ein Patient sechs Zahlen in korrekter und umgekehrter Reihenfolge nachspricht.

Gedächtnisstörungen   Ereignisse, die länger als 10 Minuten zurückliegen, werden nicht erinnert. Dementsprechend wird die Funktion von Gedächtnis und Merkfähigkeit geprüft: Das sofortige Nachsprechen von Zahlen und Worten testet das *Ultrakurzzeitgedächtnis*. Durch die Wiederholung dieser Testworte nach 10 Minuten wird das *Kurzzeitgedächtnis* geprüft. Das Abfragen weiter zurückliegender Ereignisse gibt Aufschluss über das *Langzeitgedächtnis*. Das Gedächtnis kann auch mit verschiedenen psychologischen Tests geprüft werden.

Gedächtnisstörungen kommen in verschiedenen Formen vor:
Amnesie   Für ein bestimmtes Ereignis (z.B. Unfall, epileptischer Anfall) besteht eine Erinnerungslücke. Bei der *retrograden* Amnesie betrifft diese die Zeit vor dem Ereignis. Bei der *anterograden* Amnesie ist die Erinnerung für die Zeit *nach* dem Unfall gestört.
❷

Zeitgitterstörungen   Der Patient kann Ereignisse in seinem Leben nicht in den richtigen zeitlichen Zusammenhang stellen, verwechselt Jahreszahlen und Monate.

Konfabulationen   Gedächtnislücken füllt der Patient mit Einfällen aus. Diese sind für ihn real.

Déjà-vu   *(frz. schon gesehen)* Vermeintliches Wiedererkennen von Orten, Situationen oder Personen.

Das Erinnerungsvermögen lässt sich in Stufen einteilen:
- Merkfähigkeit (Ultrakurzzeitgedächtnis)
- Kurzzeitgedächtnis
- Langzeitgedächtnis.

Wichtige Gedächtnisstörungen:
- Amnesie und
- Konfabulationen.

? Übungsfragen

❶ Unterscheiden Sie Merkfähigkeit und Gedächtnis!

❷ Was ist eine Amnesie?

2.3 — Orientierung

Das Benennen der Realität kann vielfältig gestört sein:
- örtlich
- zeitlich
- situativ
- zur eigenen Person.

Orientierung bezeichnet die Fähigkeit einer Person, Ort, Zeit, Situation und Angaben zu sich selbst korrekt zu benennen und somit sich in der Realität zurechtzufinden. Demnach werden unterschieden:

Örtliche Desorientiertheit Der Patient weiß nicht, wo er sich aufhält.

Zeitliche Desorientiertheit Tageszeit, Datum, Wochentag oder Jahr können nicht genau genannt werden.

Situative Desorientiertheit Der Patient erfasst z.B. nicht, dass und warum er in ärztliche Behandlung gekommen ist.

Desorientiertheit zur eigenen Person Der Patient hat seinen Namen oder Gegebenheiten aus seiner Biografie vergessen.

2.4 — Wahrnehmung

Wahrnehmung bezeichnet die Fähigkeit, mit den eigenen Sinnen die Umwelt richtig zu erkennen.

Quantitative Wahrnehmungsstörungen

Veränderte Aufnahme von Sinnesreizen.

Die Intensität der Reize ist verändert.

Bei den quantitativen Wahrnehmungsstörungen ist die Intensität oder die Menge der Sinneseindrücke verändert. Auf Grund von Schäden an einem Sinnesorgan ist die entsprechende Sinneswahrnehmung beeinträchtigt oder unmöglich. Neben diesen organischen gibt es auch psychische Ursachen für Wahrnehmungsstörungen. Die Intensität der Reize kann vermindert (z.B. bei schweren Depressionen) oder gesteigert (z.B. bei Manien oder Rauschzuständen) wahrgenommen werden.

Qualitative Wahrnehmungsstörungen

Der Inhalt der Sinneseindrücke ist gestört:
- Illusion = Fehlwahrnehmung
- Halluzination = Trugwahrnehmung.

❶ Die Art der Wahrnehmung ist gestört. Je nach dem Inhalt wird die Illusion von der Halluzination unterschieden.

Illusion *(lat. illusio = Verspottung, Täuschung)* Eine Illusion basiert auf einer verfälschten Wahrnehmung. Tatsächlich vorhandene Sinneseindrücke werden verkannt. Beispiel: Ein Baumstumpf wird als hockender Mensch umgedeutet.

Halluzination *(lat. alucinatio = Verwirrung, Trugwahrnehmung)* Bei einer Halluzination gibt der Patient Sinnesreize an, die in Wirklichkeit nicht existieren. Halluzinationen können alle Sinnesgebiete betreffen. Es gibt akustische, optische, olfaktorische (Geruchs-), gustatorische (Geschmacks-) und taktile (Tast-) Halluzinationen. Der Betroffene ist von der Existenz dieser Wahrnehmung überzeugt. Beispiel: Auf einem menschenleeren Platz wird ein Mann gesehen.
Halluzinationen werden nicht immer offen geschildert. Vorsichtige Fragen nach beunruhigenden oder ängstigenden Erlebnissen können es dem Patienten erleichtern, über die Trugwahrnehmungen zu sprechen. Manchmal wird schon aus der Beobachtung deutlich, dass der Patient unter dem Eindruck von Halluzinationen steht: Er schaut irritiert im Raum umher, als sehe oder höre er etwas.

Pseudohalluzination Der Patient erlebt eine Trugwahrnehmung, ist sich aber bewusst, dass diese nicht der Realität entspricht. Die »Halluzination« wird als unecht empfunden.

? Übungsfrage

❶ Wodurch unterscheiden sich Illusionen von Halluzinationen?

2.5 Denken

Verschiedene Informationen werden verarbeitet.

Fähigkeiten wie Wahrnehmen, Erinnern, Entscheiden, Urteilen sowie Ordnen und Verbinden von Informationen sind Bestandteile des Denkens.

❶ Die Denkstörungen werden in *formale* und *inhaltliche* Denkstörungen eingeteilt. Die formalen Denkstörungen betreffen den *Gedankenablauf*, die inhaltlichen Denkstörungen beziehen sich auf die *Gedankeninhalte*.

Formale Denkstörungen

Störung des
Gedankenablaufs:
- Hemmung
- Verlangsamung
- Perseveration
- Unklares Denken
- Eingeengtes Denken
- Gedankenabreißen
- Ideenflucht
- Zerfahrenheit
- Unverständliche
  Sprache
- Logorrhoe.

Formale Denkstörungen lassen sich nur selten vom Patienten erfragen. Sie werden in der Regel während der Untersuchung durch Beobachten des Redeflusses deutlich.

Hemmung   Die Patienten empfinden ihren Denkablauf subjektiv eingeschränkt, wie »gebremst«. Es fehlt an Einfällen.

Verlangsamung   Das Denken ist insgesamt sehr langsam und schleppend. Zwischen einzelne Worte und Sätze werden Pausen eingeschoben.

Perseveration   *(lat. perseverare = beharrlich bei etwas bleiben)* Bei der Perseveration ist das Denken eingeengt; die Gedanken kreisen um ein und dasselbe Thema; Worte oder Sätze werden wiederholt.

Unklares Denken   Wichtiges kann nicht von Unwichtigem getrennt werden. Das Denken erscheint ohne Ziel und Ordnung.

Eingeengtes Denken   Das Denken ist gekennzeichnet durch einen Mangel an Vielfalt. Ein Themenwechsel ist dem Patienten gar nicht oder nur schwer möglich.

Gedankenabreißen   Ein Gedankengang endet plötzlich. Anschließend wird das Thema gewechselt.

Ideenflucht   Ein Gedanke jagt den anderen. Ständig neue Einfälle hindern den Patienten daran, einen Gedankengang zu Ende zu führen. Der Zusammenhang zwischen den neuen Ideen bleibt allerdings für den Zuhörer meistens nachvollziehbar.

Zerfahrenheit   Bei der Zerfahrenheit erscheint das Denken zusammenhanglos und unlogisch. Typischerweise tritt »Wortsalat« auf, indem Worte und Gedanken beziehungslos nebeneinander stehen. Beispiel: Auf die Frage nach den Ereignissen vor Aufnahme wird geantwortet: »Der Paul hat mich heute gesehen. Überfall. Der Strand war schneeweiß.«
Eine Vorstufe der Zerfahrenheit ist das *assoziativ gelockerte Denken*. Es werden neue inhaltliche Zusammenhänge geknüpft, die gerade noch nachvollziehbar erscheinen. Beispiel: Eine Patientin erklärt den Namen *Kirchhefer* mit »gläubiger Bäcker«.

Unverständlichkeit der Sprache   Der Patient erfindet neue Worte (sog. Neologismen), redet an einer Frage oder einem Thema vorbei, und die verwendeten Worte verlieren ihre eigentliche Bedeutung (sog. Begriffszerfall).

Logorrhoe *(gr. -log = Wort, Lehre, -rhoe = Fließen, Strömung, Flut)* Der Patient hat einen starken Rededrang, der vom Gesprächspartner nicht gebremst werden kann.

Inhaltliche Denkstörungen

Störung von
Denkinhalten:
■ Wahn:
Unkorrigierbare,
objektiv falsche
Überzeugung

Wahn   Im Wahn besteht eine eigene, objektiv falsche Wirklich-
❸ keit. Der Erkrankte ist von der Richtigkeit der Wahnvorstellungen unkorrigierbar überzeugt.
Der manifeste Wahn, die sog. *Wahngewissheit,* entwickelt sich aus einer *Wahnstimmung* heraus, in der ein Mensch misstrauisch oder ratlos ist; er erlebt sich in einer unklaren, diffusen Atmosphäre. Die *Wahnidee* (der *Wahneinfall*) selbst enthält einen konkreten Inhalt. Durch *Wahnarbeit* können Wahnideen sowie verschiedene Erlebnisse wie Halluzinationen und wahnhaft gedeutete Beobachtungen, die *Wahnwahrnehmungen,* für den Patienten einen Zusammenhang bekommen und in einem *Wahnsystem* zusammengefügt werden.
Häufige Wahnthemen sind:
- Eifersuchtswahn, Größenwahn, Schuldwahn
- Beziehungswahn: alles geschieht wegen des Erkrankten
- Beeinträchtigungswahn: alles, was geschieht, ist gegen den Erkrankten gerichtet
- Verfolgungswahn: Geschehnisse bedrohen den Patienten.

■ Überwertige Idee:
Hartnäckig vertretene Überzeugung

Überwertige Idee   Hartnäckig festgehaltene, gefühlsbetonte Überzeugung von politischen, religiösen und wissenschaftlichen Themen.

■ Zwang:
Handlungen und
Gedanken lassen sich
nicht beeinflussen

Zwang   Handlungen oder Gedanken drängen sich auf, werden als sinnlos erkannt, können aber nicht willentlich beeinflusst werden. Das Unterdrücken eines Zwanges ist mit starker Angst verbunden.
Unterschieden werden
- *Zwangsgedanken:* Denkinhalte, die sich einem Patienten immer wieder aufdrängen, z.B. Zwangsvorstellungen
- *Zwangshandlungen,* z.B. Waschzwang
- *Zwangsimpulse:* Antrieb zu sinnlosen und gefährlichen Handlungen, die der Patient meistens aber nicht ausführt, z.B. sich selbst oder andere mit einem Messer verletzen.

■ Phobie:
Angst vor Objekten
oder Situationen.

Phobien   *(gr. -phobie = Furcht, Flucht)* Angstgefühl, das sich auf bestimmte Objekte oder Situationen bezieht (Furcht). Der Patient reagiert oft schon panisch beim Gedanken an die entsprechende Situation, z.B. Spinnenphobie, Klaustrophobie (☞ 6.2.2) etc.

? Übungsfragen

❶ Wie lassen sich die Denkstörungen einteilen?

❷ Was versteht man unter Zerfahrenheit des Denkens?

❸ Wodurch ist ein Wahn gekennzeichnet?

2.6 Affektivität

Zum Gefühlsleben gehören Stimmung und Affekt.

❶ Unter Affektivität *(lat. afficere = einwirken, befallen)* wird das Gefühlsleben verstanden. Dabei wird *Stimmung* als langfristiger Gefühlszustand (z.B. Depression) von *Affekten* als kurzdauernde Gefühle (z.B. Trauer, Angst, Verzweiflung, Freude, Wut) unterschieden. Geprüft wird auch, ob der Affekt der Situation entspricht und den Gesprächsinhalten angepasst werden kann (schwingungsfähig). Störungen des Gefühlslebens können Stimmung oder Affekt betreffen.

Unterscheidung von
- Affektlabilität
- Affektinkontinenz
- Affektarmut
- Gefühl der Gefühllosigkeit
- Parathymie
- Ambivalenz
- Stimmungslabilität
- Depressivität
- Manie.

Affektlabilität Schneller Wechsel der Affekte mit kurzer Dauer und unterschiedlicher Ausrichtung (z.B. Wechsel von Trauer und Freude).

Affektinkontinenz Die Affekte können nur begrenzt gesteuert werden, erscheinen stärker als normal und lassen sich nicht immer beherrschen.

Affektarmut Die Affektarmut ist gekennzeichnet durch einen Mangel an Gefühlserleben. Der Patient wirkt gleichgültig, lustlos und ist nicht schwingungsfähig in seinen Gefühlsäußerungen.

Gefühl der Gefühllosigkeit Die betroffenen Patienten beschreiben eine Gemütsleere. Der Erkrankte fühlt sich wie abgestorben.

Parathymie *(gr. para = neben, abweichend, thymos = Gemüt)*
❷ Dieser paradoxe Affekt beschreibt, dass Gefühlsausdruck und Erlebnisbericht nicht übereinstimmen. Ein Patient spricht von traurigen Dingen und lacht dazu.

Ambivalenz *(lat. ambi = zu beiden Seiten, valere = wert sein, gelten)* Der Patient empfindet gleichzeitig gegensätzliche Gefühle und Bedürfnisse. Diese innere Zerrissenheit wird meistens als sehr quälend empfunden.

Stimmungslabilität   Ein rascher Wechsel der Stimmungslage folgt dem schnellen Wechsel der Gedankeninhalte.

Depressivität   Niedergeschlagene Stimmung.

Euphorie, Hypomanie, Manie   *(lat. euphoros = leicht zu tragen, geduldig; gr. hypo = unter, -manie = Wahnsinn, Sucht)* Gehobene Stimmung in unterschiedlich starker Ausprägung.

? Übungsfragen

❶ Was sind Affekte?

❷ Erklären Sie den Begriff Parathymie!

2.7   Antrieb und Psychomotorik

Der Antrieb ist eine vom Willen unabhängige Kraft, eine Grundaktivität, die alle seelischen Leistungen antreibt. Als Psychomotorik werden die motorischen Funktionen Bewegung, Mimik und Gestik bezeichnet, die durch psychische Funktionen mitbeeinflusst werden.

Antriebsstörungen

Störung der Grund-
aktivität:
▪ Antriebsminderung
▪ Antriebssteigerung.

Antriebsarmut   Durch einen Mangel an Leistung, Energie und Initiative wirken die Patienten gleichgültig und wenig aktiv.

Antriebssteigerung   Die Patienten sind lebhaft bis unruhig. Sie haben eine erhöhte, zielgerichtete Aktivität.

Störungen der Psychomotorik

Störung von motori-
schen Funktionen,
die durch psychische
Funktionen beeinflusst
werden:
▪ Hyperkinese
▪ Hypokinese, Akinese
▪ Stupor
▪ Katalepsie
▪ Mutismus

Hyperkinese   *(gr. hyper = über, hinaus, lat. kinese = Bewegung)* Diese Form der Aktivitätssteigerung ist gekennzeichnet durch Bewegungsunruhe und ziellose Aktivität.

Hypokinese, Akinese   Hypokinese ist die Bewegungsarmut, Akinese bezeichnet eine Bewegungslosigkeit.

Stupor   *(lat. stupor = Erstarrung)* Beim Stupor erstarrt der Patient in Angst, Schreck, Trauer und Ratlosigkeit.

Katalepsie   *(lat. katalepsis = Fassen)* Der Patient verharrt in ❶ einer eingenommen Körperhaltung.

- Tic
- Stereotypie
- Manierismus
- Echopraxie, Echolalie
- Befehlsautomatismus
- Negativismus.

Mutismus *(lat. mutus = stumm)* Der Patient schweigt, obwohl die Sprechorgane intakt sind und die Sprachfunktion erhalten ist.

Tic ❷ Gleichförmige, wiederholte Bewegungen in Mimik und Gestik.

Stereotypie Ständiges Widerholen der gleichen Bewegungsabläufe und Gesten.

Manierismus Sonderbares, gekünsteltes Verhalten.

Echopraxie, Echolalie *(gr. echo = Ton, Schall, praxis = Tun, lat. lalein = reden)* Automatenhaftes Nachahmen wird als Echopraxie bezeichnet; das Nachsprechen als Echolalie.

Befehlsautomatismus Der Patient führt kritiklos alles aus, was man ihm aufträgt.

Negativismus Der Patient weigert sich Aufforderungen nachzukommen, oder macht genau das Gegenteil.

? Übungsfragen

❶ Woran erkannt man eine Katalepsie?

❷ Was ist ein Tic?

2.8 — Ich-Erleben

Erleben der eigenen Person als Einheit.

Das Ich-Erleben wird geprägt durch die Fähigkeit eines Menschen, sich selber als Individuum zu erleben und sich gegen andere Personen abzugrenzen. Bei Ich-Störungen wird die eigene Person nicht als Einheit erlebt. Die Grenze zwischen Ich und Umwelt geht verloren. Eigene Gedanken werden als fremd, »von außen gemacht« empfunden.

Ich-Störungen

Unterscheidung verschiedener Ich-Störungen:
- Gedankenausbreitung
- Gedankenentzug

❶ **Gedankenausbreitung** Die eigenen Gedanken gehören auch anderen Menschen.

Gedankenentzug Die eigenen Gedanken werden von anderen Menschen weggenommen.

- Gedanken-
  eingebung
- Autismus.

Gedankeneingebung Die eigenen Gedanken werden von außen (durch andere Menschen) gemacht, gelenkt, beeinflusst.

Autismus *(gr. autos = für sich)* Eine Person zieht sich zurück in die eigene innere Welt und zeigt oft eintönige Bewegungsmuster.

Entfremdungserlebnisse

- Depersonalisation
- Derealisation.

Neben Ich-Störungen gibt es auch Entfremdungserlebnisse, bei denen nicht das Gefühl des »von außen Gemachten« entsteht:

Depersonalisation Das eigene Ich wird als fremd, quasi abgetrennt von der eigenen Person erlebt.

Derealisation Die Umwelt wird als fremd oder verändert erlebt.

? **Übungsfrage**

❶ Erklären Sie den Begriff Gedankenausbreitung!

2.9 —— Intelligenz

Geistige Beweglichkeit und Denkleistung.

Unter Intelligenz wird die geistige Beweglichkeit verstanden. Sie zeigt sich in der Begabung, Sinnzusammenhänge sowie neue Gegebenheiten und Aufgaben zu erfassen und durch Denkleistungen zu lösen. Intelligenz wird im Intelligenztest gemessen. Der durchschnittliche (»normale«) IQ beträgt 100. Prinzipiell gibt es aber keine einheitliche Definition von Intelligenz.

Intelligenzminderungen:
- Oligophrenie
  (angeboren)
- Demenz (erworben).

❶ Es werden angeborene Intelligenzminderungen, die Oligophrenie (☞ 8), von erworbenen, der Demenz (☞ 4.2.1) unterschieden. Bei Letzterer kommt es durch den Verlust von bereits erworbenen intellektuellen Fähigkeiten zur Intelligenzminderung.

? **Übungsfrage**

❶ Unterscheiden Sie die Begriffe Oligophrenie und Demenz!

3 Therapie psychiatrischer Erkrankungen

In der modernen Psychiatrie werden häufig verschiedene Therapien kombiniert. Beispielsweise erhalten Patienten mit endogenen Psychosen (☞ 5) einerseits Medikamente, um die Krankheitssymptome zu lindern. Parallel werden therapeutische Gespräche geführt sowie in der Ergotherapie Ausdauer und Konzentration geübt. Die psychiatrische Pflege gestaltet für den Patienten den Realitätsraum.

Kombination verschiedener Therapieformen.

3.1 Psychotherapie

Unter dem Begriff Psychotherapie werden verschiedene Behandlungsformen zusammengefasst, die Leidenszustände, Lebensprobleme oder Verhaltensstörungen mit psychologischen Mitteln behandeln. Therapien werden in sog. *Sitzungen* abgehalten, die zwischen 45 und 90 Minuten dauern. In den letzten Jahren entstanden vielfältige Therapieformen, die in der folgenden Übersicht nicht alle vorgestellt werden können.

Behandlung von psychischen Störungen mit psychologischen Mitteln.

3.1.1 Psychoanalytische Psychotherapie

❶ Grundlage der Psychoanalyse bildet die Theorie, dass bestimmte psychische Krankheiten Ausdruck von nicht gelösten Konflikten (aus der frühen Kindheit) und anderen Erlebnissen (☞ 6.2.1) sind. Diese Konflikte wurden ins Unbewusste verdrängt. Die psychoanalytische Psychotherapie widmet sich diesen verdrängten Persönlichkeitsanteilen. Sie wurde von SIGMUND FREUD (1856–1939) entwickelt. Weil sich die Psychoanalyse mit unbewussten Vorgängen beschäftigt, die tief im Innern der Seele verborgen sind, wird sie auch als *Tiefenpsychologie* bezeichnet.

Störung ist Folge unbewusster Konflikte.

Tiefenpsychologie

Technik und Indikationen

Patienten liegen auf einer Couch und erzählen frei alles, was ihnen einfällt. Ein Therapeut sitzt am Kopfende und kann vom Patienten nicht gesehen werden. Dieses »setting« erleichtert dem Patienten, seine Gedanken und Gefühle zu äußern. Der Therapeut greift so wenig wie möglich in den Gedankenfluss ein. Stattdessen

Durch die Analyse von Gedanken und Gefühlen werden die zu Grunde liegenden Konflikte bearbeitet.

deutet (»*analysiert*«) er das Gesagte. Im Verlauf der Therapie werden unbewusst gewordene Episoden und Konflikte aus der Lebensgeschichte des Patienten deutlich und bearbeitet. Dabei reaktiviert der Patient frühkindliche Wünsche und Gefühle und projiziert diese ggf. auf den Therapeuten: Der Patient verhält sich dem Therapeuten gegenüber wie z.B. dem Vater gegenüber in der Kindheit. Dieser Vorgang wird als *Übertragung* bezeichnet. Der Patient kann auch beim Therapeuten Gefühle hervorrufen – die *Gegenübertragung*. Übertragung und Gegenübertragung müssen vom Therapeuten erkannt und ebenfalls analysiert werden.

Eine klassische Psychoanalyse benötigt 200 Therapiestunden innerhalb von zwei Jahren. Häufiger wird heute die psychoanalytische Kurztherapie (tiefenpsychologisch orientierte Psychotherapie) angewandt. Sie bearbeitet nur den aktuellen Konflikt und dauert ca. 50 Sitzungen.
Indikationen der Psychoanalyse und der tiefenpsychologisch orientierten Psychotherapie sind Neurosen (☞ 6.2.1), Persönlichkeitsstörungen (☞ 6.3) und psychosomatische Erkrankungen (☞ 6.4).

Übertragung Gegenübertragung.

3.1.2 Gesprächspsychotherapie

Klient steht im Mittelpunkt.

Die Gesprächspsychotherapie stellt die Patienten, den Klienten, in den Mittelpunkt und nicht die Krankheit mit ihren Symptomen. Die Therapieform wird daher auch klientenzentriert genannt.

Technik und Indikationen

Therapeut-Patient-Dialog mit der Anregung, Probleme selber zu lösen.

Charakteristisches Merkmal ist der Therapeut-Patient-Dialog. Der Therapeut muss dem Patienten dabei echte positive emotionale Zuwendung geben und ihn annehmen. Er wiederholt das, was der Patient berichtet hat. Dabei darf der Therapeut das Gesagte verdeutlichen, aber nicht deuten oder interpretieren. Der Patient soll angeregt werden, sich genauer kennen zu lernen und seine Probleme selber zu lösen. Eine Gesprächspsychotherapie geht über 4–20 Sitzungen.
Indikationen sind Krisenintervention (☞ 9.1), aktuelle Konflikte sowie Persönlichkeitsstörungen (☞ 6.3).

3.1.3 Verhaltenstherapie

Störung ist Ausdruck eines erlernten Fehlverhaltens.

❷ Der Verhaltenstherapie liegt die Annahme zu Grunde, dass bestimmte psychische Krankheiten Ergebnis eines erlernten Fehlverhaltens sind. Im Rahmen der Verhaltenstherapie wird zunächst das »krankhafte« Verhalten analysiert und anschließend ein neues Verhaltensmuster erlernt. Dafür werden unterschiedliche Techniken eingesetzt.

Technik und Indikationen

- Systematische Desensibilisierung: Beherrschung angstauslösender Reize

Systematische Desensibilisierung   Diese Therapieform dient dem Abbau von Ängsten und Phobien. Der Patient lernt zunächst Entspannungstechniken. Anschließend wird er mit dem angstauslösenden Reiz konfrontiert. Dieser Reiz hat anfangs eine geringe Stärke (Gedanken an den Reiz) und wird dann gesteigert (Gedanken, Bilder, Erleben von realen Situationen). Der Patient lernt, den angstauslösenden Reiz mit Hilfe der Entspannungstechniken zu beherrschen. Beispielsweise wird ein Mensch mit einer Hundephobie zunächst aufgefordert, sich einen Hund vorzustellen, dann einen Hund zu zeichnen und schließlich – zunächst in Begleitung des Therapeuten – einen Hund zu berühren.

- Selbstsicherheitstraining: Abbau von Unsicherheit und Angst

Selbstsicherheitstraining   Ursache von Angst ist oft eine Unsicherheit des Selbstvertrauens. Patienten bauen Unsicherheit und Angst ab, indem sie mittels Rollenspiel alternative Verhaltensweisen lernen.

- Operantes Konditionieren: Belohnen und Bestrafen

Operantes Konditionieren   Erwünschtes Verhalten wird belohnt. Unerwünschtes Verhalten wird entweder nicht beachtet oder aber bestraft. Diese Methode wird z.B. in der Behandlung der Anorexia nervosa (☞ 6.4) angewandt.
Biofeedback ist eine Form des operanten Konditionieren. Dabei lernt der Patient, sein autonomes Nervensystem zu beeinflussen. Auf diesem Weg lassen sich verschiedene psychosomatische Krankheiten behandeln.

- Negatives Üben: Unerwünschtes Verhalten wiederholen.

Negatives Üben   Bei Stottern oder Tics (☞ 2.7) soll das unerwünschte Verhalten bis zur Erschöpfung wiederholt werden. Auf diesem Wege wird das Wiederauftreten der Symptome gehemmt.

3.1.4   Kognitive Therapie

Umstrukturierung der Denkmuster.

Kognitionen (Gedanken, Gefühle und Interpretationen), die der Patient mit der Krankheit verbindet, werden identifiziert und durch Rekognition ersetzt. Dies geschieht, indem mit dem Patienten mögliche Verzerrungen von Wahrnehmungen besprochen werden. In einem gelenkten Gespräch soll er diese selbst hinterfragen und Alternativen entwickeln.

3.1.5   Entspannungsverfahren

Suggestive Verfahren

Beeinflussung der Symptome durch Übungen:

(lat. suggestio = Eingebung, Einflüsterung)
Bei dieser Therapieform werden die Symptome durch gezielte Übungen beeinflusst.

- Hypnose: Veränderung der Bewusstseinslage

Hypnose *(gr. hypnos = Schlaf)* Ein Arzt verändert durch Suggestion die Bewusstseinslage des Patienten. Hierdurch lassen sich einzelne psychosomatische Erkrankungen und Neurosen beeinflussen. Zusätzlich sollte der Patient mit weiteren Therapieverfahren die Ursachen der Krankheiten bearbeiten.

- Autogenes Training: Entspannungstechnik.

Autogenes Training ❸ Patienten erlernen eine bestimmte Technik, um sich entspannen zu können. Es ist indiziert bei Unruhe, Schlafstörungen, Schmerzen u. Ä.

Förderung der Selbstwahrnehmung.

Körperorientierte Verfahren

Diese Therapieformen fördern die Selbstwahrnehmung des Körpers. Damit können diese Entspannungstechniken psychosomatische Störungen beeinflussen und Stress abbauen. Hierzu gehört auch das oben genannte Autogene Training sowie die Progressive Muskelentspannung nach JAKOBSEN.

3

? Übungsfragen

❶ Was passiert bei der Psychoanalyse?

❷ Nennen Sie das Ziel der Verhaltenstherapie!

❸ Was ist Autogenes Training?

3.2 — Soziotherapie

Eingliederung psychisch Kranker in die Gesellschaft.

Ziel der Soziotherapie ist es, psychisch Kranke wieder in die Gesellschaft und ihre soziale Umgebung einzugliedern. Soziale Ursachen (z.B. Konflikte in Umfeld, Familie) von psychischen Krankheiten werden analysiert und gemeinsam Änderungsstrategien festgelegt. Während der stationären Behandlung zählt zur Soziotherapie das aktive Gestalten des Klinikalltages (z.B. Kochen, Außenaktivitäten, Beurlaubung). Im ambulanten Bereich ermöglichen Angebote wie betreutes Wohnen dem Patienten, wieder außerhalb der Klinik zu leben und dennoch weiter betreut zu werden.

3.3 Ergo- und Beschäftigungstherapie

Förderung von Fähigkeiten und Stärkung psychischer Qualitäten.

Die Ergotherapie *(gr. ergo = Tat, Arbeit)* unterstützt Kranke darin, die Fähigkeiten des täglichen Lebens wieder zu erlernen. Durch einfache künstlerische und handwerkliche Tätigkeiten werden u.a. folgende Eigenschaften gestärkt:

- Konzentration und Merkfähigkeit
- Ausdauer und Belastbarkeit
- Gefühlsausdruck
- Wahrnehmung.

In der Beschäftigungstherapie fertigen chronisch Kranke Produkte, die z.T. später verkauft werden. Sie erhalten dafür einen Arbeitslohn.

3.4 Pflege

Unterstützung der Patienten.

Die wichtige therapeutische Aufgabe des Pflegepersonals besteht in der Begleitung des psychisch kranken Patienten. Die Pflegenden nehmen den Alltag des Patienten wahr *(Realitätsraum)* und unterstützen ihn in den Aktivitäten des täglichen Lebens, ohne ihn dabei zu überfordern. Sie vermitteln dem Patienten ein Gefühl der Sicherheit – halten aber gleichzeitig eine ausreichende Distanz ein.

3.5 Medikamentöse Therapie

Verstärken oder hemmen die Aktivität von Transmittern im ZNS.

Viele psychische Störungen werden auch mit Medikamenten behandelt. Entdeckt wurden die ersten Psychopharmaka in den 40er-Jahren eher zufällig. Ihre tatsächliche Wirkungsweise wurde erst viel später erforscht. Bekannt ist heute, dass Psychopharmaka die Wirkung von Transmittern im ZNS verstärken oder abschwächen. Psychopharmaka werden in Medikamentengruppen eingeteilt, die im Folgenden beschrieben werden:

Einteilung von Psychopharmaka in verschiedene Gruppen.

- Neuroleptika
- Antidepressiva
- Medikamente zur Prophylaxe affektiver Psychosen
- Tranquilizer
- Hypnotika.

3.5.1 Neuroleptika

Wirkmechanismus

Blockade von Dopamin-Rezeptoren.

Die Neuroleptika beeinflussen die Rezeptoren von verschiedenen Transmittern im ZNS. Die Hauptwirkung wird der Blockade von Rezeptoren des Transmitters Dopamin zugeschrieben. Damit wird die dopaminerge Überfunktion, die bei Patienten mit einer Schizophrenie vorliegt, »ausgeglichen«. Die typischen Symptome der Schizophrenie (☞ 5.1) wie Denkstörungen und Halluzinationen werden mit Hilfe der Neuroleptika weniger intensiv und somit weniger quälend wahrgenommen. Auf Grund ihrer Wirkung werden Neuroleptika auch als *Antipsychotika* bezeichnet.

Indikationen

Unruhe Denkstörungen Wahrnehmungs-störungen.

- Antriebsstörungen wie psychomotorische Erregung und Stupor (☞ 2.7)
- Inhaltliche Denkstörungen, z.B. Wahn (☞ 2.5)
- Wahrnehmungsstörungen, z.B. Halluzinationen (☞ 2.4)
- Schizophrene Ich-Störungen und Residualzustände (☞ 5.1.4).

Nebenwirkungen

Neuroleptika lagern sich an verschiedenen Rezeptoren an und können daher auch eine Vielzahl von Nebenwirkungen auslösen. Diese sollten rechtzeitig erkannt werden. Wenn Neuroleptika in der richtigen Dosierung gegeben werden, treten Nebenwirkungen relativ selten auf. Mit Ausnahme der Spätdyskinesie (☞ unten) verschwinden alle Nebenwirkungen mit Absetzen des Medikamentes.

Vegetative Symptome

Vegetative Symptome durch Beeinflussung weiterer Transmitter.

- Mundtrockenheit
- Schwitzen
- Tachykardie
- Speichelfluss
- Hypotonie
- Müdigkeit, Konzentrationsschwäche (zu Beginn der Behandlung).

Extrapyramidal-motorische Symptome

Extrapyramidal-motorische Symptome durch Blockade der Dopamin-Rezeptoren:
- Frühdyskinesien (Muskelkrämpfe)
- PARKINSONismus (Rigor, Tremor)

❶ *Frühdyskinesien* können schon nach einmaliger Medikamenteneinnahme auftreten: Krämpfe der Muskeln von Zunge, Schlund, Unterkiefer (Kieferklemme), Augen, Hals (Schiefhals) und Wirbelsäule; Sprechstörungen. Durch Gabe des PARKINSON-Medikamentes Biperiden (z.B. Akineton®) verschwinden die Symptome.

Der *neuroleptikabedingte* PARKINSONismus (☞ Neuro 10.1) beginnt 1–2 Wochen nach Therapiebeginn: Rigor (erhöhter Muskeltonus mit Zahnradphänomen), Tremor, Hypokinese, klein-

- Akathisie
  (Sitzunruhe)

- Spätdyskinesie
  (unwillkürliche
  Bewegungen).

schrittiger Gang, Maskengesicht und Speichelfluss. Auch diese Symptome lassen sich mit Biperiden (z.B. Akineton®) behandeln.

❷ *Akathisie (gr. kathizein = sitzen, Sitzunruhe)* zeigt sich im Bewegungsdrang von Patienten. Sie wird durch eine Dosisreduktion oder Wechsel der Neuroleptika oder mit dem Beta-Blocker Propranolol (z.B. Dociton®) behandelt.

Spätdyskinesien treten bei 10–20 % der Patienten nach monate- bis jahrelanger Dauermedikation mit Neuroleptika auf: Unwillkürliche Bewegungen von Zunge, Lippen, Augenmuskeln, Extremitäten, Fingern und Zehen. Eine sichere Therapie der Spätdyskinesien ist nicht bekannt. Es wird eine langsame Reduktion der Neuroleptika und eine Umstellung auf nebenwirkungsärmere Präparate empfohlen.

Weitere Nebenwirkungen

- Delir
- Epileptische Anfälle, da Neuroleptika die Krampfschwelle senken
- Depression
- Blutbildveränderungen: Leukozytopenie (verminderte Leukozytenzahl) und Agranulozytose (stark verminderte Leukozytenzahl), deshalb sind regelmäßige Blutbildkontrollen erforderlich
- Störung der Reizleitung im Herz, aus diesem Grund sind EKG-Kontrollen notwendig
- Übelkeit, Erbrechen, Ileus, Harnverhalt
- Fotosensibilisierung: Überempfindlichkeit der Haut gegen Sonnenstrahlen
- *Malignes neuroleptisches Syndrom* mit Rigor, Stupor und hohem Fieber (selten).

Einteilung der Neuroleptika

- Niedrigpotente
  Neuroleptika
  sedieren
- Mittelpotente Neuroleptika sedieren und
  wirken gegen Halluzinationen
- Hochpotente
  Neuroleptika
  wirken auf Wahn
  und Halluzinationen
- Atypische Neuroleptika zeichnen
  sich durch geringe
  extrapyramidal-
  motorische Nebenwirkungen aus.

❸ Neuroleptika werden nach der Stärke ihrer Wirksamkeit *(Potenz)* auf wahnhaft-halluzinatorische Symptome eingeteilt:

Niedrigpotente Neuroleptika wirken sedierend. Wahn und Halluzinationen werden nur in sehr hohen Dosierungen beeinflusst. Häufig treten vegetative Nebenwirkungen auf. *Wirkstoffe:* Promethazin (z.B. Atosil®), Pipamperon (z.B. Dipiperon®), Melperon (z.B. Eunerpan®), Chlorprothixen (z.B. Truxal®) und Levomepromazin (z.B. Neurocil®).

Mittelpotente Neuroleptika zeichnen sich aus durch eine gute antipsychotische Wirkung und mäßige Sedierung. *Wirkstoffe:* Perazin (z.B. Taxilan®) und Zuclopenthixol (z.B. Ciatyl Z®).

Hochpotente Neuroleptika sedieren wenig und wirken stark auf wahnhaft-halluzinatorische Symptome. Extrapyramidal-motorische Nebenwirkungen kommen (bei hohen Dosierungen) häufig vor, vegetative Nebenwirkungen selten. Überholt ist die Meinung, dass hochpotente Neuroleptika erst dann für die antipsychotische Wirkung ausreichend dosiert sind, wenn leichte extrapyramidale Nebenwirkungen auftreten. *Wirkstoffe:* Benperidol (z.B. Glianimon®) hat die höchste neuroleptische Potenz, Fluphenazin (z.B. Dapotum® und Lyogen®), Flupentixol (z.B. Fluanxol®) und Haloperidol (z.B. Haldol®).

Atypische Neuroleptika sind in der Mehrzahl neuentwickelte Präparate. Sie beeinflussen ähnlich wie die klassischen hochpotenten Neuroleptika die Positivsymptome (☞ 5.1.1). Die wichtigsten Unterschiede zu den hochpotenten Neuroleptika sind:

- Wirkung auch auf Negativsymptome
- Wirkung bei Therapieresistenz
- Extrapyramidale Nebenwirkungen treten seltener auf.

Wirkstoffe: Amisulprid (z.B. Solian®), Clozapin (z.B. Leponex®), Olanzapin (z.B. Zyprexa) und Risperidon (Risperdal®).

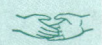

! Merke

❹ Bei der Therapie mit Clozapin (Leponex®) besteht ein erhöhtes Risiko für eine Agranulozytose, weshalb regelmäßige (anfangs wöchentliche) Blutbildkontrollen erforderlich sind. Patienten müssen über diese Komplikation aufgeklärt werden und der Behandlung zustimmen. Anzeichen eines Infektes können ein Warnhinweis für eine Agranulozytose sein.

Pflege

Da Patienten in der Psychiatrie nicht immer die Nebenwirkungen selber bemerken und mitteilen können, sind Beobachtungen des Pflegepersonals diesbezüglich besonders wichtig.

3.5.2 Antidepressiva

Wirkmechanismus und Eigenschaften

Erhöhen die Konzentration von Noradrenalin und Serotonin.
- Tri- und tetrazyklische Antidepressiva
- MAO-Hemmer
- Serotonin/Noradrenalin-Rückaufnahme-Hemmer
- Johanniskraut.

❺ Antidepressiva erhöhen die Konzentration der Transmitter Noradrenalin und/oder Serotonin im Gehirn. Dieser Konzentrationserhöhung wird die antidepressive Wirkung zugeschrieben, die häufig erst zwei Wochen nach Therapiebeginn einsetzt.

Je nach Wirkungsweise (antriebssteigernd, neutral und sedierend) und chemischem Aufbau werden unterschieden:

- **Trizyklische und tetrazyklische Antidepressiva:** Medikamente dieser Gruppe haben einen ähnlichen chemischen Aufbau mit einem Grundgerüst aus drei (tri) bzw. vier (tetra) Kohlenstoffringen. Ihr gehören die meisten klassischen Antidepressiva an
  - Sedierend; *Wirkstoffe:* Amitriptylin (z.B. Saroten®), Doxepin (z.B. Aponal®), Mianserin (Tolvin®), Trimipramin (z.B. Stangyl®)

- Abbau der depressiven Antriebshemmung, »antriebssteigernd«; *Wirkstoffe:* Clomipramin (z.B. Anafranil®), Imi-
  pramin (z.B. Tofranil®), Nortriptylin (z.B. Nortrilen®)
- **Monoaminooxydase-Hemmer** (MAO-Hemmer): Diese Medikamente hemmen das Enzym, welches die Transmitter
  Noradrenalin und Serotonin abbaut. Sie sedieren nicht.
  Neue Wirkstoffe dieser Gruppe wirken reversibel und selek-
  tiver an den Nervenzellen direkt (MAO-A-Hemmer,
  z.B. Moclobemid - Aurorix®)
- **Selektive Serotonin-Rückaufnahme-Hemmer (Inhibitoren)**
  (SSRI) sorgen dafür, dass an den Synapsen im Gehirn vermehrt Serotonin vorhanden ist. Die meisten neu entwi-
  ckelten Antidepressiva stammen aus dieser Medikamentengruppe. Sie haben geringere Nebenwirkungen und keine sedierende Wirkung. *Wirkstoffe:* u.a. Citalopram (z.B. Cipra-
  mil®), Fluoxetin (z.B. Fluctin®). Entsprechend den SSRI gibt
  es inzwischen auch **Noradrenalin-Rückaufnahme-Inhibito-
  ren** (NRI): Reboxetin (z.B. Edronax®)
- Bei leichten Depressionen zeigt auch **Johanniskraut** (Hype-
  ricum-Extrakt – z.B. Jarsin®) eine Wirkung.

Indikationen

Neben Depressionen werden auch andere Erkrankungen mit Antidepressiva behandelt.

Antidepressiva wirken auf die typischen Symptome einer endo-
genen Depression:
- Depressive Verstimmung
- Antriebsmangel oder Agitiertheit
- Schlafstörungen.

Außerdem werden Antidepressiva bei:
- Angststörungen
- Zwangserkrankungen und Phobien
- Essstörungen
- Chronischen Schmerzen gegeben.

Nebenwirkungen und Kontraindikationen

Tri- und tetrazyklische Antidepressiva:
- Vegetative Nebenwirkungen: Mundtrockenheit, Müdigkeit, Obstipation, Akkomodationsstörungen, Hypotonie, Tachykardie
- Blutbildveränderungen
- EKG-Veränderung

Tri- und tetrazyklische Antidepressiva können eine Vielzahl von
Nebenwirkungen mit sich bringen:
- Vegetative Nebenwirkungen werden durch den Einfluss auf
  das autonome Nervensystem ausgelöst und treten teilweise
  nur zu Beginn der Behandlung auf. Kennzeichen dieser zu-
  meist anticholinergen Wirkung sind: Mundtrockenheit,
  Schwitzen, Miktionsstörungen mit Harnverhalt, Müdigkeit,
  Obstipation, Übelkeit, Erbrechen, Akkomodationsstörung
  (der Patient sieht nicht scharf), Anstieg des Augeninnen-
  drucks, sexuelle Funktionsstörung, Hypotonie, Tachykardie, Fingertremor
- Blutbildveränderungen (regelmäßige Blutbildkontrollen)
- Verlangsamung der Erregungsleitung im Herz (EKG-Kontrollen)

- Delir
- Epileptische Anfälle.

MAO-Hemmer
- Geringere Nebenwirkungen
- Tyraminarme Diät bei Gabe nicht-selektiver MAO-Hemmer.

SSRI/NRI
- Appetitminderung
- Übelkeit
- Unruhe.

- Delir
- Epileptische Anfälle.

Kontraindikationen für tri- und tetrazyklische Antidepressiva sind Engwinkelglaukom, Prostatahypertrophie, Blasenentleerungsstörungen und Überleitungsstörungen im EKG.

Neue **MAO-Hemmer** verursachen weniger Nebenwirkungen als trizyklische Antidepressiva: Gelegentlich werden Hypotonie, Unruhezustände und Schlafstörungen beobachtet.

Bei älteren nicht-selektiven MAO-Hemmern (z.B. Parnate®), die heute nur noch selten eingesetzt werden, muss eine tyraminarme Diät eingehalten werden. Tyramin, ein Abbauprodukt der Aminosäure Tyrosin, ist in fermentierten Lebensmitteln (bestimmten Käse- und Wurstsorten), Schokolade, verdorbenen und getrockneten Früchten sowie in Wein enthalten. Werden tyraminhaltige Lebensmittel gegessen, kann es zu schweren Bluthochdruckkrisen kommen.

Antidepressiva, die vor allem die **Wiederaufnahme von Serotonin** und **Noradrenalin hemmen,** verursachen ähnlich wie die MAO-Hemmer relativ wenige Nebenwirkungen. Bei Behandlungsbeginn können Appetitminderung, Übelkeit, Unruhe, Schwitzen und Kopfschmerzen auftreten.

! Merke

Zu Beginn der Therapie mit antriebssteigernden Antidepressiva besteht ein erhöhtes Suizidrisiko: Wenn die Antriebshemmung zurückgegangen ist, bevor die antidepressive Wirkung einsetzt, können Patienten die Selbstmordideen in die Tat umsetzen.

3.5.3 Medikamente zur Prophylaxe affektiver Psychosen

Verwendung finden Lithium und Carbamazepin.

Bei psychiatrischen Erkrankungen ist oft auch die medikamentöse Prophylaxe notwendig, um ein erneutes Auftreten der Erkrankung zu verhindern. Besonders wichtig ist dies bei affektiven Psychosen (☞ 5.2). Zur Prophylaxe und in selteneren Fällen zur Therapie werden hierbei Lithium und Carbamazepin eingesetzt.

Lithium

Eigenschaften

Beeinflusst die Signalübertragung an der Synapse.

Das Metall Lithium, das normalerweise nur in sehr kleinen Mengen mit der Nahrung aufgenommen wird, wirkt auf die Konzentration der verwandten Metalle Kalium und Natrium an den Nervenzellen. Dadurch ändert sich das Zusammenspiel der Transmitter. Lithium-Salze (z.B. Hypnorex®) können Phasen einer affektiven Psychose verhindern oder abschwächen.

Prophylaxe affektiver Psychosen.

Eine Lithiumprophylaxe wird dann eingesetzt, wenn innerhalb eines Jahres eine zweite Phase der Psychose auftritt. Die prophylaktische Wirkung setzt jedoch erst nach Monaten ein, weshalb Lithium mind. über ein Jahr gegeben werden sollte.

Therapie von Manie und Depression.

Als Akuttherapie wird Lithium auch bei Manien (☞ 2.6) eingesetzt und in Kombination mit Antidepressiva zur Behandlung von Depressionen verwendet.

Nebenwirkungen

Die geringe therapeutische Breite erfordert Blutspiegelkontrollen.

Lithium hat eine geringe therapeutische Breite, d.h. sobald der Wirkspiegel dieses Medikamentes überschritten wird, können schwere Nebenwirkungen auftreten. Aus diesem Grund muss während der Einstellung auf Lithium regelmäßig der Lithiumblutspiegel kontrolliert werden. Dazu wird Blut zwölf Stunden nach der letzten Lithiumgabe abgenommen.

Folgende Nebenwirkungen werden beobachtet:

Nebenwirkungen:
- **Tremor**
- **Schäden der Funktion von Niere und Schilddrüse.**

- Feinschlägiger Tremor, der mit Beta-Blockern (z.B. Dociton®) behandelt werden kann
- Gastrointestinale Beschwerden wie Durchfall, Übelkeit, Appetitverlust
- Polyurie (vermehrte Urinausscheidung) und Polydipsie (verstärktes Durstgefühl)
- Nierenschädigung
- Hypothyreose und Struma.

Auf Grund möglicher Nebenwirkungen wird vor Beginn der Therapie die Funktion von Schilddrüse und Nieren geprüft.

Intoxikationen sind möglich.

Eine **Intoxikation** von Lithium tritt auf bei unkontrollierter Einnahme (z.B. beim Suizidversuch) oder bei starken Flüssigkeitsverlusten durch Schwitzen, Diät und Einnahme von Diuretika.

! Merke

Symptome einer Lithiumintoxikation sind:
- Erbrechen, Durchfall
- Grobschlägiger Tremor
- Schläfrigkeit und Verlangsamung
- Ataxie
- Rigor
- Muskelzuckungen, Krampfanfälle, Bewusstseinstrübung.

Carbamazepin

Eigenschaften

Beeinflusst Transmitter.

Carbamazepin (z.B. Tegretal®, Timonil®) wird in der Neurologie zur Prophylaxe von epileptischen Anfällen und bei Schmerzerkrankungen gegeben. Dieses Medikament wirkt aber auch bei akuten Manien und lässt sich zur Phasenprophylaxe einsetzen.

Die Wirkung erklärt sich durch den Einfluss von Carbamazepin auf verschiedene Transmitter und durch eine Stabilisierung von Membranen.

Nebenwirkungen

- Zu Beginn der Behandlung: Müdigkeit, Schwindel, Ataxie
- Sehstörungen
- Übelkeit, Erbrechen
- Hautausschläge (allergische Exantheme)
- Blutbildveränderungen.

3.5.4 Tranquilizer und Hypnotika

Tranquilizer

Beruhigungsmittel. Häufig werden Benzodiazepine verwendet.

In die Gruppe der Tranquilizer *(engl. to tranquilize = beruhigen)* gehören Medikamente, die je nach Dosis und Wirkung anxiolytisch (angstlösend) und beruhigend wirken. Synonymbegriffe sind: *Sedativa* und *Anxiolytika*. Hierzu zählen verschiedene Substanzgruppen, wovon der wichtigste Vertreter die Benzodiazepine sind. Da diese zu einer Abhängigkeit führen können, sollte bei einer langfristigen Indikation auf andere Substanzgruppen ausgewichen werden: Opipramol (z.B. Insidon®), Buspiron (z.B. Bespar®), Beta-Blocker, Antidepressiva (☞ 3.5.2) und niedrigpotente Neuroleptika (☞ 3.5.1).

Benzodiazepine

Wirkmechanismus

❻ Benzodiazepine greifen in einen Regulationsmechanismus des ZNS ein, indem sie die Wirkung von GABAergen Neuronen verstärken. Diese Neurone hemmen die Nervenfunktion in verschiedenen Bereichen des ZNS.

Hemmung der Nervenfunktion.

Unterschiedliche Wirkungsdauer.

Die verschiedenen Benzodiazepine werden unterschiedlich schnell abgebaut und wirken somit unterschiedlich lange. Die rasch wirkenden Benzodiazepine werden als Hypnotika eingesetzt (☞ unten)

- Benzodiazepine mit langer Wirkungsdauer:
  - Clobazam (z.B. Frisium®)
  - Diazepam (z.B. Valium®)
  - Chlordiazepoxid (z.B. Librium®)
  - Dikaliumclorazepat (z.B. Tranxilium®)
- Benzodiazepine mit kurzer Wirkungsdauer:
  - Bromazepam (z.B. Lexotanil®)
  - Lorazepam (z.B. Tavor®)
  - Oxazepam (z.B. Uskan®).

- Benzodiazepine mit schnellem Wirkungseintritt eignen sich als Hypnotika:
  - Flunitrazepam (z.B. Rohypnol®)
  - Flurazepam (z.B. Dalmadorm®)
  - Nitrazepam (z.B. Mogadan®)
  - Temazepam (z.B. Remestan®).

Eigenschaften

- Anxiolytisch (angstlösend)
- Sedierend (beruhigend) bei Gereiztheit
- Hypnotisch (schlafanstoßend)
- Antiepileptisch (Beendigung eines epileptischen Anfalls)
- Muskelrelaxierend (durch Hemmung der Motoneurone im Rückenmark).

Nebenwirkungen

- Müdigkeit, Konzentrationsschwäche
- Zunahme des Appetits
- Anterograde Amnesie (Gedächtnislücke, für die Zeit nach der Medikamenteneinnahme)
- Atemdepression und Blutdruckabfall nach i.v. Gabe.

Benzodiazepine mit langer Wirkungsdauer können kumulieren (es wird mehr Wirkstoff gegeben, als abgebaut werden kann).

Bei älteren Patienten wird mitunter eine **paradoxe Reaktion** beobachtet. An Stelle der gewünschten Sedierung treten Unruhe und Verwirrtheit auf.

❼ Nach längerer Einnahme von Benzodiazepinen kann sich eine **Abhängigkeit** entwickeln. Deshalb sollte die Einnahme möglichst auf vier Wochen beschränkt bleiben. Ein plötzliches Absetzen nach dieser Frist führt zu folgenden Entzugssymptomen:

- Unruhe, Schlaflosigkeit
- Angst
- Vegetative Störungen wie Übelkeit, Erbrechen, Tachykardie, Schwitzen, Tremor, Kopfschmerzen
- Epileptische Anfälle
- Delir, Verwirrtheitszustände.

Suizidversuche mit Benzodiazepinen führen meistens nicht zum Tode.

Hypnotika

Hypnotika sind Schlafmittel. Zu den verwendeten Wirkstoffgruppen gehören Barbiturate und auch die oben beschriebenen Benzodiazepine, wenn sie höher dosiert werden. Hierbei sollten möglichst Benzodiazepine mit einer kurzen Abbauzeit eingesetzt

Paradoxe Reaktion: Unruhe statt Sedierung.

Entstehung einer Abhängigkeit.

Entzugssymptome:

Schlafmittel. Verwendet werden häufig Benzodiazepine mit kurzer Wirkungsdauer und schnellem Wirkungseintritt.

werden, damit die sedierende Wirkung nicht bis zum nächsten Morgen anhält *(sog. hangover)*.

Andere Wirkstoffe werden ebenfalls als Hypnotika eingesetzt:

- **Chloralhydrat** (z.B. Chloraldurat®) hat eine ähnliche Struktur wie Alkohol
- **Antihistaminika** sind z.T. frei verkäufliche Schlafmittel: Doxylamin (z.B. Hoggar® N), Meclozin (z.B. Calmonal®)
- **Barbiturate** wie Luminal® oder Phanadorm® werden wegen der Gefahr der Abhängigkeit und der hohen Giftigkeit bei Überdosierung nur noch selten eingesetzt
- **Antidepressiva** und niedrigpotente **Neuroleptika** wirken ebenfalls schlaffördernd.

Zolpidem (Stilnox®) und Zoplicon (Ximovan®, Bikalm®) ähneln in Wirkung und Nebenwirkung den Benzodiazepinen. Die Gefahr der Abhängigkeit ist jedoch deutlich niedriger.

? Übungsfragen

❶ Woran erkennt man Frühdyskinesien?

❷ Was ist eine Akathisie?

❸ Beschreiben Sie die jeweilige Hauptwirkung von hochpotenten und niedrigpotenten Neuroleptika!

❹ Was muss bei einer Therapie mit Clozapin (Leponex®) beachtet werden?

❺ Wann setzt häufig die Wirkung von Antidepressiva ein?

❻ Welche Wirkung haben Benzodiazepine?

❼ Nennen Sie die Gefahr einer langfristigen Einnahme von Benzodiazepinen!

3.6 Weitere Therapieformen

3.6.1 Elektrokrampftherapie

Erzeugung eines künstlichen Krampfanfalls.

Bei der Elektrokrampftherapie (EKT) wird durch elektrische Impulse künstlich ein Krampfanfall erzeugt. Dieser Therapieform liegt die Beobachtung zu Grunde, dass Epileptiker, die gleichzeitig auch an einer Psychose erkrankt sind, nach einem Anfall keine (oder weniger starke) Symptome der Psychose zeigen. Die EKT nutzt diese Wirkung aus.

Die Indikation ist beschränkt auf schwere endogene Depressionen und katatone Schizophrenie.

Eine EKT wird nur sehr selten und in wenigen Kliniken eingesetzt. Die **Indikation** ist beschränkt auf schwere psychische Erkrankungen wie schwere endogene Depressionen mit hoher Suizidgefährdung oder katatoner Schizophrenie (☞ 5.1.2), wenn die medikamentöse Therapie keine Besserung bringt.

Für eine EKT bedarf es eines schriftlichen Einverständnisses des Patienten oder seines Betreuers (☞ 10). Die EKT erfolgt in Kurznarkose unter Muskelrelaxation. Nebenwirkungen sind eine kurzzeitige Störung von Gedächtnis und Merkfähigkeit.

3.6.2 ▬ Schlafentzug

Gute Wirkung bei endogenen Depressionen.

Schlafentzug zeigt sich bei endogenen Depressionen als wirksame Therapie. Die Patienten dürfen 1–2 Mal wöchentlich nicht schlafen. Da selbst kurze Schlafepisoden während der Nacht und am darauf folgenden Tag die Wirkung aufheben können, müssen die Patienten durchgehend beschäftigt werden. Im Anschluss an einen Schlafentzug kann die stimmungsaufhellende Wirkung mit einer Schlafphasenvorverlagerung verlängert werden: In der ersten Nacht schlafen die Patienten von 17.00–24.00 Uhr, in der darauf folgenden von 18.00–1.00 Uhr usw. Die Wirkungsweise dieser Therapieform ist noch nicht geklärt. Man vermutet, dass der bei endogenen Depressionen gestörte chronobiologische Rhythmus günstig beeinflusst wird.

3.6.3 ▬ Lichttherapie

Bei saisonalen Depressionen.

Besonders bei der saisonalen Depression »Winterdepression« zeigt die Lichttherapie eine gute Wirkung. Die Patienten sitzen täglich 2–4 Stunden vor einer speziellen hellen Lampe.

3.7 ▬ Rehabilitation

Verschiedene Einrichtungen dienen der Behandlung und Rehabilitation psychisch Kranker:
- Psychiatrisches Krankenhaus
- Tagesklinik
- Wohnheim und -gruppe, psychiatrische Krankenpflege

Die meisten psychisch Kranken werden **ambulant** von einem Psychiater oder Psychotherapeuten behandelt. Nur bei schweren Erkrankungen und akuten Krisen werden sie in ein psychiatrisches Krankenhaus eingewiesen. In den letzten Jahren entstanden psychiatrische Abteilungen auch in vielen Kreis- und Stadtkrankenhäusern. Seitdem können psychisch Kranke in der Nähe ihres Wohnortes **stationär** behandelt werden. Zuvor war die Aufnahme in ein Großkrankenhaus (Landeskrankenhaus, Fachklinik) die Regel.

Neben der ambulanten und stationären Behandlung gibt es eine Reihe von Therapie- und Betreuungsangeboten für psychisch Kranke: An einen Krankenhausaufenthalt kann sich eine teilsta-

- Betriebe
- Begegnungsstätte.

tionäre Behandlung in einer **Tagesklinik** anschließen. Hier werden Patienten an Werktagen 8 Stunden lang behandelt und betreut (Medikamentöse Therapie, Psychotherapie, Ergotherapie). Nachts und am Wochenende bleiben sie in ihrer häuslichen Umgebung.

Zur weiteren **Rehabilitation,** im Sinne von Wiedereingliederung in einen »normalen« Alltag, gibt es weitere abgestufte Angebote: Wohnheime, betreute Wohngruppen, Betreuung von psychisch Kranken in der eigenen Wohnung, Betriebe für psychisch Kranke und Einrichtungen zur Freizeitgestaltung.

3

4 Organische Psychosen

Psychische Störung
mit einer organischen
Ursache:
- Neurologische
  Erkrankung
- Internistische
  Erkrankung
- Intoxikation.

Unter Psychosen versteht man ganz allgemein psychische Störungen, die Krankheitswert besitzen. Grob unterteilt werden Psychosen in organische und endogene Psychosen (☞ 5).
Organische Psychosen haben eine organische Ursache, z.B. eine Schädigung des zentralen Nervensystems oder Vergiftungen. Deshalb werden diese Erkrankungen auch *exogene Psychosen* oder *körperlich begründbare psychische Störungen* genannt.

Mögliche **Ursachen** organischer Psychosen können sein:
- **Neurologische Erkrankungen** wie Hirntumor, Meningoenzephalitis, Infektionskrankheiten
- **Internistische Erkrankungen** wie Hypo- und Hyperthyreose, M. ADDISON, Hypophyseninsuffizienz, Vitamin-B$_{12}$-Mangel, Hypoglykämie, Leberversagen durch den Anfall toxischer Stoffwechselprodukte (z.B. Ammoniak)
- **Intoxikationen,** Wirkung oder Entzug von Drogen und Alkohol, Medikamentenüberdosierung und –nebenwirkung.

Von den Symptomen kann meist nicht auf die Art der Schädigung geschlossen werden, da dasselbe Krankheitsbild verschiedene Ursachen haben kann. Das Auftreten organischer Psychosen ist relativ normal, da fast jeder Mensch im Lauf seines Lebens eine körperlich begründbare psychische Störung wie ein Fieberdelir oder ein »Durchgangssyndrom« nach Operationen entwickelt.
Der Verlauf organischer Psychosen ist unterschiedlich: Sie können akut auftreten oder chronisch verlaufen; die Symptome können sich zurückbilden oder bestehen bleiben.

Organische Psychosen
treten akut oder chronisch auf.

4.1 Akute organische Psychosen

Kurzer Verlauf.

Zu den akuten organischen Psychosen zählen verschiedene Krankheitsbilder mit kurzem Verlauf. Zu ihnen gehören z.B.:

- Delir
- Halluzinose
- Dämmerzustand
- Durchgangssyndrom.

Selten Übergang in eine chronische organische Psychose.

In einigen Fällen kann sich aus dem akuten Verlauf jedoch auch eine chronisch organische Psychose (☞ 4.2) entwickeln.

 **Klinik**

Bewusstseinsstörung als häufiges Symptom.

Leitsymptom der akuten organischen Psychose ist häufig eine Störung des Bewusstseins. Zusätzlich kann eine große Bandbreite von Symptomen auftreten, die auch bei anderen psychischen Erkrankungen beobachtet wird:

- Inhaltliche Denkstörungen bei organischer Halluzinose oder organisch-wahnhaftem Syndrom
- Merkfähigkeits- und Gedächtnisstörungen mit Konfabulationen (☞ 2.2)
- Orientierungsstörungen
- Antriebsstörungen mit Verlangsamung oder Unruhe
- Störung der Affektivität bei organisch-depressivem Syndrom (exogene Depression), organisch-manischem Syndrom.

(R) **Diagnostik und Therapie**

Anamnese, Labor, CCT und Liquor sichern die Diagnose.

Die Verdachtsdiagnose wird auf Grund der *Symptome* und der *Anamnese* gestellt, durch Untersuchungen wie *Labor, CCT* und *Liquorpunktion* wird die Diagnose unterstützt.

Wenn möglich und bekannt, wird die zu Grunde liegende Erkrankung behandelt. Bei Unruhe und Halluzinationen werden Neuroleptika (☞ 3.5.1) und Distraneurin® gegeben.

4.1.1 Delir

Folge von Alkoholintoxikation bzw. -entzug und Nebenwirkung von anderen Substanzen.

❶ Ein Delir *(lat. delirare = verrückt sein)* ist eine akute Psychose auf Grund der Reaktion des Gehirns auf bestimmte schädigende Substanzen. Es kommt bei Alkohol- und Medikamentenabhängigkeit, Medikamentenintoxikation und Infektionskrankheiten (Fieber) vor. Es kann durch die Einnahme von Medikamenten (z.B. Antidepressiva und Neuroleptika) ausgelöst werden oder bei Alkohol- und Benzodiazepinabhängigen wenige Tage nach Absetzen des Suchtmittels auftreten. Ein Delir dauert unbehandelt 3–20 Tage. Auf Grund der körperlichen Symptome von Herz-Kreislauf-Belastung durch arteriellen Hypertonus und Tachykardie ist der Patient stark gefährdet und kann trotz Therapie im Delir versterben.

Dauer 3–20 Tage. Lebensgefährliche Verläufe sind möglich.

Klinik

- Prodromi:
  Unruhe, Tachy-
  kardie, Hypertonus,
  Schwitzen, Tremor
- Vollbild: Bewusst-
  seinstrübung,
  optische Halluzi-
  nationen, Kreis-
  laufinsuffizienz.

Bei den Symptomen werden *Prodromi* (Vorzeichen) und das *Vollbild* eines Delirs unterschieden.

- Prodromi *(gr. prodomos = Vorläufer)* sind Unruhe, Schlaf-störungen, körperliche Störungen wie Tachykardie, arteri-eller Hypertonus, Schwitzen, Tremor
- Vollbild:
  - Bewusstseinstrübung, Verwirrtheit, Desorientiertheit, Störung von Auffassung und Konzentration, optische Halluzinationen (Patient sieht Kleintiere auf der Bettde-cke), Erregung, Konfabulationen
  - Kreislaufinsuffizienz, epileptische Anfälle, Koma.

Ⓡ Therapie

- Distraneurin®
- Neuroleptika
- Carbamazepin
- Benzodiazepine
- Thiamin.

Die medikamentöse Therapie setzt dann ein, wenn Prodromi ei-nes Delirs vorliegen. Beim Alkohol-Delir ist für die Therapie ein deutlich verminderter Blut-Alkoholspiegel Voraussetzung. Ver-schiedene Medikamente stehen zur Verfügung:

- **Distraneurin®** dämpft die Erregung, bessert die körperlichen Symptome und verhindert epileptische Anfälle. Nebenwir-kungen: Atemdepression, arterieller Hypotonus
- **Hochpotente Neuroleptika** (z.B. Haldol®, Glianimon®) bei starken Halluzinationen und Unruhe
- **Carbamazepin** (z.B. Tegretal®) dient als Prophylaxe epilep-tischer Anfälle, da diese im Delir wegen der nervalen Über-erregbarkeit häufig vorkommen
- **Benzodiazepine** (z.B. Diazepam) und **Neuroleptika** (z.B. Atosil®) sedieren
- **Thiamin** (Vitamin B_1- z.B. Neurotrat®) wird bei Polyneuro-pathie (☞ Neuro 13.1) und ggf. zur Prophylaxe einer WERNICKE-Enzephalopathie (☞ 7.1.3) gegeben
- Blutdrucksenkende Medikamente (z.B. Adalat®)
- Infusionstherapie.

Pflege

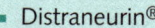

Beobachtung,
Kontrolle der Vital-
werte und Vermitt-
lung von Sicherheit.

❷ Im Vordergrund steht die engmaschige Beobachtung und die regelmäßige Kontrolle der Vitalwerte (RR, Puls, Temperatur) des Patienten, um lebensbedrohliche Veränderungen rechtzeitig zu erkennen. Da die Patienten sehr unruhig, erregt und oftmals sehr ängstlich sind, steht die Vermittlung von Sicherheit im Vorder-grund der psychischen Betreuung. Ein ruhiger Umgang sowie Ge-sten der Zuwendung, z.B. Hand auf den Arm legen, an die Bett-kante setzen und eine genaue Information des Patienten über ge-plante Pflegemaßnahmen geben ihren Beitrag dazu. Nachts sollte sich die Pflegeperson in Rufweite des Patienten befinden sowie das Zimmer nicht völlig abgedunkelt werden, damit sich der Pa-tient nicht ängstigt.

4.1.2 ▁▁ Halluzinose

Halluzinationen ohne Bewusstseinsstörung.

Leitsymptom ist die Halluzination (☞ 2.4) – akustische bei der Alkoholhalluzinose und optische bei Intoxikation mit LSD. Bewusstseinsstörungen fehlen.
Die medikamentöse Therapie besteht in der Gabe von Neuroleptika.

4.1.3 ▁▁ Dämmerzustand

Der Patient wirkt wie hypnotisiert.

Dieser verschobene Bewusstseinszustand tritt unter anderem nach epileptischen Anfällen und (Alkohol-) Vergiftungen auf. Leitsymptom ist die fehlende Klarheit des Bewusstseins mit in Grenzen erhaltener Handlungsfähigkeit. Der Patient wirkt wie hypnotisiert. Für die Zeit des Dämmerzustandes, welcher plötzlich einsetzt und sich über Stunden bis Tage hinziehen kann, besteht Amnesie.

4.1.4 ▁▁ Durchgangssyndrom

Treten nicht selten nach Operationen auf und können unterschiedliche Symptome zeigen.

Durchgangssyndrome treten im Zusammenhang mit hirnorganischer Schädigung oder nach Operationen auf. Gekennzeichnet sind sie durch fehlende Bewusstseinstrübung und Symptome unterschiedlicher Ausprägung: So können Halluzinationen *(wahnhaft-halluzinatorisches Durchgangssyndrom)* im Vordergrund stehen, Verstimmungen *(affektives Durchgangssyndrom)* oder Gedächtnisstörungen *(amnestisches Durchgangssyndrom)*.
Behandelt wird symptomorientiert in der Regel mit Neuroleptika.

? **Übungsfragen**

❶ Wodurch wird ein Delir ausgelöst?

❷ Was muss bei der Behandlung eines Delirs beachtet werden?

4.2 ▁▁ Chronisch organische Psychosen ▁▁

Folge einer irreversiblen Hirnschädigung.

Die chronisch organischen Psychosen werden auch als *Hirnorganisches Psychosyndrom* (HOPS) bezeichnet. Ihnen liegt eine irreversible Schädigung der Hirnsubstanz zu Grunde. Die **Ursachen** dafür sind unterschiedlich: Hirnatrophie, Hirninfarkt,

4

Hirntumor, Intoxikation, Enzephalitis, Schädel-Hirn-Trauma, Epilepsie (☞ Neuro) und Störungen des Hormonsystems.

Häufigste Form ist die Demenz.

Chronisch organische Psychosen imponieren durch eine Veränderung der Persönlichkeitsstruktur und eine Verringerung der Hirnleistung, welches langsam und schleichend beginnt. Eine chronische organische Psychose kann sich jedoch auch an eine akute Psychose anschließen (z.B. KORSAKOW-Syndrom nach einem Alkoholentzugs-Delir ☞ 7.1.3). Die häufigste chronische organische Psychose ist die sog. *Demenz*. Folgende Krankheitsbilder werden ausführlich vorgestellt:

- Demenzformen wie M. ALZHEIMER und vaskuläre Demenz
- Systematrophien
- Enzephalitiden (Hirninfektionen).

Klinik

Wichtige Symptome sind:
- **Hirnleistungs-schwäche**
- **Gedächtnis-störungen**
- **Wesensänderung.**

- Hirnleistungsschwäche
- Gedächtnisstörung mit Konfabulationen
- Denkstörung mit Verarmung des Denkens, Perseverationen
- Wesensänderung
- Antriebsstörung mit Antriebsminderung
- Affektlabilität und -inkontinenz
- Bewusstseinsstörungen stehen selten am Beginn der Erkrankung.

ℝ Diagnostik und Therapie

Nachweis der hirnorganischen Schädigung.

Beim HOPS liegt immer eine organische Schädigung des Gehirns vor, die sich häufig mittels CCT oder MRT nachweisen lässt. Die Therapie richtet sich nach der Ursache.

4.2.1 ▬ Demenz

Im Alter auftretende Persönlichkeitsän-derung, die 10–20% der Senioren betrifft.

Die Demenz *(gr. dementia = Wahnsinn)* ist eine überwiegend im Alter auftretende Persönlichkeitsveränderung, die mit einem voranschreitenden Verlust von intellektuellen, kognitiven und geistigen Fähigkeiten einhergeht. 10–20 % aller Senioren sind zumindest von einer leichten Form der Demenz betroffen. Das Erkrankungsrisiko nimmt mit dem Lebensalter stark zu.

Ursachen

Formen der Demenz:
- **M. ALZHEIMER**
- **vaskuläre Demenz**
- **Systematrophien.**

❶ Die Demenz kann verschiedene Ursachen haben. Bei den häufigsten Demenzformen, dem M. ALZHEIMER und der vaskulären Demenz, ist das gesamte Gehirn diffus geschädigt. Weitere Demenzursachen sind sog. *Systematrophien* (☞ 4.2.3), bei denen umschriebene Areale des Gehirns betroffen sind.

Darüber hinaus kann die Demenz auch Folge von Alkoholabhängigkeit (KORSAKOW-Syndrom ☞ 7.1.3) und anderen psychiatrischen sowie internistischen Erkrankungen durch direkte Schädigung der Gehirnzellen sein.

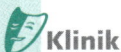

Klinik

Hirnleistungsstörung und verschiedene andere Symptome.

Im Spätstadium einer Demenz sind folgende Hirnleistungen gestört:

- Gedächtnis und Merkfähigkeit
- Konzentration
- Denken
- Orientierungsvermögen.

Weitere Symptome sind:

- Affektlabilität und Affektinkontinenz
- Unruhe
- Schlafstörungen
- Verhaltensstörungen
- Halluzinationen und Wahn
- Persönlichkeitsveränderung
- Depressive Verstimmung.

Die verschiedenen Demenzformen zeigen ähnliche Symptome, aber einen unterschiedlichen Verlauf.

4

Diagnostik

Nachweis der Demenz im
- Mini-Mental-Status-Test
- Syndrom-Kurztest.
Außerdem werden verschiedene technische Untersuchungen durchgeführt: Labor, CCT, EEG.

Das typische Erscheinungsbild einer Demenz reicht oft für die Diagnose aus. Die Ausprägung der Demenz wird mit Hilfe eines Fragebogens, dem *Mini-Mental-Status-Test* oder dem *Syndrom-Kurztest* bestimmt.

- **Laboruntersuchungen** (z.B. Bestimmung der Schilddrüsenhormone, Vitamin B_{12} und Folsäure) bestätigen organische Erkrankungen als Ursache der Demenz
- **CCT** und **MRT** zeigen häufig typische Veränderungen der Gehirnsubstanz. Bei anderen neurologischen Erkrankungen werden Defekte der betroffenen Hirnareale gefunden
- Mit der **Doppler-Sonographie** der hirnversorgenden Arterien lassen sich ggf. Durchblutungsstörungen nachweisen
- Das **EEG** zeigt ggf. eine Allgemeinveränderung.

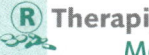

Therapie

Medikamentöse Therapie

Einsatz von verschiedenen Medikamenten zur Behandlung von Demenz-Symptomen:
- Antidementiva
- Neuroleptika
- Tranquilizer
- Koffein.
Keine Benzodiazepine.

- **Antidementiva** (Nootropika): In dieser Medikamentengruppe finden sich Arzneimittel, die zu einer vorübergehenden Besserung der Hirnleistung führen und das Voranschreiten der Erkrankung bremsen, aber nicht aufhalten können. Wirksame Präparate bei der ALZHEIMER-Demenz sind Donepezil (z.B. Aricept®) und Rivastigmin (z.B. Exelon®). Diese hemmen die Cholinesterase. Häufige *Nebenwirkungen* sind Übelkeit, Erbrechen, Diarrhoe, Hypotonie und Bradykardie. Die Wirksamkeit anderer Antidementiva ist weniger gut dokumentiert. Unter anderem werden gegeben: Ginkgo biloba (z.B. Tebonin®), Memantine (z.B. Akatinol Memantine®) und Nimodipin (z.B. Nimotop®)

- **Neuroleptika:** Mit ihnen werden Unruhe, Schlafstörungen (z.B. Eunerpan® und Dipiperon®) und gelegentlich auftretende Halluzinationen (z.B. Risperdal®) behandelt. Da alte Menschen empfindlicher auf Medikamente reagieren und häufiger Nebenwirkungen zeigen, werden diese in niedriger Dosierung angewendet
- **Tranquilizer:** Zum Schlafanstoß kommt neben Neuroleptika auch Distraneurin® zur Anwendung. Benzodiazepine werden weniger eingesetzt, da diese bei alten Menschen Symptome einer Demenz verstärken oder vortäuschen können. Außerdem führen sie nicht selten zu Unruhezuständen im Sinne einer *paradoxen Reaktion*
- ❷ **Koffein:** In einigen Fällen wirkt Koffein bei dementen Patienten paradox und fördert so den Schlaf.

Internistische Erkrankungen oder seelische Störungen werden entsprechend behandelt, wenn sie Ursache der Demenz sind.

Sozio- und Ergotherapie Ein entscheidender Bestandteil der Therapie von dementen Patienten sind Erhalt und Ausbau vorhandener Fähigkeiten. Dies wird zu Beginn der Erkrankung mit *Gedächtnistraining* und *Ergotherapie* erreicht. Wichtig ist auch ein strukturierter Tagesablauf.

Wichtige Therapieformen sind Gedächtnistraining und Ergotherapie.

Rehabilitation Die Umgebung muss an die Fähigkeiten des dementen Menschen angepasst werden. Angehörige werden aufgeklärt und beraten. Ambulante Hilfen wie psychiatrische Pflegedienste unterstützen das Leben in der häuslichen Umgebung. Häufig ist in einem Spätstadium der Erkrankung ein Umzug in ein geronto-psychiatrisches Heim notwendig.

Zur Rehabilitaion zählen Angehörigenarbeit und ambulante Hilfen.

Rechtliche Situation Im Spätstadium der Erkrankung sind die Betroffenen häufig so verwirrt, dass sie nicht mehr in der Lage sind, über ihre Lebensführung zu entscheiden. Wenn für diesen Fall Angehörige nicht mit einer Vollmacht ausgestattet wurden, kann das Gericht einen Betreuer bestimmen (☞ 10).

Die Einrichtung einer Betreuung ist häufig im Verlauf der Erkankung notwendig.

Pflege

Im Umgang mit dementen Patienten steht eine *aktivierende Pflege*, um die Selbstständigkeit zu fördern und möglichst lange zu erhalten, im Vordergrund. Voraussetzung dafür ist eine genaue Anamnese mit Hilfe der Angehörigen, um alle Ressourcen zu erkennen und gezielt unterstützen zu können. Vorsicht: Durch Übernahme von Tätigkeiten aus Geduld- und Zeitmangel wird der Patient weiter in die Demenz geführt!

Aktivierende Pflege fördert die Selbstän- digkeit.

4.2.2 Demenzformen

Morbus ALZHEIMER

Morbus ALZHEIMER als häufigste Demenzform.

Der Morbus ALZHEIMER ist für mehr als die Hälfte aller Demenzerkrankungen verantwortlich. Abhängig davon, in welchem Alter die Erkrankung beginnt, wird die *präsenile* Form von der häufigeren *senilen* Form unterschieden. Die Erkrankung tritt meistens zwischen dem 40. und 65. Lebensjahr in Erscheinung. In etwa 10 % der Fälle wird die Veranlagung zum M. ALZHEIMER vererbt.

Ursache

Amyloid-Plaques und Neurofibrillen stören die Nervenfunktion und führen zu einer Hirnatrophie.

❸ Aus einer bisher nicht geklärten Ursache kommt es zu Schädigungen der Nervenzellen des Gehirns: Über den Synapsen bilden sich *Amyloid-Plaques* und in den Nervenfasern pathologische *Neurofibrillen*. In der Folge wird die Kommunikation der Zellen (in den Synapsen) und die Informationsweiterleitung (in den Nervenfasern) gestört. Die Nervenzellen sind somit nicht mehr funktionstüchtig, verkümmern und sterben schließlich ab. Da alle Teile des Gehirns betroffen sind, kommt es zu einer diffusen Atrophie, das Gehirn »schrumpft«. Zudem wird ein Mangel an Acetylcholin vermutet.

Klinik

Symptome sind:
- Merkschwäche
- Wortfindungsstörung
- Einengung der Interessen
- Verarmung der Affektivität.

Die Defizite können zunächst überspielt werden.

Der M. ALZHEIMER beginnt mit Merkschwächen und Wortfindungsstörungen. Verhalten und Affektivität bleiben hingegen noch längere Zeit unverändert, sodass es zunächst gelingt, Defizite (beispielsweise durch floskelhaftes Reden) zu überspielen. Das Verhalten wirkt insgesamt »fassadenhaft«. Häufig fällt daher die Erkrankung in der gewohnten Umgebung erst relativ spät auf. Angehörige berichten rückblickend, dass seit mehreren Monaten mit dem Patienten »etwas nicht mehr stimmte«: Beispielsweise habe er im Urlaub das Hotelzimmer nicht wieder gefunden. Um Anforderungen, die nicht mehr erfüllbar sind, zu entgehen, engen die Erkrankten ihre Aktivitäten immer mehr ein. Die Gefühlswelt verarmt. Die Betroffenen erscheinen ratlos. Die Stimmung ist bei einigen Patienten euphorisch, bei vielen depressiv – besonders wenn sie sich am Beginn der Erkrankung ihrer Defizite bewusst werden.

Diagnostik

Nachweis einer Demenz und Ausschluss anderer Ursachen.

- Demenzdiagnostik (☞ 4.2.1) zum Ausschluss anderer Ursachen
- Im **CCT** erscheint bei einigen Erkrankten das Gehirn verkleinert; die Ventrikel und Gehirnfurchen sind weitgestellt.

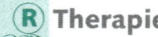 **Therapie**

Antidementiva und
Neuroleptika.

- Antidementiva können bei einer beginnenden Demenz das Fortschreiten der Erkrankung verlangsamen
- Unruhe, Schlafstörungen, Halluzinationen werden entsprechend medikamentös (z.B. mit Neuroleptika) behandelt. Antidepressiva und Neuroleptika mit starken anticholinergen Nebenwirkungen können den Demenzprozess beschleunigen.

Vaskuläre Demenz

Durch Gefäßerkrankung bedingte Demenz.

Die vaskuläre *(lat. vas = Gefäß)* Demenz, auch Multiinfarkt-Demenz genannt, entsteht durch eine Sklerose der Blutgefäße, die das Gehirn versorgen. Meist bestehen bei den Patients ein jahrelanger Bluthochdruck und andere (Risikofaktoren für) Gefäßerkrankungen.

 **Klinik**

Schubweiser Verlauf
mit vorübergehender
Besserung.

❹   Die vaskuläre Demenz ist durch einen schubweisen, wechselhaften Verlauf gekennzeichnet. Eine zwischenzeitliche Besserung der Krankheitszeichen ist möglich. In der Vorgeschichte finden sich häufig Schlaganfälle (☞ Neuro 5) oder vorübergehende Ausfälle der Hirnfunktion. Letztere sind sog. transistorisch ischämische Attacken (TIA). Sie zeigen ähnliche Symptome wie ein Schlaganfall, bilden sich aber innerhalb von 24 Stunden zurück. Zu den typischen Symptomen der vaskulären Demenz zählen:
- Verschiebung des Tag-Nacht-Rhythmus mit nächtlicher Verwirrtheit
- Plötzlicher Krankheitsbeginn
- Schrittweise (nicht schleichende) Verschlechterung
- Zuspitzung der Persönlichkeit (sparsame Menschen werden geizig)
- Störung der Affektivität (☞ 2.6)
- Neurologische Symptome wie Störung des Bewegungsablaufes mit unsicherem Gang und Stand.

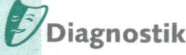 **Diagnostik**

In CCT und MRT
zeigen sich kleinste
Hirninfarkte.

- Ein Fragebogen, die Ischämie-Skala von HACHINSKI, erfasst die typischen Symptome der vaskulären Demenz
- Im **CCT** und **MRT** fallen häufig eine diffuse Veränderung der Gehirnsubstanz im Sinne kleinster Hirninfarkte auf
- **Doppler-Sonographie** gibt Aufschluss über Durchblutungsstörungen.

® Therapie

Medikamentöse Förderung der Durchblutung.

- Antidementiva: Zum Einsatz kommen vor allem jene Präparate, die die Durchblutung im Gehirn fördern sollen (z.B. Tebonin®)
- Medikamente wie ASS® hemmen die Blutgerinnung und verbessern die Fließeigenschaften des Blutes.

Pflege

Kontrolle des Blutdrucks.

Bei Patienten mit Bluthochdruck darf der Blutdruck medikamentös nicht zu stark gesenkt werden, da der Organismus hohe Blutdruckwerte gewohnt ist und sie für eine ausreichende Hirndurchblutung benötigt. Deshalb muss der Blutdruck nach Gabe von blutdrucksenkenden Medikamenten regelmäßig kontrolliert werden.

Demenz bei internistischen Krankheiten

Verschiedene internistische Erkrankungen zeigen Symptome einer Demenz:
- Vitamin B$_{12}$-Mangel
- Hypothyreose
- Überdosierung von Herzglykosiden.

Etwa 10 % der Demenzen im hohen Lebensalter entstehen in der Folge von internistischen Erkrankungen. Häufige Ursachen sind Stoffwechselstörungen (z.B. Mangel an Vitamin B$_{12}$ oder Schilddrüsenhormon) sowie Nebenwirkungen oder Überdosierungen von Medikamenten (z.B. Herzglykoside). Bei Therapie dieser Erkrankungen bzw. Reduktion der Medikamente bilden sich die Demenzsymptome zurück.

Pseudodemenz

Symptom einer schweren endogenen Depression.

❺ Bei Patienten, die an einer schweren endogenen Depression (☞ 5.2.2) erkrankt sind, können sich auch Symptome einer Demenz zeigen. Man spricht dann von einer »Pseudodemenz«, da die vermeintliche Demenz lediglich Ausdruck der Depression ist. Tatsächlich ist die Hirnleistung aber nicht beeinträchtigt.

Zu den Leitsymptomen der Pseudodemenz gehören Antriebs-, Gedächtnis- und Konzentrationsstörungen sowie Depression. Sie wird wie eine Depression mit Antidepressiva behandelt. Mit dem Ende der depressiven Episode verschwinden auch die dementiellen Symptome.

? Übungsfragen

❶ Nennen Sie die häufigsten Formen einer Demenz!

❷ Welcher ungewöhnliche Wirkstoff kann u.U. als Schlafmittel bei Demenzkranken eingesetzt werden?

❸ Wie entsteht der M. ALZHEIMER?

❹ Wodurch zeichnet sich eine vaskuläre Demenz aus?

❺ Was ist eine Pseudodemenz?

4.2.3 ▬ Systematrophien

Störung der Hirnfunktion in umschriebenen Gebieten des Gehirns.

❶ Systematrophien sind umschriebene neurologische Erkrankungen, die zu einem HOPS führen und u.a. Symptome einer Demenz zeigen. Zu ihnen gehören:

- PICKsche Atrophie
- Morbus PARKINSON
- Chorea HUNTINGTON
- Morbus WILSON.

PICKsche Atrophie

Atrophie von Stirn- und Schläfenlappen mit Persönlichkeitsveränderung und Gedächtnisstörung.

Bei der PICKschen Atrophie schrumpfen Anteile der Stirn- und Schläfenlappen. Die Ursache dafür ist nicht bekannt; in einigen Fällen scheinen erbliche Faktoren beteiligt zu sein. Die Erkrankung beginnt zwischen dem 50. und 60. Lebensjahr und dauert im Durchschnitt 7 Jahre.

 **Klinik**

- Persönlichkeitsveränderungen: Die Patienten wirken enthemmt, verlieren das Taktgefühl sowie soziale Fähigkeiten
- Gedächtnisstörungen
- Orientierung und Intelligenz sind häufig erst im späteren Krankheitsverlauf gestört.

Ⓡ **Diagnostik und Therapie**

Die Diagnose wird durch die psychische Symptomatik und den Nachweis der Hirnatrophie im **CCT** gestellt. Die Krankheitssymptome werden ensprechend mit (sedierenden) Psychopharmaka behandelt.

Morbus PARKINSON

Atrophie der Stammganglien mit neurologischen Symptomen sowie Gedächtnisstörungen, Depression und Antriebsminderung.

Der Morbus PARKINSON ist durch eine Atrophie der Basalganglien gekennzeichnet (☞ Neuro 10.1). Die Erkrankung setzt meistens im 4. Lebensjahrzehnt ein. 1 % der über 65-jährigen sind betroffen. Zu Beginn fallen typische neurologische Symptome auf: **Rigor, Tremor, Hypokinese.** Zusätzlich treten Gedächtnisstörungen, Depression und Antriebsminderung auf. Die Behandlung beschränkt sich auf die neurologischen Störungen und die Depression. Von einer Demenz im Spätverlauf des M. PARKINSON muss die **Bradyphrenie** unterschieden werden, die von PARKINSON-Medikamenten günstig beeinflusst wird.

Chorea HUNTINGTON

Erbkrankheit der Stammganglien mit neurologischen Symptomen sowie Stimmungsschwankungen, Wahn und Störung von Antrieb und Gedächtnis.

Bei der Chorea HUNTINGTON verkümmern Abschnitte an der Unterseite des Großhirns, das Corpus striatum, das Claustrum und die Rinde des Stirnhirns (☞ Neuro 10.2). Sie ist eine seltene Erbkrankheit. Erste Symptome zeigen sich zwischen dem 35. und 50. Lebensjahr.

Neurologische Störungen (u.a. Hyperkinese) stehen häufig am Beginn der Erkrankung. Typische psychopathologische Symptome sind Stimmungsschwankungen, Gedächtnisstörungen, Wahn und Antriebsstörungen.

Mit Tiaprid (z.B. Tiapridex®) und Neuroleptika werden die neurologischen und psychischen Symptome behandelt.

Morbus WILSON

Kupferablagerung in den Stammganglien mit Halluzinationen, Wahn und Störung von Affektivität und Antrieb.

Beim Morbus WILSON kommt es zu einer Ablagerung von Kupfer in verschiedenen Körperregionen – u.a. auch in den Stammganglien. Der M. WILSON ist gekennzeichnet durch Depression, Affektinkontinenz, Antriebsstörungen, Halluzinationen und Wahn.

Normaldruckhydrozephalus

Liquorzirkulationsstörung.
Typische Trias:
- Demenz
- Gangstörung
- Harninkontinenz.

Bei dieser Erkrankung ist die Zirkulation des Liquors (☞ 1.4.5) gestört. Leitsymptome sind Demenz, Gangstörung und Harninkontinenz. Außerdem treten Kopfschmerzen auf.

Im **CCT** fällt eine Erweiterung der inneren Liquorräume auf. Die Symptomatik bessert sich nach einer **Entlastungspunktion** (Entnahme einer relativ großen Menge Liquor – ca. 30 ml).

Zur Therapie des Normaldruckhydrozephalus wird der Liquor über einen Shunt abgeleitet.

? Übungsfrage

❶ Was sind Systematrophien?

4.2.4 ▦ Enzephalitiden

Eine Enzephalitis führt in der Regel auch zu psychischen Symptomen. Zwei wichtige chronisch verlaufende Enzephalitiden sind:
- Progressive Paralyse
- AIDS.

Enzephalitiden (Entzündungen des Gehirns) werden ausführlich im neurologischen Kapitel besprochen (☞ Neuro 6). Enzephalitiden rufen häufig neben neurologischen Symptomen auch verschiedene psychiatrische Störungen im Sinne einer akuten oder chronischen organischen Psychose hervor. Im Folgenden werden zwei Formen als Spätfolge einer chronischen Entzündung vorgestellt.

Progressive Paralyse

Spätstadium einer Lues-Erkrankung mit Atrophie von Hirnrinde und Stammganglien.

(gr. paralyein = auf einer Seite lähmen, schwächen)
Ursache ist die chronische Enzephalitis als Spätstadium einer Lues-Erkrankung (☞ Neuro 6.6.2), die vor allem Hirnrinde und Stammganglien betrifft. Das Gehirn bildet sich in diesen Bereichen zurück, es *atrophiert*. Die progressive Paralyse tritt bei 5–10 % der Lues-Infizierten auf.

Klinik

Parallel zu neurologischen Symptomen auch Störungen von Antrieb, Affektivität und Hirnleistung bis hin zur Demenz.

Neurologische Symptome sind unruhige Mimik, Sprechstörungen, Pupillenstörungen, Lähmungen und Ataxie. Weiterhin können psychiatrische Symptome wie Antriebslosigkeit, Auffassungsschwäche, Konzentrationsstörungen, Affektlabilität u.U. manische oder depressive Symptome, Gedächtnisstörungen und im Endstadium eine Demenz auftreten.

® Diagnostik und Therapie

Diagnose mit dem TPHA-Test und einer Liquoruntersuchung.

- Neurologische Untersuchung
- Labor:
  - **TPHA-Test** (Treponema-pallidum-Hämagglutination) als Suchtest, weitere Blutuntersuchungen zur Bestätigung der Diagnose
  - **Liquor-Untersuchung:** Entzündungszeichen, Erregernachweis
- CCT.

Therapie mit Penicillin.

Die Luesinfektion wird antibiotisch mit Penicillin behandelt.

AIDS

HIV kann Nervenzellen direkt befallen. Neurologische Störungen und Depression.

(engl. acquired immunodeficiency syndrome)
Das HI (human-immunodeficiency)-Virus kann das ZNS direkt befallen und eine Enzephalitis auslösen. Die AIDS-Enzephalitis (☞ Neuro 6.5.4) ist gekennzeichnet durch neurologische Ausfälle und depressive Symptome. Weiterhin kann ein hirnorganisches Psychosyndrom mit Störung von Gedächtnis, Konzentration und Antrieb sowie im Spätstadium eine Demenz auftreten.

® Diagnostik und Therapie

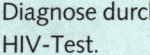

Diagnose durch HIV-Test.

- Neurologische und psychiatrische Untersuchung
- Labor-Untersuchung (HIV-Test, Blutbild)
- Liquor-Untersuchung.

Therapie mit Azidothymidin.

Die Therapie bechränkt sich auf die Behandlung von Symptomen. Verschiedene Medikamente können die Überlebenszeit von AIDS-Erkrankten verlängern: z.B. Azidothymidin (Retrovir®).

5   Endogene Psychosen

5

Psychische Erkrankung ohne organische oder psychogene Ursache:
- Schizophrenie
- Affektive Psychose.

Endogene Psychosen sind Erkrankungen, die – im Gegensatz zum Delir oder der Demenz (☞ 4) – nicht körperlich begründbar sind und auch keine psychogene Ursache haben wie Neurosen (☞ 6.2). Wichtige endogene Psychosen sind die Schizophrenie und die affektive Psychose. Wie die endogenen Psychosen entstehen, ist nicht endgültig geklärt. Möglicherweise wird die Veranlagung zu diesen Krankheiten vererbt.

5.1   Schizophrene Psychosen

Die Einheit der Persönlichkeit ist gestört.

Bei der Schizophrenie *(gr. schizein = spalten, trennen, phren = Verstand)* ist die Einheit der Persönlichkeit gestört. Die verschiedenen Schizophrenieformen unterscheiden sich stark in Erscheinungsbild und Verlauf. Erstmals wurde die Erkrankung 1896 als *Dementia praecox* (vorzeitige Demenz) beschrieben. Diese Bezeichnung ist heute überholt. Durch moderne Therapieformen (insbesondere die atypischen Neuroleptika ☞ 3.5.1) kann die Krankheit besser behandelt werden. Weltweit erkranken 1–2 % der Bevölkerung an einer Schizophrenie. Der Erkrankungsbeginn liegt in der Regel zwischen Pubertät und 30. Lebensjahr.

1–2 % der Bevölkerung erkranken.

Ursachen

- Erbliche Veranlagung: Keine direkte Vererbung, aber familiäre Häufung.
- Biochemische Ursachen: Dopamin Überschuss

Erbliche Veranlagung   Schizophrenie ist keine reine Erbkrankheit. Familienuntersuchungen haben aber ergeben, dass die Schizophrenie unter Verwandten gehäuft vorkommt. Bei eineiigen Zwillingen, die beide die gleiche Erbinformation tragen, erkranken beide Geschwister mit einer Wahrscheinlichkeit von 25–85 %. Bei zweieiigen Zwillingen erkranken beide nur mit einer Wahrscheinlichkeit von 10–15 %. Kinder von schizophrenen Eltern haben ebenfalls ein erhöhtes Erkrankungsrisiko. Das gilt auch für Kinder, die adoptiert wurden und bei gesunden Eltern aufwuchsen.

Biochemische Ursachen   Vermutlich gibt es bei der Schizophrenie einen Überschuss des Transmitters Dopamin im Gehirn.

- Ich-Schwäche durch gestörte Ich-Entwicklung

Ich-Schwäche Ein schwaches Ich (☞ 2.8) soll die Entwicklung einer Schizophrenie begünstigen. Ursache ist eine unzureichende Ich-Entwicklung in der frühen Kindheit.

- Familiendynamik: »Überbehütung« oder »Überemotionalität«.

Familiendynamik Eine weitere mögliche Ursache könnte in einer Kommunikationsstörung innerhalb der Familie liegen. So sollen »Überbehütung« und »Überemotionalität« (high expressed emotions) die Ausbildung einer Schizophrenie fördern. Gleiches gilt für eine double-bind-Situation, bei der ein Kind widersprüchliche Kommunikationssignale empfängt. Beispiel: Mutter empfängt ein Kind mit offenen Armen. Wenn das Kind zu ihr kommt, macht sie aber einen abwehrenden Gesichtsausdruck.

Die verschiedenen Faktoren zusammen ergeben die Verletzlichkeit (Vulnerabilität) für die Entstehung einer Schizophrenie. Zusätzliche Reize führen zum Ausbruch der Erkrankung.

❶ Die Schizophrenie entsteht aus dem Zusammenspiel von oben genannten biologischen, psychogenen und verschiedenen anderen Faktoren. In dem **Vulnerabilitäts-Stress-Modell** werden die Ursachen der Erkrankung und Auslöser einer akuten Krankheitsepisode zusammengefasst. Diesem Modell liegt die Annahme zu Grunde, dass sich die unterschiedlichen Entstehungsursachen quasi addieren: Wird bei einem Menschen, der die Veranlagung für eine Schizophrenie in sich trägt, die Verletzlichkeitsschwelle (= Vulnerabilität) durch **auslösende Faktoren** (z.B. stark belastende Lebenssituation oder Drogenkonsum=Stress) überschritten, tritt die Erkrankung auf.

5.1.1 ▬ Klinik und Diagnostik schizophrener Psychosen

🌿**Klinik**

Häufig schleichender Beginn.
Eine Schizophrenie kann vielfältige Symptome zeigen:
- Formale Denkstörungen
- Inhaltliche Denkstörungen
- Kognitive Störungen
- Affektivitätsstörungen
- Ich-Störungen
- Halluzinationen
- Katatone Symptome.

Die Krankheit beginnt häufig schleichend. Zunächst fällt ein ungewöhnliches und unverständliches Verhalten auf. Der Patient ist in einer eigenen inneren Welt gefangen.
Es werden verschiedene Symptome beobachtet:
- **Formale Denkstörungen** mit Zerfahrenheit, Gedankenabreißen, Wortneubildungen und Begriffsverschiebung
- **Inhaltliche Denkstörungen:** Wahn
- **Kognitive Störungen**: Einschränkung von Auffassung, Merkfähigkeit und Gedächtnis
- **Affektivitätsstörung**en mit Gefühlsverarmung, Ambivalenz, inadäquater Affektivität, Kontaktarmut und Steifheit
- **Ich-Störungen** mit Gedankenentzug, Gedankenausbreitung, Willensbeeinflussung, Autismus
- **Halluzinationen,** meist akustisch: Der Patient hört jemanden über sich sprechen (kommentierende Stimme) oder erhält Aufforderungen und Befehle (imperative Stimme)
- **Katatone Symptome** (*gr. kata = herab, ton = Spannung*): Störungen von Motorik und Antrieb wie Mutismus, Stupor, Echopraxie und Echolalie (☞ 2.7).

Positiv- und Negativ-Symptome.

Die Krankheitszeichen werden auch in Positiv -und Negativ-Symptome eingeteilt. Zu den **Positiv**-Symptomen zählen Wahn und Halluzinationen, zu den **Negativ**-Symptomen kognitive Störungen, Antriebsminderung, Gefühlsverarmung und Gedankenabreißen.

Diagnostik

Einzelne Symptome einer Schizophrenie treten auch bei anderen Erkrankungen auf.

Die Diagnose Schizophrenie wird aus dem Gesamteindruck von Einzelsymptomen heraus gestellt. Andere psychische Erkrankungen wie Neurosen oder organische Psychosen, die mitunter ähnliche Symptome zeigen, müssen ausgeschlossen werden.

Um die Diagnose einer Schizophrenie zu erleichtern, haben die Psychiater EUGEN BLEULER und KURT SCHNEIDER jeweils typische Symptome zusammengestellt.

Es gibt 2 Symptom-Sammlungen, die die Diagnose einer Schizophrenie erleichtern:

- BLEUER unterscheidet Grundsymptome und akzessorische Symptome

❷   BLEULER unterscheidet zwischen Grundsymptomen und akzessorischen Symptomen. Zu den Grundsymptomen zählt er formale Denkstörungen (v.a. Zerfahrenheit), Affektivitätsstörungen (Verflachung, Parathymie), Ambivalenz und Ich-Störungen, Autismus. Akzessorische Symptome, welche die Diagnose Schizophrenie nicht allein beweisen, sind Wahn, Halluzinationen und katatone Symptome.

- SCHNEIDER stellt Symptome 1. und 2. Ranges zusammen.

❸   SCHNEIDER fasst typische Symptome in einer Tabelle zusammen. Um eine Schizophrenie handelt es sich demzufolge mit großer Wahrscheinlichkeit dann, wenn Symptome 1. Ranges vorliegen. Auch wenn Symptome 1. Ranges fehlen, dafür aber viele Symptome 2. Ranges beobachtet werden, kann die Diagnose Schizophrenie gestellt werden.

Symptome einer Schizophrenie nach KURT SCHNEIDER

Abnorme Erlebnisweisen	Symptome 1. Ranges	Symptome 2. Ranges
Akustische Halluzinationen	Dialogische, kommentierende und imperative Stimmen, Gedankenlautwerden	sonstige akustische Halluzinationen
Leibhalluzinationen	leibliche Beeinflussungserlebnisse	
Halluzinationen auf anderen Sinnesgebieten		optische, olfaktorische und gustatorische Halluzinationen
Schizophrene Ich-Störungen	Gedankeneingebung, Gedankenentzug, Gedankenausbreitung, Willensbeeinflussung	
Wahn	Wahnwahrnehmung	Einfache Eigenbeziehung, Wahneinfall

optisch: den Sehsinn betreffend; *olfaktorisch:* den Geruchssinn betreffend; *gustatorisch:* den Geschmack betreffend

5.1.2 Syndrome der Schizophrenie

Bei der Schizophrenie treten nicht unbedingt alle typischen Symptome gleichzeitig auf. Bestimmte Symptome kommen aber häufig gemeinsam vor, sodass von Syndromen gesprochen wird. Somit lassen sich verschiedene Formen dieser Erkrankung unterscheiden.

Hebephrene Form

Früher Beginn, läppische Gestimmtheit, Beziehungslosigkeit.

❹ (gr. hebe = Jugend, phren = Geist, Verstand)
Diese beginnt im frühen Erwachsenenalter. Typische Symptome sind *Störungen von Gefühlsleben* (läppische Gestimmtheit), *Denken* (Zerfahrenheit, Wahn) und *Kontakt* (Rückzug, Beziehungslosigkeit). Erkrankte fallen als Einzelgänger auf. Residualsymptome (☞ 5.1.4) können auftreten.

Paranoid-halluzinatorische Form

Später Beginn, Wahn und Halluzinationen.

Der Erkrankungsbeginn liegt meistens vor dem 40. Lebensjahr. Im Vordergrund stehen *Wahn* und *Halluzinationen*. Die Persönlichkeit ändert sich durch die Krankheit in der Regel nicht.

Fallbeispiel Ein 24-jähriger Mann wird von seinem älteren Bruder in die Klinik gebracht. Er wirkt wie in Trance. Über seine Beschwerden kann er nur auf Nachfrage stockend berichten: Er habe seit einigen Tagen starke Angst. Sein Bruder ergänzt, dass sich der Patient in den letzten Wochen stark verändert hat. Ein vernünftiges Gespräch war nicht mehr möglich. Der Patient redete zeitweise schwer verständliche und zusammenhangslose Dinge. Er fühlte sich offensichtlich verfolgt, war sicher, dass er ermordet werden solle und kündigte daher an, sich lieber selbst das Leben zu nehmen. In den letzten Tagen konnte er sich nicht mehr selbst versorgen. Durchgehend mussten Familienangehörige bei ihm sein, ihm das Essen bereiten, ihn ans Waschen erinnern. Zum Schluss wollte er im Bett seiner Eltern schlafen. Der Patient wurde medikamentös mit Neuroleptika und Benzodiazepinen behandelt. Nach wenigen Tagen war er weniger ängstlich und konnte jetzt selber über sein Befinden Auskunft geben. Verantwortlich für seine Probleme sei seine Freundin. Sie habe ihm heimlich Drogen gegeben, ihn beeinflusst und Menschen beauftragt, ihn umzubringen.

Katatone Form

Bewegungsstereotypien, Angst, Anspannung, Wahn, Halluzinationen.

(gr. *kata* = *herab, ton-* = *Spannung*)
Typisches Symptom ist das plötzliche Auftreten eines Erregungszustandes oder eines Stupors (☞ 2.7). Der *stuporöse* Patient liegt

ängstlich und angespannt im Bett und steht wahrscheinlich unter dem Eindruck von *Wahn* und *Halluzinationen*. Es treten weitere katatone Symptome auf wie *stereotype Bewegungen, Manierismus* und *Katalepsie*. Bei der *fieberhaften Katatonie* treten zusätzlich zum Stupor auch Fieber, Kreislaufstörung und Exsikkose auf. Diese Erkrankung kann lebensbedrohlich sein.

Schizophrenia simplex

Langsamer Verlust von Vitalität und Antrieb.

Diese Form beginnt langsam. Paranoid-halluzinatorische und katatone Symptome fehlen. Es tritt überwiegend ein Verlust von Antrieb, Aktivität und Vitalität auf. Die Erkrankten werden autistisch.

5.1.3 Therapie schizophrener Psychosen

Ⓡ Medikamentöse Therapie

Medikamentös mit Neuroleptika und Benzodiazepinen.

- **Hochpotente** und **atypische Neuroleptika** (z.B. Haldol®, Glianimon®, Risperdal®, ZYPREXA, Solian®) wirken auf Wahn, Halluzinationen und Denkstörungen. Die atypischen Neuroleptika haben zudem eine günstige Wirkung auf Negativ-Symptome
- **Niedrigpotente Neuroleptika** (z.B. Atosil®, Truxal®, Neurocil®) sedieren bei starker (innerer) Erregung
- **Benzodiazepine** (z.B. Laubeel®, Tavor®, Uskan®) werden vorübergehend bei Angst und Unruhe gegeben.

Häufig werden gleichzeitig Medikamente aus diesen drei Gruppen kombiniert eingesetzt.

Eine Therapie mit Neuroleptika ist häufig auch längere Zeit im Anschluss an eine akute Phase der Schizophrenie notwendig, um ein Rezidiv der Erkrankung zu verhindern. Medikament und Dosis sollen dabei so gewählt werden, dass der Patient nicht durch Nebenwirkungen eingeschränkt wird. Einige Patienten ziehen eine Depot-Spritze (z.B. Fluanxol Depot®, Haldol Decanoat®, Ciatyl-Z® Depot), die vierzehntägig bis monatlich verabreicht wird, einer täglichen oralen Medikamenteneinnahme vor.

Ⓡ Psychotherapie

Psychotherapie zur Bewältigung der Krankheit und Vermeidung von psychoseauslösenden Lebenssituationen.

- **Psychotherapeutische Gespräche** helfen bei der Bewältigung der Krankheit und sollen das Ich stärken
- Mit Hilfe der **Verhaltenstherapie** und **Familientherapie** können die psychoseauslösenden Faktoren (z.B. familiäre Konflikte) entschärft werden
- Das **Integrierte Psychologische Therapieprogramm** (IPT) und andere kognitive Therapien trainieren kognitive Fähigkeiten und soziale Kompetenz
- In **Selbsthilfegruppen** tauschen sich Betroffene über Probleme aus.

Weitere Therapiemaßnahmen

Beschäftigungstherapie, Sport, Entspannungsübungen.
Eine **Elektrokrampfbehandlung** wird selten und nur bei sehr schweren (lebensbedrohlichen) Verläufen einer katatonen Schizophrenie eingesetzt.

 Pflege

- Wahninhalte nicht ausreden
- Tagesablauf strukturieren
- Zugang zur Realität schaffen.

Es sollte nicht versucht werden, dem Patienten seine Wahninhalte auszureden; jedoch muss ihm erklärt werden, dass seine geschilderten Ereignisse nur für ihn existieren. Wichtig ist, den Patienten durch einen strukturierten Tagesablauf und praktische Aufgaben (Sport, Beschäftigungstherapie) von seiner inneren Welt abzulenken und ihm den Zugang in die Realität zu erleichtern.

Vorbeugung und Rehabilitation

Im Psychose-Seminar werden Auslöser, Frühsymptome und Umgang mit der Krankheit erlernt.

In einem »Psychose-Seminar« und in psychoedukativen Gruppen lernen die Betroffenen ihre Erkrankung kennen. Sie finden selber belastende Situationen heraus, die dem Ausbruch der Krankheit vorausgingen. Außerdem werden sie sensibilisiert für Frühsymptome. Regelmäßige Medikamenteneinnahme, Vermeidung von Belastungen und rechtzeitige psychiatrische Behandlung bei Frühsymptomen können einen Rückfall verhindern.
Die weitere Betreuung nach Entlassung aus stationärer Therapie erfolgt zum Teil in Tageskliniken, therapeutischen Wohngemeinschaften, betreutem Wohnen oder Begegnungsstätten.

5.1.4 Verlauf und Prognose

Je ein Drittel:
- Ausheilung
- Schubweiser Verlauf
- Fortschreitender Verlauf.

❺ In Langzeitstudien wurde der Krankheitsverlauf von Patienten mit Schizophrenie mit folgenden Ergebnissen untersucht:
- Bei einem Drittel heilt die Erkrankung folgenlos aus. Es tritt nur eine einzige Krankheitsepisode auf, die dann häufig diagnostisch noch nicht als Schizophrenie, sondern als »paranoide Psychose« eingestuft wird
- Bei einem Drittel treten Rückfälle mit leichter Residualsymptomatik auf (schubweiser Verlauf)
- Bei einem Drittel werden schwerere Dauerdefekte beobachtet (chronisch-progredienter/fortschreitender Verlauf).

Ein Residualzustand kann sich im Krankheitsverlauf entwickeln.

❻ Nach dem Ende des akuten Schubes und bei chronischem Krankheitsverlauf kann sich ein sog. **Residualzustand** (Restzustand) mit Änderung der Persönlichkeit entwickeln. Symptome des Residualzustandes sind vor allem Negativ-Symptome wie:
- Antriebsarmut
- Formale Denkstörungen
- Konzentrationsstörungen
- Autismus (Rückzug in die eigene Gedankenwelt)
- Verlust von Selbstvertrauen.

❼ Eine günstige **Prognose** wird beobachtet bei einem akuten Krankheitsbeginn, Nachweis von Auslösefaktoren, guter sozialer Integration und abgeschlossener Berufsausbildung. Wichtig ist, dass die Patienten ihre individuellen Auslösefaktoren kennen und versuchen, diesen aus dem Weg zu gehen.

? **Übungsfragen**

❶ Welche Ursachen hat die Schizophrenie?

❷ Nennen Sie die Grundsymptome der Schizophrenie nach BLEULER!

❸ Was bedeutet das Vorliegen von Symptomen 2. Ranges?

❹ Wie zeigt sich eine Hebephrenie?

❺ Wie verläuft eine Schizophrenie?

❻ Was ist ein Residualzustand?

❼ Wodurch kann der Verlauf der Schizophrenie günstig beeinflusst werden?

5.2 Affektive Psychosen

Phasenweise Erkrankung von Affektivität und Stimmung.

Unterschieden werden:
- Manie und
- Depression.

Der Verlauf ist
- monopolar oder
- bipolar
- monophasisch oder
- polyphasisch (wiederholte Krankheitsphasen).

Häufig sind monopolar-polyphasische Depressionen.

❶ Affektive Psychosen sind Erkrankungen von Stimmungs- und Antriebslage, die phasenweise auftreten. Stimmung und Antrieb können dabei auffällig stark gehoben (Manie) oder gedrückt (Depression, Melancholie) sein. Weitere Bezeichnungen für affektive Psychosen sind *manisch-depressive Erkrankung* und *Zyklothymie (gr. zyclo = Kreis, Ring, Zeit, thymos = Gemüt)*.

Der Verlauf affektiver Psychosen ist vielgestaltig. Einige Menschen erkranken **monopolar**, entweder manisch oder depressiv, andere **bipolar**, das heißt mit depressiven und manischen Phasen im Wechsel. Die Krankheit kann im Laufe eines Lebens einmalig, also **monophasisch**, oder wiederholt, **polyphasisch**, auftreten. Am häufigsten kommen monopolar-polyphasische Depressionen vor. Am seltensten sind monopolare Manien. Die Phasen dauern zwischen vier und zwölf Monaten an. Eine Therapie beeinflusst häufig nur die Intensität der Symptome und weniger die Länge der Krankheitsphasen. In der Zeit zwischen den Phasen sind keine Krankheitssymptome vorhanden. Persönlichkeitsveränderung oder Residualsymptome treten nicht auf.

Das Risiko, an einer affektiven Psychose zu erkranken, liegt bei etwas weniger als 1%. Frauen erkranken häufiger als Männer. Affektive Psychosen beginnen häufig im 3. oder 4. Lebensjahrzehnt.

Ursachen

Multifaktorielle
Entstehung:

Auch für die affektiven Psychosen konnte bislang keine allein gültige Ursache gefunden werden. Die Entstehung ist vermutlich multifaktoriell bedingt. Zu möglichen Ursachen gibt es verschiedene Theorien:

- Erbliche Veranlagung: Familiäre Häufung

Erbliche Veranlagung In Familien von Patienten mit einer affektiven Psychose tritt die Erkrankung gehäuft auf. Wenn bei einem eineiigen Zwilling eine derartige Psychose auftritt, ist die Wahrscheinlichkeit für den Zwillingspartner, ebenfalls zu erkranken, größer als bei zweieiigen Zwillingen.

- Biochemische Ursachen: Mangel oder Überschuss von Transmittern

Biochemische Ursachen Bei depressiven Patienten gibt es im Gehirn einen Mangel der Transmitter Serotonin und Noradrenalin, bei der Manie einen Überschuss an Noradrenalin. Vermutlich ist das Gleichgewicht verschiedener Transmitter-Systeme gestört.

- Chronobiologische Ursachen: Störung des Tagesrhythmus.

Chronobiologische Ursachen Möglicherweise ist der innere (Tages-)Rhythmus bei affektiven Psychosen gestört.

Als **auslösende Faktoren** einer affektiven Psychose werden *körperliche Erkrankungen* (Grippe, Operationen, Schwangerschaft, Geburt u.a.) und *psychische Belastungen* wie Trennungserlebnisse, Vereinsamung, schwere Kränkungen vermutet.

5.2.1 Manie

Klinik

❷ Leitsymptom der Manie sind gehobene Stimmung und Aktivität sowie beschleunigtes Denken.
Folgende Symptome treten auf:

Symptome sind
- gehobene Stimmung
- gesteigerte Aktivität
- Ideenflucht
- Größenwahn.

- **Affektivitätsstörungen**: Hochgefühl, Selbstüberschätzung, Distanzlosigkeit, Gereiztheit
- **Antriebsstörungen**: Tatendrang, Enthemmung, Umsetzung der Größenideen in Taten (häufig verbunden mit dem hemmungslosen Kauf von Dingen) und Erregung
- **Schlafstörungen**
- **Denkstörungen**: Die typischen Denkstörungen sind Ideenflucht (formal) und Größenwahn (inhaltlich).

Patienten mit einer manischen Psychose fühlen sich in der Regel nicht krank.

Fallbeispiel Ein 45-jähriger Mann kommt in Begleitung seiner Ehefrau zur Aufnahme. Er fühlt sich nicht krank und bleibt nur auf Drängen seiner Ehefrau in der Klinik. Von Beruf ist er Finanzbeamter. Seit einigen Tagen war er nicht mehr bei seiner Arbeit. Er hatte eine Geschäftsidee, von der er sich innerhalb weniger Wochen großen Reichtum verspricht. Um diese Idee umzusetzen, hat er in den letzten Tagen große Summen Geld ausgegeben. Unter anderem bestellte er ein teures Auto und mietete Büroräume an. Im Gespräch berichtet der Patient atemlos von seinen Plänen. Dabei kann er kaum ruhig sitzen bleiben. Seine Stimmung ist sehr gut. Er verspürt einen nie gekannten Tatendrang und hat seit Tagen nicht mehr geschlafen.

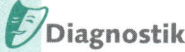

Diagnostik

Die Diagnose Manie wird auf Grund der typischen Symptome gestellt. Allerdings können die Symptome der Manie auch in weniger starker Form im Rahmen einer schizophrenen Psychose (☞ 5.1) und bei organischen Psychosen (☞ 4) auftreten.

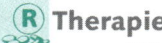

Ⓡ Therapie

Häufig ist eine Krankenhauseinweisung nötig, damit sich der Patient nicht durch unbesonnenes Verhalten schädigt.

Medikamentöse
Therapie mit:
- Neuroleptika
- Lithiumsalzen
- Carbamazepin.

Medikamentöse Therapie
- **Neuroleptika** (z.B. Glianimon®, Neurocil®) dämpfen in der akuten Krankheitsphase die Erregung. Dies wird von manisch Erkrankten häufig als unangenehm empfunden
- **Lithium-Salze** (z.B. Hypnorex®) und **Carbamazepin** (z.B. Timonil®, Tegretal®) wirken in der akuten Phase antimanisch, werden aber in der Regel (bei mehrphasigen Psychosen) zur Phasenprophylaxe eingesetzt.

Psychotherapie Eine Psychotherapie ist in der akuten Phase kaum möglich. Nach Abklingen der Manie können Auslösefaktoren erarbeitet werden.

Pflege

- Ruhe bewahren
- Nicht mitreißen oder provozieren lassen
- Reiz-Abschirmung.

- Im Umgang mit dem Patienten Ruhe bewahren und dem Patienten klare Anweisungen geben, damit er Struktur erfährt
- Von Redseligkeit und Witzeleien nicht mitreißen, und sich nicht durch Aggressivität provozieren lassen
- Patienten von Außenreizen wie laute Musik, Fernsehen abschirmen
- Den Aktivitätsüberschuss in sinnvolle Beschäftigungen umlenken.

5

5.2.2 ▬ Endogene Depression

Klinik

Depression ohne konkrete Ursache. Symptome sind:

- Herabgesetzte Stimmung
- Morgentief
- Antriebsstörung
- Körperliche Störungen
- Denkhemmung
- Wahn und Zwangsgedanken
- Suizidalität.

Leitsymptom der endogenen Depression ist die **depressive Verstimmung,** die häufig ohne direkten Zusammenhang mit schwerwiegenden äußeren Ereignissen entsteht. Zusätzlich treten auf:

- **Affektivitätsstörungen:** Innere Leere, Gefühl der Gefühllosigkeit, Verzweiflung, Schuldgefühle, Selbstaggressivität, **Tagesschwankung** (mit Morgentief und leichter Stimmungsbesserung im Lauf des Tages)
- **Antriebsstörungen:** Antriebshemmung oder auch -steigerung, Gleichgültigkeit
- **Vitalstörungen:** (Durch-)Schlafstörungen, Appetitverlust, Gewichtsverlust, Obstipation, Druck- und Engegefühl in Kopf, Hals und Brust, Libidoverlust
- **Denkstörungen:** Als Form der formalen Denkstörungen tritt die Denkhemmung auf, inhaltliche Denkstörungen sind Wahn (Schuldwahn, Verarmungswahn u.a.) sowie Zwangsgedanken (Grübelzwang)
- **Pseudodemenz** (☞ 4.2.2): Vergesslichkeit und Konzentrationsstörungen als Folge der Depression
- **Suizidalität** (Selbstmordgedanken)
- **(Hypo)manische Nachschwankung:** Leichte Symptome der Manie nach Abklingen der depressiven Phase.

Fallbeispiel Eine 28-jährige Krankenschwester kommt nach ihrem Nachtdienst in die Klinik. Sie ist in Tränen aufgelöst und berichtet stockend mit leiser Stimme, dass sie auf dem Rückweg von der Arbeit den Impuls verspürt hatte, gegen einen Brückenpfeiler zu fahren.

Seit einigen Wochen sei ihre Stimmung so schlecht wie noch nie. Sie könne sich nicht mehr konzentrieren und fühle sich schwach und antriebsarm. Mit ihrer Arbeit und mit dem Haushalt einschließlich der Versorgung ihrer zwei Kinder sei sie überfordert. Deshalb habe sie starke Schuldgefühle. Sie müsse viel grübeln. Seit einer Woche habe sie nicht mehr schlafen können. Außerdem plage sie eine starke innere Unruhe und Angst. Die Beschwerden waren plötzlich innerhalb weniger Tage aufgetreten. Sie nennt verschiedene Probleme, die allerdings nicht in direktem Zusammenhang mit dem Beginn der Depression stehen. Ihr Vater war ebenfalls an einer Depression erkrankt und hat Selbstmord begangen. Vor einigen Monaten habe sie sich eine Zeit lang außergewöhnlich gut gefühlt. Damals habe sie viele (zum Teil auch überflüssige) Dinge eingekauft und sich verschuldet.

Diagnostik

Differenzialdiagnose
der Depression:
- Neurose
- Reaktion
- Schizophrenie
- Organische Psychose
- Medikamenten-
  nebenwirkung.

❸ Für die Diagnose einer endogenen Depression ist das Gesamtbild aus Symptomen und bisherigem Krankheitsverlauf entscheidend. Typisch sind das Auftreten der schweren Depression ohne entsprechenden Auslöser, Tagesschwankungen der Symptome und frühere manische oder depressive Phasen.

Depressive Symptome kommen auch vor bei:
- Depressiver Neurose (☞ 6.2.2). Im Unterschied zur endogenen Depression treten Stimmungstief am Abend, Einschlafstörungen und Konflikte im Umfeld auf. Phasenhafter Verlauf und Wahn sind dagegen seltene Symptome. Eine depressive Neurose wird ausgelöst durch Reaktivierung eines neurotischen Konfliktes
- Reaktiver Depression, im Rahmen von belastenden Lebensereignissen oder schweren körperlichen Erkrankungen
- Schizophrenie
- Organischer Psychose (exogene Depression)
- Nebenwirkung von Arzneimitteln (u.U. auch von Neuroleptika).

Im Diagnoseschlüssel ICD 10 (☞ 1.3) wird zwischen leichter, mittlerer und schwerer Form einer depressiven Episode unterschieden. Patienten mit einer endogenen Depression zeigen in der Regel die Symptome einer schweren depressiven Episode.

℞ Therapie

Stationäre Behandlung wegen Suizidalität.

❹ Wegen der Selbstmordgefahr ist häufig eine stationäre Behandlung erforderlich – mitunter auch gegen den Willen des Erkrankten (☞ 10).

Medikamentöse Therapie

Medikamentöse
Therapie mit
- Antidepressiva
- Neuroleptika
- Benzodiazepinen
- Lithiumsalzen
- Carbamazepin.

- **Antidepressiva** (z.B. Saroten®, Aponal®) können die Stimmung anheben. Die Wirkung setzt jedoch erst nach einigen Tagen ein. Antidepressiva beeinflussen auch den Antrieb und werden entsprechend eingesetzt. Bei agitierten Depressionen werden antriebshemmende Antidepressiva verabreicht, bei gehemmten Depressionen antriebssteigernde
- Mit **Neuroleptika** (z.B. Haldol®, Glianimon®) wird die Wahnsymptomatik behandelt. Einige Neuroleptika haben auch eine antidepressive Wirkung (z.B. Dogmatil®)
- **Benzodiazepine** (z.B. Dalmadorm®, Oxazepam, Valium®) werden zusätzlich bei starker Unruhe, Schlafstörungen und Angst gegeben
- **Lithiumsalze** (z.B. Hypnorex®) und **Carbamazepin** (z.B. Timonil® und Tegretal®) ermöglichen eine Prophylaxe und können bei therapieresistenten Depressionen die Wirkung der Antidepressiva verstärken.

Psychotherapeutische Begleitung durch die depressive Phase.

Psychotherapie   Zuwendung, Verständnis für die Krankheit zeigen und betonen, dass die depressive Phase mit Sicherheit abklingen wird. Besserungszeichen (z.B. erste eigene Aktivitäten) sollten dem Patienten bewusst aufgezeigt und rückgemeldet werden, da er diese selber nur schwer erkennt und annehmen kann. Die kognitive Therapie verändert Umgang und Einstellung des Patienten gegenüber seiner Erkrankung.

Andere Therapieformen

- **Schlafentzug:** Milderung der Beschwerden, nachdem der Patient eine ganze Nacht oder die zweite Nachthälfte nicht geschlafen hat
- **Elektrokrampftherapie:** bei sehr starken Depressionen mit Selbstmordgefahr.

Pflege

- Patienten ernst nehmen
- Auf Suizidalität achten
- Im weiteren Verlauf aktivierende Pflege.

Zu Beginn der Behandlung benötigt der Patient Rückzugsmöglichkeiten und das Gefühl, aufgehoben zu sein. Seine Stimmung muss ernst genommen werden und nicht mit Worten wie »das ist doch alles gar nicht so schlimm, das wird schon wieder« heruntergespielt weden. Bei Gabe von antriebssteigernden Antidepressiva besteht ein erhöhtes Suizidrisiko, da die antriebssteigernde häufig vor der antidepressiven Wirkung einsetzt. Damit können die Patienten ihre Selbstmordgedanken leichter in die Tat umsetzen.

Im weiteren Verlauf steht eine aktivierende Pflege im Vordergrund, bei der der Patient nicht überfordert werden darf, da er sonst schnell das Gefühl bekommt zu versagen.

? Übungsfragen

❶ Wodurch sind affektive Psychosen gekennzeichnet, welchen Verlauf zeigen sie und wie ist ihre Prognose?

❷ Welche Denkstörungen treten bei einer Manie auf?

❸ Wodurch unterscheidet sich eine endogene Depression von anderen Depressionen?

❹ Was muss bei der Behandlung einer Depression beachtet werden?

5.3　Schizoaffektive Psychosen

Mischpsychosen mit Symptomen von Schizophrenie und affektiver Psychose.

❶ In dieser Krankheitsgruppe werden »Mischpsychosen« zusammengefasst, bei denen gleichzeitig Symptome sowohl der Schizophrenie als auch der Manie oder Depression beobachtet werden. Schizoaffektive Psychosen verlaufen ähnlich wie die affektiven Psychosen meistens in Phasen, heilen aus und hinterlassen keine Restsymptomatik.

Ⓡ Therapie

Die Therapie entspricht den medikamentösen und psychotherapeutischen Maßnahmen zur Behandlung von Schizophrenie, Manie und Depression: **Neuroleptika** bei schizomanischen und schizodepressiven Phasen, **Antidepressiva** bei schizodepressiven Phasen, **Lithiumsalze** oder **Carbamazepin** zur Phasenprophylaxe sowie **psychotherapeutische** Unterstützung.

? Übungsfrage

❶ Was sind schizoaffektive Psychosen?

5.4　Wahnentwicklung, Paranoide Syndrome

Wahn ohne weitere Symptome einer endogenen Psychose.

❶ Bei einer Wahnentwicklung baut ein Mensch mit einer entsprechend prädisponierten Persönlichkeit ein Wahnsystem auf. Paranoide *(wahnhafte)* Syndrome zählen streng genommen nicht zu den endogenen Psychosen. Ein Wahn ist ein unspezifisches Symptom, welches im Rahmen einer endogenen Psychose auftreten kann, aber auch als Hauptsymptom innerhalb einer eigenständigen Krankheitsgruppe auftritt, den paranoiden Syndromen. Weitere Symptome endogener Psychosen fehlen bei diesen Patienten.

5.4.1　Paranoia

Ensteht aus dem Zusammenspiel von Charakter, Erlebnis und sozialem Milieu.

Unter Paranoia wird auch der sog. sensitive Beziehungswahn verstanden.
Diese Wahnform entwickelt sich im 4. Lebensjahrzehnt aus dem Zusammenspiel von drei Faktoren:

- **Charakter** des Erkrankten: sensible (sensitive), selbstunsichere Persönlichkeit
- **Erlebnis:** persönliche Niederlage, Enttäuschung, Versagen
- **Soziales Mileu,** das dieses Erlebnis nicht tolerieren kann.

5

Klinik

Ein sensitiver Mensch entwickelt einen Beziehungswahn.

Dem Patienten ist bewusst, dass er sich in einem Konflikt befindet, der sich aber nicht lösen lässt. Die Patienten beziehen schuldhaft alles, was um sie herum passiert, auf sich (Beziehungswahn). Es entwickelt sich in dieser Situation ein Schuld- Beeinträchtigungs- und sogar Verfolgungswahn. Im Extremfall kann sich dieses Erleben in aggressiven Handlungen oder Selbstmord entladen.

® Diagnostik und Therapie

In der Diagnosestellung ist eine Abgrenzung zur Schizophrenie (weitere typische Symptome fehlen) und Neurose wichtig.

- **Psychotherapie** behandelt die Ursachen der Wahnentstehung
- **Soziotherapie** verbessert die Umweltbedingungen
- **Neuroleptika** beeinflussen den Wahn wenig, tragen aber zur Stabilisierung des Patienten bei.

5.4.2 Querulantenwahn

Ein rechthaberischer Mensch kämpft gegen vermeintliche Ungerechtigkeiten.

Diese Wahnform entwickelt sich durch entsprechende *Charakterzüge* (selbstbewusst wirkender, rechthaberischer Mensch, der leicht verletzbar ist) und *Erlebnisse* (tatsächliche oder vermeintliche Ungerechtigkeit).

Klinik

Leitsymptom ist die Überzeugung des Patienten, immer wieder Kränkungen zu erleiden oder Opfer von Rechtsverletzungen zu sein. In der Folge richtet der Erkrankte Beschuldigungen zunächst gegen Menschen, die (angeblich) für Ungerechtigkeiten verantwortlich sind. Er weitet seinen Aktionsraum immer mehr aus und kämpft schließlich gegen die ganze Gesellschaft.

5.4.3 Wahnentwicklung bei Schwerhörigen

Einsame Menschen oder Schwerhörige empfinden die Umwelt als bedrohlich.

Bei Schwerhörigen kann sich ein Wahn im Sinne einer **Kontaktmangelparanoia** entwickeln. Ein typischer Charakter, häufig misstrauische Menschen, und ein Erlebnis, wie Einsamkeit im Alter oder Schwerhörigkeit, lassen einen *Beeinträchtigungswahn* entstehen. Da Kommunikation und Kontakt zur Umwelt eingeschränkt sind, wird diese als bedrohlich empfunden. Es kann sogar zu einem *Verfolgungswahn* kommen.

? Übungsfrage

❶ Wodurch unterscheiden sich paranoide Syndrome von endogenen Psychosen?

6 Erlebnisreaktive psychische Erkrankungen

Psychische Störung auf Grund eines persönlichen Erlebnisses.

Zu diesen Erkrankungen zählen psychische Störungen, deren Auftreten im Zusammenhang mit persönlichen Erlebnissen steht. Diese Ereignisse können sehr lange zurückliegen – bei *Neurosen* z.B. in der frühen Kindheit – oder können sich auch kurz vor der Erkrankung ereignet haben, wie dies bei den *Reaktionen* der Fall ist. In jedem Fall ist die Verarbeitung schwerwiegender Erlebnisse gestört. Etwa 1/5–1/4 der Bevölkerung leidet an einer solchen psychogenen Störung.

6.1 Reaktionen

Kurzdauernde »fehlerhafte« Verarbeitung eines seelischen Traumas.

❶ Reaktionen treten im Anschluss an ein seelisches Trauma auf. Hierzu zählen Schicksalsschläge oder oder persönlich bewegende Ereignisse (Tod eines nahe stehenden Menschen, Verlust des Arbeitsplatzes, Zeuge oder Opfer von Unfällen, Krieg und Folter o.Ä.). Die Verarbeitung dieser Ereignisse ist nicht »normal«, sondern durch außergewöhnlich intensive und langandauernde Gefühle gekennzeichnet.

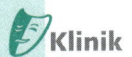 **Klinik**

Die einzelnen Symptome orientieren sich an dem vorausgehenden, auslösenden Ereignis und können direkt im Anschluss an das Ereignis oder mit einer Zeitverzögerung auftreten. Die einzelnen Formen von Reaktionen werden nachfolgend vorgestellt.

Ⓡ **Therapie**

Die Therapie richtet sich nach den Symptomen, wobei verschiedene psychotherapeutische Techniken eingesetzt werden:
- Krisenintervention
- Ärztliches Gespräch
- Konfliktzentrierte Psychotherapie
- Stützende Gespräche.

6

Abnorme Trauerreaktion

Verlusterlebnisse führen zu Gereiztheit an Stelle von Trauer.

Diese Störung tritt auf nach dem Verlust eines nahe stehenden Menschen oder des Lebensumfeldes (z.B. bei Flüchtlingen), wenn die normale Trauerarbeit nicht geleistet werden kann. Statt Trauer treten Affektstarre und Gereiztheit auf. Die Patienten klagen meist über Schlafstörungen und zeigen oft weitere psychosomatische Symptome wie Appetitlosigkeit oder Herzklopfen.

Depressive Reaktion

Ungewöhnlich schwere oder lange Traurigkeit mit Suizidalität.

Eine depressive Reaktion folgt auf Erlebnisse wie Verlust, Trennung oder Konflikt. Die Symptome dieser Störung sind depressive Verstimmungen und Schlafstörungen. Weiterhin besteht die Möglichkeit von Suizidgefährdungen und -handlungen.

Situative Konfliktreaktion und Belastungsreaktion

Belastungen führen zu Schlafstörung und Unruhe.

Diese Störung zeigt sich bei Belastungen wie Examen, Arbeitsplatz- oder Ortswechsel und ist gekennzeichnet durch Symptome wie Schlafstörung und Unruhe, Stimmungslabilität und Konzentrationsstörungen.

Angstreaktion

Direkt nach Unfällen oder Katastrophen.

Direkt nach schweren Unfällen oder Naturkatastrophen mit tatsächlicher oder empfundener Todesbedrohung treten häufig **akute Angstreaktionen** mit vegetativen Symptomen wie verstärktes Schwitzen, Herzrasen, Atemnot auf. Zur Therapie werden Psychopharmaka verwendet, da die Symptome meist nur kurzfristig bestehen.

Ähnliche Situation lösen Angst aus.

Die Störung kann sich aber auch zu einer **Angstbereitschaft** entwickeln. In ähnlichen Situationen treten typische vegetative Angstsymptome auf: Zittern, Herzrasen, Atemnot. In diesem Fall ist eine Verhaltenstherapie indiziert.

Chronifizierung ist möglich.

Lang anhaltende Extrembelastungen (z.B. Kriegsgefangenschaft) können zu chronischen **Angstzuständen** führen mit folgenden Symptomen: Verlust von Vertrauen, Depressivität mit Neigung zu Resignation und Grübeln, Schlaf- und Sexualstörungen. Therapeutische Hilfestellungen sind durch Psychotherapie und eine begleitende medikamentöse Therapie möglich.

Erschöpfungsreaktion

Nach andauernder Doppelbelastung.

Ursache einer solchen Störung ist meist eine andauernde (Doppel-)Belastung, die teils positiv, teils negativ, also *ambivalent*, erlebt wird. Die Patienten klagen über Erschöpfungsgefühl, Lustlosigkeit und Antriebsmangel. Weiterhin treten vegetative Symptome und Schlafstörungen auf. Neben einer konfliktorientierten Psychotherapie wirken physikalische Anwendungen (z.B. Massage), Entspannungsgymnastik und Autogenes Training unterstützend.

Posttraumatische Belastungsstörung

Die posttraumatische Belastungsstörung (PTBS) tritt Tage oder Wochen nach einem außergewöhnlichen Ereignis auf, welches plötzlich einsetzte und als nicht beeinflussbar erlebt wurde: Naturkatastrophe, schwerer Unfall, kriminelle Handlung, Krieg u.Ä. Neben den direkten Opfern können auch die Helfer betroffen sein.

Typische Symptome sind:

Typische Symptome:

- Immer wiederkehrende Erinnerungen an das Trauma »flash backs«
- Schlafstörungen, Alpträume
- Teilnahmslosigkeit
- Vermeidung von Situationen, die an das Trauma erinnern
- Übererregbarkeit .

Zur Prophylaxe und Therapie der PTBS werden u.a. Verhaltenstherapie und kognitive Therapie eingesetzt: Patienten werden durch Erzählen oder Exposition mit den traumatisierenden Erlebnissen konfrontiert. Die therapeutische Begleitung ermöglicht eine Integration der Erinnerungen.

? Übungsfrage

❶ Was versteht man unter einer Reaktion?

6.2 Neurosen

Gestörte Konfliktverarbeitung.

Eine gestörte Verarbeitung von konflikthaften Lebenssituationen wird als Neurose bezeichnet: Verhalten und Erleben sind dann krankhaft verändert. Im Gegensatz zur Reaktion besteht diese Störung länger und hat ihren Ursprung in der (frühen) Persönlichkeitsentwicklung.

6.2.1 ▬ Allgemeine Neurosenlehre

Zwei Theorien erklären Neurosen.

❶ Die Neurosenlehre versucht die Entstehung einer Neurose über zwei unterschiedliche Ansätze zu erklären:

- Lerntheorie
- Psychoanalyse.

Lerntheorie

Neurotisches Verhalten wurde erlernt.

Das neurotische Verhalten ist das Ergebnis von Lernprozessen, in denen fehlgeleitete Verhaltensweisen verstärkt und gelernt werden (Operantes Konditionieren ☞ 3.1.3).

Psychoanalyse (☞ 3.1.1)

Neurose als Ausdruck eines abgewehrten Konfliktes.

Die Theorie der Psychoanalyse und anderer tiefenpsychologischer Verfahren erklärt Neurosen und deren Entstehung mit verschiedenen Modellen. Eine besondere Bedeutung nimmt die Trieblehre ein (Sexualtrieb und Aggressionstrieb). Wenn die Triebe nicht erfüllt werden oder zwei unvereinbare Bedürfnisse vorliegen, enstehen Konflikte. Können diese (in der Kindheit oder später) nicht gelöst werden, entwickeln sich Gefühle von Frustration oder Aggression.

Abwehrmechanismen (☞ unten) haben das Ziel, diese unlustvollen Gefühle oder Wahrnehmungen nicht bewusst werden zu lassen. Bestimmte Ereignisse führen dazu, dass die Bewältigungsstrategien versagen und sich die Symptome einer Neurose zeigen. Hinweise auf Unbewusstes geben *Träume* und *Fehlleistungen* (Versprecher).

Konflikte innerhalb einer Person zwischen:
- ES
- ICH
- ÜBER-ICH.

Typische Konflikte entstehen aus den gegensätzlichen Wünschen nach Autonomie und Abhängigkeit, Versorgung und Autarkie, Unterwerfung und Kontrolle. Zudem werden Selbstwert- und Identitätskonflike beschrieben. Konflikte entwickeln sich auch zwischen den drei inneren Instanzen **ES** (Triebe), **ICH** (Persönlichkeit), **ÜBER-ICH** (Selbstkontrolle, Normen, Moral). So gerät ein Kind (ICH), das trotz eines elterlichen Verbotes naschen möchte, in einen Konflikt zwischen ES (Trieb möchte naschen) und ÜBER-ICH (Eltern erteilen Verbot). Dieser Konflikt ließe sich durch Aufschieben des Wunsches lösen. Eine andere Möglichkeiten der »gesunden« Konfliktlösung ist die **Sublimierung** (Konflikt wird auf ein höheres Ziel verschoben, z.B. Frustration wird in künstlerische Aktivität umgesetzt).

Andere Theorien der Neurosen-Entstehung betonen eine Störung der Objektbeziehungen (der Beziehungen zu nahen Bezugspersonen in der frühen Kindheit).

Die neurotischen Symptome ermöglichen eine psychische Entlastung (*primärer Krankheitsgewinn*). Gleichzeitig wird durch die Symptombildung auch ein sozialer Vorteil z.B. durch vermehrte Beachtung erzielt (*sekundärer Krankheitsgewinn*).

Abwehrmechanismen

Abwehr als Scheinlösung von Konflikten. Abwehrmechanismen sind:
- Verdrängung
- Rationalisieren
- Projektion.

❷ Zu den Abwehrmechanismen eines Konfliktes zählen:

Verdrängung Triebimpulse oder (unangenehme) Erfahrungen werden ins Unbewusste verdrängt.

Rationalisieren Eigenes Fehlverhalten oder Emotionen werden logisch erklärt.

Projektion Eigene Wünsche und Impulse werden unbewusst auf einen anderen Menschen verlagert und an diesem kritisiert.

Entwicklungsphasen

Ursprung des Konfliktes in einer der Entwicklungsphasen:

Aus psychoanalytischer Sicht durchläuft jedes Kind in seiner psychischen Entwicklung mehrere Phasen. Dabei kann es zu Störungen kommen, die im späteren Leben typische neurotische Erkrankungen hervorrufen:

- Orale Phase:
  Lustgewinn über Mund

Orale Phase (bis 2. Lebensjahr) Das gesamte Erleben des Kindes konzentriert sich auf die Nahrungsaufnahme und auf einen Lustgewinn durch Saugen, geschieht also über den Mund *(lat. os = Mund, Gesicht)*. Es befindet sich in totaler Abhängigkeit von den Eltern. In dieser Phase werden durch Wärme und Geborgenheit Sicherheit und Urvertrauen vermittelt. Deshalb führen Störungen in dieser Phase zu Identitätsstörungen, psychosomatischen Störungen, depressiven Neurosen und Suchterkrankungen.

- Anale Phase:
  Lustgewinn über Ausscheidungsorgane

Anale Phase (2.– 4. Lebensjahr) Der Lustgewinn ist nun auf die Ausscheidungsorgane und die Produkte der Ausscheidung gerichtet *(lat. Anus = After)*. Es entwickelt sich die Beherrschung der Körperfunktionen, das Selbstwertgefühl und die Eigenständigkeit des Menschen. Störungen (z.B. durch übertriebene Sauberkeitserziehung) zeigen sich im späteren Leben als zwanghafter Charakter mit Pedanterie und Ordnungsliebe, Sparsamkeit und Geiz, Zwangsneurose und Streben nach Autonomie und Macht.

- Ödipale Phase:
  Geschlechtsorgane werden entdeckt.

Ödipale Phase (4.– 6. Lebensjahr) In dieser Phase entdeckt das Kind die eigenen Geschlechtsmerkmale und die des anderen Geschlechtes (ÖDIPUS, Gestalt einer griechischen Sage, heiratete seine Mutter und zeugte mit ihr ein Kind). Es empfindet das gleichgeschlechtliche Elternteil vorübergehend als Rivalen in der Liebe zum anderen Geschlecht. (ÖDIPUS-Konflikt: Der Sohn konkurriert mit dem Vater um die Liebe zur Mutter.) Der Sohn bewundert und fürchtet den Vater, er liebt die Mutter und ist von ihr enttäuscht. Bei Mädchen gilt dies entsprechend. Störungen in dieser Phase führen zu sexuellen Fehlentwicklungen, Partnerproblemen, hysterischen Neurosen und Persönlichkeitsstörungen.

6

Symptome

Neurosen zeigen sich als
- Psychoneurosen
- Organneurosen
- Charakterneurosen.

❸ Neurosen können in Form von verschiedenen psychischen und psychosomatischen Störungen auftreten.

- **Psychoneurose:** psychische Symptome stehen im Vordergrund
- **Organneurose:** körperliche Symptome, die nicht (oder nicht allein) auf einer Schädigung von Organen, sondern auf einer neurotischen Störung beruhen. Organneurosen zeigen sich in Form von verschiedenen psychosomatischen Erkrankungen (☞ 6.4)
- **Charakterneurose:** Zu dieser Gruppe zählen Störungen, die die gesamte Persönlichkeit erfassen (Persönlichkeitsstörungen ☞ 6.3).

Diagnostik

Anamnese zum Ausschluss von Psychosen.

Zur Diagnose einer Neurose werden Symptome und Entstehungsmechanismen erhoben. Bevor eine Neurose diagnostiziert werden kann, müssen hirnorganische und endogene Psychosen ausgeschlossen werden.

Therapie

Psychotherapie zur Verhaltensänderung oder Konfliktlösung.

❹ Neurosen werden in erster Linie mit **Psychotherapie** behandelt. Ziele der Psychotherapie sind Entlastung der Patienten, Verhaltensänderung oder Lösung der Konflikte. Zur Unterstützung der Psychotherapie können die Symptome mit **Medikamenten** gelindert werden. In einzelnen Fällen (z.B. bei Zwangsneurosen) wurden mit alleiniger medikamentöser Therapie ähnlich gute Erfolge beschrieben wie durch eine Psychotherapie. Bei schweren Neurosen (z.B. Angst- und Zwangsneurosen, neurotischen Depressionen und psychosomatischen Störungen) ist eine stationäre Behandlung erforderlich. Nur 10–20 % der Neurosen heilen ohne Behandlung vollständig aus.

6.2.2 Psychoneurosen

Depressive Neurose

Häufigste Neurose.

Die depressive Neurose ist die häufigste Neuroseform. Die wichtigste Differenzialdiagnose ist die endogene Depression (☞ 5.2.2).

Klinik

- Depressive Verstimmung mit Abendtief
- Suizidalität.

Leitsymptom ist eine anhaltende depressive Verstimmung **im Zusammenhang** mit äußeren Ereignissen und nach dem Reaktivieren eines ungelösten neurotischen Konfliktes. Damit verbunden sind:

- Verlust von Energie und Interesse
- Verlangsamung des Denkens und Konzentrationsstörungen

- Stimmungstief am Abend und Einschlafstörungen
- Appetitlosigkeit
- Minderwertigkeitsgefühle
- Suizidversuche.

Fallbeispiel Eine 61-jährige Verkäuferin hatte in dem Lebensmittelmarkt, in dem sie seit der Eröffnung arbeitet, ein Paket Kekse unter ihrem Kittel versteckt und zum Umkleideraum getragen. Der Detektiv überführte sie und informierte den Chef. Polizei und Krankenwagen wurden benachrichtigt, als sie mit Suizid drohte. Warum sie den Diebstahl begangen hatte, konnte die Patientin sich nicht erklären - zumal sie keine Kekse essen würde. Nach dem Diebstahl könne sie nicht mehr leben. Bisher habe sie sich nie etwas zu Schulden kommen lassen; durch die drohende Kündigung würde sie ihr »zweites Zuhause« verlieren.

An ihre Kindheit denke die Patientin gerne zurück. Sie ist in einer Großfamilie aufgewachsen. Ihre Eltern haben viel gearbeitet und die Kinder selten gesehen. Mit den Tanten habe sie viel unternommen. Nach dem Tod der Mutter heiratete der Vater erneut. Kurz darauf mussten die Geschwister zu ihm ziehen - anderenfalls hätte das Erziehungsheim gedroht. Von diesem Abschied träume sie noch heute. Wenig später kam sie selbst als Pflegekind zu einem Handwerksmeister, von dem sie mehrfach vergewaltigt wurde. Sie habe sich ihm ausgeliefert gefühlt, da er mit dem Heim drohte. In seinem Betrieb absolvierte sie auch eine Lehre. Als sie von ihm schwanger wurde, kamen erstmals Suizidgedanken. Zwei Jahre später heirateten sie (»Liebe war nicht da, mir war alles gleich«). Nachdem ihr Mann krank wurde, gab es sehr viel Arbeit in Haus, Garten und Betrieb. Beim seinem Tod war sie zu ihrer Überraschung sehr traurig. Ihr Sohn meldete sie zur Fahrschule an und überredete sie, sich bei einem Supermarkt zu bewerben. Anfangs hatte ihr die Arbeit dort Spaß gemacht, doch in letzter Zeit hatte die Arbeitsbelastung dort stark zugenommen.

Die Biografie ist dadurch gekennzeichnet, dass neue Lebensphasen stets durch äußere Ereignisse eingeleitet wurden. Selbstständige Entscheidung hat die Patientin nur begrenzt getroffen. Der Autonomie-Abhängigkeitskonflikt ist nicht gelöst worden. Abwehrmechanismen (zur »Bewältigung« von Frustration und Aggression) sind Verdrängung und Reaktionsbildung (fleißiges und sehr gewissenhaftes Verhalten). Zu depressiven Phasen kam es immer wieder, wenn Beziehungen aufgelöst wurden. Der Diebstahl der Kekse ist eine symbolische Handlung, mit der die Patientin (unbewusst) der Überforderungssituation an ihrem Arbeitsplatz entgehen will. Die aggressiven Impulse gegen die Arbeit wehrt sie ab, indem sie diese gegen sich selbst richtet. Die Folge sind Scham und Schuldgefühl. Zudem löst die (unbewusst) inszenierte Trennung erneut eine depressive Krise aus.

6

® Therapie

Psychotherapie und
Antidepressiva.

Therapeutische Maßnahmen sind die Psychotherapie in Form einer Psychoanalyse und eine medikamentöse Therapie mit Antidepressiva.

Angstneurose

Die Angstneurose kann entweder als generalisierte Angst oder als Panik auftreten.

Klinik

Zwei Formen der
Angstneurose:
- Generalisierte Angst
- Panik.

Die Symptome der **generalisierten Angst** sind:
- Anhaltende Angst, die nicht auf bestimmte Situationen oder Objekte bezogen ist
- Anspannung
- Angsterwartung.

Die Symptome der **Panik** sind:
- Plötzlich einsetzende Angst
- Körperliche Symptome wie Dyspnoe, Brustschmerz, Beklemmungsgefühl, Schwitzen, Schwindel, Zittern, Missempfindungen, Magen-Darm-Beschwerden.

Bei einer Angstneurose treten häufig auch depressive Symptome auf.

® Therapie

Verhaltenstherapie
und Psychopharmaka.

Die Therapie beinhaltet eine Verhaltenstherapie, um gezielt die Ängste abzubauen, und ggf. Psychopharmaka (Antidepressiva), um eine Entspannung des Patienten zu erreichen.

Phobie

Klinik

Angst in bestimmten
Situationen.

Leitsymptom der Phobie ist **Angst,** die in immer gleichen Situationen oder vor bestimmten Gegenständen auftritt. Formen der Phobie sind:
- Agoraphobie (Platzangst): Angst vor dem Betreten leerer Plätze und Straßen
- Klaustrophobie: Angst vor geschlossenen Räumen
- Tierphobie
- Höhenangst.

Führt zu Vermeidungs-
verhalten.

Patienten wissen, wann sie die Angst verspüren: Sie reagieren mit einem *Vermeidungsverhalten* und haben Angst vor der Angst. Neben der Angst treten auch die typischen körperlichen Symptome wie bei den Angstneurosen auf.

Therapie und Verlauf

Verhaltenstherapie.

Ohne Psychotherapie im Sinne einer Verhaltenstherapie können Phobien einen chronischen Verlauf nehmen.

Zwangsneurose

Klinik

Nicht unterdrückbare Gedanken, Handlungen und Impulse.

Leitsymptome der Zwangsneurose sind Einfälle, die Gedanken und Handeln der Patienten bestimmen. Sie werden als sinnlos und störend empfunden und treten auf als:

- Zwangsgedanken
- Zwangsimpulse, z.B. Bedürfnis, sich oder andere umzubringen, ohne es aber in die Tat umzusetzen
- Zwangshandlungen, z.B. Waschzwang.

Oft ist diese Störung mit Angst begleitet, die auftritt, wenn Zwangshandlungen oder -impulse unterdrückt werden. Weiterhin klagen die Patienten über psychosomatische Störungen, wie z.B. Obstipation oder Asthma bronchiale (☞ 6.4).

Therapie und Verlauf

- Psychotherapie
- Medikamentöse Behandlung mit Antidepressiva.

Verschiedene Methoden der Psychotherapie kommen zur Anwendung. Die Erkrankung verläuft häufig chronisch. Bestimmte Antidepressiva (SSRI) unterdrücken Zwangssymptome.

Hysterische Neurose

Umwandlung eines Konfliktes in körperliche und psychische Symptome.

(gr. hysterikos = an der Gebärmutter leidend)
Diese Störung wird auch als dissoziative Neurose *(lat. dissoziativ = abgeteilt)* bezeichnet und tritt häufig bei Menschen mit einer hysterischen Persönlichkeitsstörung (☞ 6.3) auf. Ein seelischer Konflikt wird in verschiedene körperliche und psychische Symptome umgewandelt.

Klinik

Symbolhafte Symptome mit appellativem Charakter:
- Konversionssymptome
- Bewusstseinsstörungen

❺ Symptome der hysterischen Neurose sind symbolhaft, d.h. sie stehen stellvertretend, und werden demonstrativ präsentiert. Sie haben appellativen Charakter, d.h. der Patient möchte Aufmerksamkeit erregen und zur Reaktion auffordern. Es werden vielfältige Symptome beobachtet, die nur vorübergehend auftreten:

- *Konversionssymptome,* d.h. symbolhafte körperliche Symptome wie Ohnmacht, Missempfindungen, Lähmungen, Tremor, Sehstörungen, psychogene Anfälle, Schmerzen
- *Bewusstseinsstörungen,* z.B. Amnesie, Dämmerzustand

6

- Identitätsstörungen
- Depersonalisation.

■ *Identitätsstörungen*, z.B. Multiple Persönlichkeit – Patienten erleben sich als verschiedene Personen

■ *Depersonalisation*, »von der eigenen Person abgetrennt«.

 **® Therapie**

Psychoanalyse.

Die Therapie besteht in einer Psychoanalyse, um die Ursache der Störung zu ergründen und entsprechend ändern zu können.

Hypochondrische Neurose

Eingebildetes Kranksein.

Hypochondrie ist das eingebildete Kranksein.

Klinik

Durch ängstliche Selbstbeobachtung entstehen unrealistische Krankheitsbefürchtungen, die auf die unterschiedlichsten Organe bezogen sind. Für den Patienten stehen sein Körper und seine vermeintliche Erkrankung im Mittelpunkt mit denen er sich und damit auch seine Umgebung fast ausschließlich auseinander setzt.

® Therapie

Psychotherapie und Autogenes Training.

Psychotherapie und Autogenes Training sind mögliche Therapiemaßnahmen.

? Übungsfragen

❶ Nennen Sie die beiden Theorien für die Entstehung von Neurosen!

❷ Welche Abwehrmechanismen kennen Sie?

❸ Was sind Organneurosen?

❹ Wie werden Neurosen behandelt?

❺ Welche Symptome kann eine hysterische Neurose haben?

6.3 Persönlichkeitsstörungen

Starke Ausprägung eines Charakterzuges.

❶ Bei diesen Erkrankungen ist jeweils ein bestimmtes Merkmal der Persönlichkeit außergewöhnlich stark ausgeprägt. Es wird auch von Charakterneurosen , abnormen Persönlichkeiten oder Psychopathen gesprochen. Die Betroffenen sind in ihrer Leistungsfähigkeit eingeschränkt und haben Schwierigkeiten, sich sozial zu integrieren. Sie leiden entweder unter ihrer Persönlichkeitsstörung oder aber unter der Reaktion der Umwelt auf ihr Verhalten. Eine Persönlichkeitsstörung besteht bei etwa 5 % der

Bevölkerung. Bei jeweils einem Drittel der Erkrankten findet man einen

- *Ungünstigen Verlauf* mit wiederholten behandlungsbedürftigen Krisen u.U. mit Suizidversuch
- *Kompromisshafte Lebensbewältigung* mit Verlust an Vitalität
- *Günstigen Verlauf* mit ausreichender Lebensbewältigung.

Bei je einem Drittel:
- **ungünstiger Verlauf**
- **Kompromisshafte Lebensbewältigung**
- **Günstiger Verlauf.**

Häufig schwächen sich die Symptome im Laufe des Lebens ab. Zur Behandlung führen meistens Beschwerden, die Folge einer Persönlichkeitsstörung sind. Dies führt dann zu einer sog. Doppeldiagnose, z.B. Depression bei paranoider Persönlichkeit. Nicht selten beobachtet man bei den Patienten auch eine Alkohol-, Medikamenten- oder Drogenabhängigkeit.

Abschwächung der Symptome im Laufe des Lebens.

Ursachen

Folgende Faktoren tragen zur Entstehung von Persönlichkeitsstörungen bei:

- **Seelische Entwicklung**
- **Genetische Faktoren**
- **Hirnschädigung.**

Seelische Entwicklung   Schwierige soziale Bedingungen in der Kindheit können zu einer frühen neurotischen Störung führen und die Entwicklung von Persöhnlichkeitsstörungen fördern.

Genetische Faktoren   Unter biologisch Verwandten finden sich vermehrt Persönlichkeitsstörungen.

Hirnschädigungen   Auf Grund leichter Hirnschädigungen bei der Geburt ist die »normale« Persönlichkeitsentwicklung gestört.

Diagnostik

Die Symptome der Persönlichkeitsstörungen sind denen der drei großen Krankheitsgruppen der Psychiatrie ähnlich:

- Neurosen
- Endogene Psychosen
- Organische Pychosen.

Daher muss bei der Diagnosestellung ausgeschlossen werden, dass eine dieser Krankheiten vorliegt.

Ausschluss anderer psychiatrischer Krankheiten.

R Therapie

- Stützende Gespräche als Krisenintervention
- **Psychotherapie**
- Soziotherapie
- **Medikamentöse Therapie** als vorübergehende Maßnahme. Die medikamentöse Therapie orientiert sich an den Symptomen. Angewendet werden sedierende Neuroleptika (z.B. Truxal®), Antidepressiva (z.B. Stangyl®, Saroten®) und Lithium (z.B. Hypnorex®) als stimmungsausgleichende Dauermedikation.

Psychotherapie.

Vorübergehende Medikamentengabe.

Im Folgenden sind Formen von Persönlichkeitsstörungen aufgeführt.

Asthenische Persönlichkeit

Rasche Ermüdbarkeit, Depressivität.

Die asthenische *(gr. asthenia = Schwäche)* Persönlichkeit ist gekennzeichnet durch ein Gefühl von Schwäche, rascher Ermüdbarkeit und einen Mangel an Durchhaltevermögen. Die Patienten klagen über Schlafstörungen und körperliche Ermüdbarkeit. Häufiges Symptom ist die Depressivität.

Erregbare Persönlichkeit

Wutausbrüche.

Erregbare Persönlichkeiten leiden unter plötzlichen Ausbrüchen von Ärger, Jähzorn und Aggressivität.

Depressive Persönlichkeit

Gedrückte Grundstimmung.

Pessimistische Lebenseinstellung, gedrückte Grundstimmung und Antriebsarmut sind die Zeichen einer depressiven Persönlichkeit.

Hyperthyme Persönlichkeit

Gehobene Grundstimmung, Distanzlosigkeit.

Hyperthyme *(gr. hyper = viel, thymos = Gemüt)* Persönlichkeiten haben eine gehobene Grundstimmung und fallen häufig durch Antriebssteigerung auf. Weitere typische Charakterzüge sind ein lebhaftes Temperament, Geltungsdrang, Distanzlosigkeit sowie Enthemmung.

Zyklothyme Persönlichkeit

Stimmungsschwankungen, Launenhaftigkeit.

Zyklothyme *(gr. zyclo = Kreis, Ring, Zeit, thymos = Gemüt)* Persönlichkeiten neigen zu Stimmungsschwankungen, Launenhaftigkeit sowie Perioden mit leichter Depression und gehobener Stimmung.

Hysterische Persönlichkeit

Demonstratives, unechtes Verhalten.

Geltungssucht, demonstratives, unechtes Auftreten, Oberflächlichkeit und Distanzlosigkeit sind typische Charakterzüge der hysterischen Persönlichkeit. Diese Persönlichkeiten haben ein starkes Bedürfnis nach Kontakten, sind aber unfähig zu echten Beziehungen. Weiteres Kennzeichen ist eine Erlebnissucht mit Erzählen von Fantasiegeschichten. Oft treten körperliche (Konversions-) Symptome auf (☞ Hysterische Neurose 6.2.2).

Narzisstische Persönlichkeit

Verlangen nach
Aufmerksamkeit.

Narzisstische *(gr. nach dem Jüngling NARKISSOS, Form des Autoerotismus)* Persönlichkeiten haben ein übertriebenes Selbstwertgefühl mit Größenideen. Dabei treten gleichzeitig Minderwertigkeitsgefühle mit dem Verlangen nach Aufmerksamkeit, Bestätigung und Bewunderung auf. Diese Patienten konzentrieren sich auf die eigene Person mit der Unfähigkeit nachzuempfinden, was andere fühlen. Weiterhin sind sie sehr leicht verletzlich durch Kritik, Niederlagen und Gleichgültigkeit.

Borderline-Persönlichkeit

Instabilität,
Beziehungsstörung.

(engl. borderline = Grenze, Grenzfall)
Patienten mit dieser Persönlichkeitsstörung haben eine instabile Persönlichkeit. Sie erleben eine Störung ihrer Identität und von zwischenmenschlichen Beziehungen (Spaltung der Umwelt in sehr gut und sehr böse) sowie Depersonalisation. Angstattacken, Phobien und Zwangssymptome sind weitere Kennzeichnen dieser Persönlichkeit. Die Patienten hegen Zorn gegen sich und andere, sind oft depressiv und fallen durch den Verlust der Impulskontrolle und selbstschädigende Handlungen auf. Sie klagen über körperliche Beschwerden, die typische Konversionssymptome sind.

Paranoide Persönlichkeit

Übertriebenes
Misstrauen.

Diese Patienten empfinden Erlebnisse und Erfahrungen als feindlich und gegen die eigene Person gerichtet. Sie haben das Gefühl, von anderen ausgenutzt, erniedrigt oder bedroht zu werden. Sie sind leicht kränkbar und hegen Misstrauen gegen andere. Oft führen sie einen unverbesserlichen Kampf gegen (dieses) Unrecht oder für eine Idee. Sie sind streitsüchtig, rechthaberisch und haben ein querulatorisches Verhalten.

Schizoide Persönlichkeit

Kein normaler Kontakt
zur Umwelt möglich.

Die schizoide Persönlichkeitsstörung hat keinen direkten Zusammenhang mit der Schizophrenie! Sie ist dadurch gekennzeichnet, dass den Patienten kein normaler Kontakt zur Umwelt möglich ist. In zwischenmenschlichen Beziehungen sind sie misstrauisch und zwiespältig, oft gehemmt im Kontakt. So ziehen sich Patienten mit dieser Persönlichkeitsstörung in ihre eigene Fantasiewelt zurück und isolieren sich von ihrer Umwelt.

6

Zwanghafte Persönlichkeit

Pedanterie.

Typische Charakterzüge dieser Persönlichkeit sind Übergenauigkeit, Ordungsliebe und Pedanterie in allen Lebensbereichen, die durch eine starkes Gewissen (ÜBER-ICH) begründet sind. Den Patienten fehlt es an Spontanität und sie zeigen Zwangssymptome.

Selbstunsichere (sensitive) Persönlichkeit

Fehlendes Selbstvertrauen.

Die Patienten leiden unter fehlendem Selbstvertrauen und Durchsetzungsvermögen. Sie sind schüchtern und leicht verletzlich. Es kommt zu Selbstwertkrisen mit Depressionen.

? Übungsfrage

❶ Wodurch sind Persönlichkeitsstörungen gekennzeichnet?

6.4 Psychosomatische Erkrankungen

Auslösung oder Verstärkung körperlicher Krankheiten durch psychische Faktoren. Mit oder ohne Organveränderungen.

❶ Psychosomatische Erkrankungen entstehen aus dem Zusammenspiel von körperlichen und seelischen Vorgängen. Es handelt sich um körperliche Krankheiten, die durch psychische Faktoren (mit-)ausgelöst oder verstärkt werden.
Bei einigen psychosomatischen Erkrankungen kommt es zu Organveränderungen, z.B. bei Colitis ulcerosa oder beim Asthma bronchiale. Bei funktionellen Störungen treten körperliche Beschwerden auf, ohne dass krankhafte körperliche Strukturen nachzuweisen sind, z.B. Herzneurose, Reizmagen, Erbrechen.
Es wird geschätzt, dass 25–50 % von allen körperlichen Erkrankungen auch psychische Ursachen haben.

Ursachen psychosomatischer Erkrankungen

Verschiedene Ursachen für psychosomatische Krankheiten:
- Neurotische Fehlentwicklung
- Konversionshandlung
- Konflikt zwischen dem Wunsch nach Abhängigkeit und dem Streben nach Unabhängigkeit

❷ Neben genetischer Veranlagung und einer neurotischen Fehlentwicklung (☞ 6.3) werden eine Reihe von typischen psychischen Mechanismen zur Entstehung psychosomatischer Erkrankungen beschrieben:

Konversionsmodell Psychische Konflikte werden in symbolhafte Erkrankungen umgewandelt (z.B. Lähmungen).

Abhängigkeit, Pseudounabhängigkeit Bei einer Störung in der oralen Phase verbleibt ein Bedürfnis nach Abhängigkeit. Bei der manifesten Abhängigkeit leben die Patienten dieses Bedürfnis aus. Sie sind angepasst und unterwürfig.

- Nähe- Distanzkonflikt
- Gefühlsrestriktion
- Narzisstische Fehl-
  regulation
- Aggressive
  Gehemmtheit
- Depression.

Wird das Bedürfnis nach Abhängigkeit abgewehrt, verhalten sich Patienten scheinbar unabhängig (pseudounabhängig). Tatsächlich selbstständiges Verhalten wird vermieden. Es kommt zu einem Konfikt zwischen dem (kindlichen) Wunsch nach Abhängigkeit und dem (erwachsenen) Streben nach Unabhängigkeit. Entspannungsbedürfnisse werden nur zugelassen, wenn körperliche Beschwerden vorliegen. Dadurch erzielt der Patient einen sog. Krankheitsgewinn (☞ 6.2.1).

Nähe- und Distanzkonflikt Der kindliche Wunsch nach Abhängigkeit gerät in Konflikt mit dem Bedürfnis nach zwischenmenschlicher Distanz.

Gefühlsrestriktion Patienten haben Schwierigkeiten, ihre Gefühle, Wünsche und Konflikte wahrzunehmen.

Narzisstische Fehlregulation Ein »Minderwertigkeitsgefühl« stellt sich ein, wenn wichtige Objekte (Personen, Beruf, eigene körperliche Gesundheit) verloren gehen.

Aggressive Gehemmtheit Die narzisstische Kränkung führt zu Frustration und Aggression. Aus Angst vor einem weiteren Objektverlust wird die Aggression aber unterdrückt.

Depression Der Aufstau von Aggression führt zu Depression, Trennungsängsten und Hoffnungslosigkeit.

Psychosomatische Symptome sind:
- Schluckstörungen, Erbrechen
- Funktionelle Abdominalbeschwerden wie Reizmagen, Diarrhoe, Obstipation
- Psychogener Juckreiz
- Psychogener Schiefhals (unwillkürliche Drehung des Kopfes).

Zu den typischen psychosomatischen Erkrankungen zählen:
- Anorexia und Bulimia nervosa
- Asthma bronchiale
- Atopische Dermatitis
- Essenzielle Hypertonie
- Hyperventilationssyndrom
- Herzneurose
- Morbus CROHN und Colitis ulcerosa
- Ulcus ventriculi und duodeni
- Psychogenes Schmerzsyndrom
- Rheumatoide Arthritis.

6

Anorexia nervosa

Wunsch nach Gewichts-
verlust.

Bei der Anorexia nervosa *(gr. anorektein = ohne Appetit sein)*, auch Magersucht genannt, besteht ein übermäßiger Wunsch, Gewicht zu verlieren. Es erkranken vor allem junge Frauen.

Magersucht zum Errei-
chen eines Schlankheits-
ideals.

Verschiedene psychische Faktoren (Schlankheitsideal, Abwehr gegen die Identität als Frau, Kampf um Autonomie und ein starkes Kontrollbedürfnis) verursachen die Anorexie. Die Erkrankung beginnt während oder kurz nach der Pubertät.

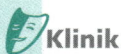 **Klinik**

Starkes Untergewicht.

- Extremer Gewichtsverlust wegen Angst vor Gewichtszunahme
- Stolz angesichts der Kontrolle über das Körpergewicht
- Störung des Körperschemas: Die Patienten fühlen sich zu dick, obwohl sie untergewichtig sind
- Fehlende Krankheitseinsicht
- Amenorrhoe *(ausbleibende Regelblutung)* auf Grund der Mangelernährung
- Depression
- ❸ Körperliche Begleiterscheinungen wie Herzrhythmusstörungen, Exsikkose durch den Mangel an Nährstoffen und Elektrolyten. Die Krankheit kann tödlich verlaufen.

Fallbeispiel   Eine 17-jährige Schülerin sucht auf Anraten ihrer Lehrerin eine Nervenärztin auf, die eine Klinikeinweisung veranlasst. Bei einer Körpergröße von 1,69 m wiegt die Patientin nur 37 kg. In den ersten Wochen der Behandlung kann sie keine Gründe für den Gewichtsverlust benennen und nimmt trotz Behandlungsplan weiter ab. Später berichtet sie, seit etwa fünf Jahren (parallel mit einer depressiven Symptomatik) wenig zu wiegen. Zeitweise habe sie auf Grund familiärer Konflikte nicht mehr gegessen, zum Teil aber auch bewusst gehungert und Abführmittel eingenommen. Derzeit fehle ihr sowohl Appetit als auch Hungergefühl.

Die Patientin lebt noch zu Hause, teilt mit ihrer aktiveren Schwester ein Zimmer und wird von dieser zu Verabredungen mitgenommen. Die familiäre Situation schildert sie als angespannt. Es gebe viel Streit - vor allem zwischen den Eltern und ihren Geschwistern. Sie selbst fühlt sich von ihrer Familie unverstanden; die Familie ist der Auffassung, sie bekomme sehr viel Aufmerksamkeit.

Eine Berufswahl hat die Patientin noch nicht getroffen. Wichtige Entscheidungen (weiterführende Schule oder Suche einer Lehrstelle) verstärkten den Gewichtsverlust.

Die Magersucht ist in diesem Fall gekennzeichnet durch Autonomie-Wünsche einerseits, aber auch durch eine depressive, selbstzerstörerische Lebensverweigerung.

Therapie

Bei starkem Gewichtsverlust und absoluter Nahrungsverweigerung ist eine Behandlung auf der Intensivstation notwendig. Formen der Psychotherapie sind konfliktbearbeitende Einzel- und Familientherapie sowie Verhaltenstherapie. Klare Strukturen mit Vereinbarungen über eine langsame, kontinuierliche Gewichtszunahme (500–700 g/Woche) müssen geschaffen werden, damit die Ambivalenz gegenüber einer Gewichtszunahme abgebaut wird. Die Patientinnen vermitteln Therapeuten und Pflegepersonal häufig das Gefühl, sie wären zu streng.

Bulimia nervosa

**Fressanfälle und Erbrechen
Kein Untergewicht.**

(gr. Heißhunger)
Bulimia nervosa ist eine Essstörung bei der in »Fressanfällen« zwanghaft große Mengen an Nahrung verschlungen werden, die anschließend wieder selbstinduziert erbrochen werden.
Ursachen dieser Erkrankung sind – ähnlich wie bei der Anorexia nervosa – Streben nach Schlankheit und Störungen der Identität als Frau.

Klinik und Therapie

- Fressattacken mit selbstausgelöstem Erbrechen
- Störung der Körperwahrnehmung
- Selbstverachtung und Schuldgefühle
- Depression
- Amenorrhoe
- Meistens kein Untergewicht.

Eine Psychotherapie, um die Ursache der Essstörung zu ergründen, sowie eine Verhaltenstherapie zum Erlernen der Selbstkontrolle über das Essen, sind angezeigt.

Bei den folgenden Erkrankungen werden die psychischen Faktoren der Erkrankung dargestellt. Für die Klinik sowie medikamentöse oder invasive Therapie wird auf die entsprechenden Lehrbücher verwiesen.

Asthma bronchiale

Engstellung der Bronchien, Schleimhautschwellung, Schleimbildung. Ambivalenzkonflikt.

Anfallsartige Engstellung der Bronchien mit Schleimhautschwellung und erhöhter Produktion von zähem Bronchialschleim.
Neben Allergien und Infektionen tragen auch psychische Faktoren zu einem Asthma-Anfall bei. Bei vielen Asthmatikern wird ein Ambivalenz-Konflikt (Streben nach Autonomie mit gleichzeitigen Anklammerungstendenzen) beobachtet. Wenn ein Frustrationsgefühl auftritt, sichert der daraus resultierende Asthma-Anfall Aufmerksamkeit.

6

Atopische Dermatitis

Entzündung der Haut.

Suche nach Nähe →
Scham → Auto-
aggression.

Es handelt sich um eine chronische, juckende Entzündung der Haut.

Neben allergologischen und autoimmunologischen Faktoren spielen psychische Einflüsse eine Rolle. Vermutlich ist bei den Patienten die Mutter-Kind-Bindung gestört. Belastungen führen zu Krankheitsschüben. Die Krankheit symbolisiert die Suche nach Nähe und Zuwendung (Zeigen der Haut), daraus resultiert Schamgefühl mit Autoaggression (Kratzen) und schließlich Distanz (Ablehnung auf Grund der zerkratzten Haut).

Psychotherapeutisch werden im Rahmen einer Verhaltenstherapie Ersatzhandlungen für das Kratzen entwickelt. Zudem werden Entspannungsverfahren eingesetzt.

Herzneurose

Herzbeschwerden.

Anfallsartige Herzbeschwerden, die mit starken Ängsten verbunden sind.

Ursachen sind Trennungskonflikte und eine aggressiv-ängstliche Persönlichkeit.

Nach dem Ausschluss körperlicher Erkrankungen erfolgt eine stützende oder konfliktzentrierte Psychotherapie.

Essenzielle Hypertonie

Bluthochdruck ohne
körperliche Ursache.

Bluthochdruck ohne erkennbare körperliche Ursache.

Zur Entstehung der Krankheit tragen bei: Vererbung, Ernährung (Kochsalzkonsum) und psychische Faktoren wie Stress, Konflikte und Unterdrückung aggressiver Impulse.

Hilfreich sind Entspannungsübungen, Verhaltenstherapie zum Stressabbau und konfliktzentrierte Gesprächstherapie.

Hyperventilationssyndrom

Schnelleres Atmen
als nötig.

Ursache
Angst.

Diese Störung ist gekennzeichnet durch schnelleres Atmen als eigentlich für die Sauerstoffversorgung des Körpers notwendig ist. Dadurch kommt es zu einem Mangel an CO_2 im Blut, was zu typischen Symptomen führt.

Meistens hat die Hyperventilation psychische Ursachen und tritt auf bei Angst und Wut oder als Ausweg aus einer unangenehmen Situation. Sie wird aber auch bei körperlichen Erkrankungen wie Anämie, Niereninsuffizienz oder Hypoparathyreoidismus beobachtet.

Bei wiederholter Hyperventilation ohne körperliche Ursache kommen Psychotherapie, Entspannungsübungen und ggf. Behandlung mit Beta-Blockern und Antidepressiva in Betracht.

Morbus CROHN und Colitis ulcerosa

Schubweise verlaufende Entzündung des Ileums und Kolons. Chronische Entzündung des Kolons.

- Veranlagung
- Ernährung
- Psychische Faktoren.

Entzündliche Erkrankungen des Verdauungstraktes.

M. CROHN betrifft meistens Ileum und Kolon und verläuft schubweise; Colitis ulcerosa breitet sich kontinuierlich über die Schleimhaut des Kolons aus.

Die Ursachen sind noch nicht geklärt. Vermutet wird, dass genetische Veranlagung, bestimmte Ernährung, Immunstörungen sowie psychische Faktoren (z.B. starke Abhängigkeit vom Elternhaus, pseudounabhängiges Verhalten, Ängste, abgewehrte Aggressionen) eine Rolle spielen.

Die Krankheit wird häufig in Überforderungssituationen, bei Verlusterlebnissen und bei einem Trennungskonflikt ausgelöst. Entspannungsverfahren sowie stützende Gespräche kommen zur Anwendung.

Psychogenes Schmerzsyndrom

Schmerzen ohne (ausreichende) organische Erklärung.

Dieses Krankheitsbild, das durch Schmerzen ohne körperliche Ursache gekennzeichnet ist, steht der hysterischen Neurose (☞ 6.2.2) nahe. Ein Synomym ist *somatoforme Schmerzstörung*. Schmerz wird durch körperliche und seelische Faktoren bestimmt. Jeder kennt das Phänomen, wie durch Ablenkung Schmerzen verschwinden können oder weniger intensiv wahrgenommen werden. Umgekehrt können Schmerzen auf Grund bestehender seelischer Erkrankungen (z.B. Depression, Angst, Abhängigkeit) verstärkt werden und eine psychogene Komponente erhalten. Der Patient zeigt dann z.B. nach einem Bagatelltrauma Schonhaltung und sozialen Rückzug.

Schmerzen ohne körperliche Ursache können verschiedene Ursachen oder »Funktionen« haben:

Schmerz als:

- **Ausdruck seelischer Probleme,** beispielsweise bei einer ängstlichen Grundpersönlichkeit
- **Kommunikationsmittel,** um Aufmerksamkeit zu wecken
- Gegen den eigenen Körper gerichtete **Aggression.**

Schmerzmittelmissbrauch.

Das Schmerzsyndrom kann **verschiedene Organsysteme** betreffen und sich u.a. auch in Lumbalgie (☞ Neuro 12.4) und Kopfschmerzerkrankungen (☞ Neuro 9) äußern. Trotz fehlender körperlicher Befunde drängen die Patienten häufig auf eine Operation und andere eingreifende Therapieformen. Viele Patienten betreiben einen **Schmerzmittelmissbrauch.**

Chronifizierung.

Die Diagnosestellung wird häufig durch stetes Wechseln der Ärzte (wegen ausbleibender Wirkung einer somatischen Therapie) erschwert und verzögert. Dies führt zu einer weiteren Chronifizierung der Schmerzen.

6

Zu Beginn einer **Psychotherapie** ist es schwierig, den Patienten für seelische Ursachen seiner Schmerzen zu sensibilisieren. Medikamentös kann eine Therapie mit Antidepressiva (z.B. Saroten®) hilfreich sein.

Rheumatoide Arthritis

Autoimmunerkrankung.

Von dieser entzündlichen Allgemeinerkrankung sind vor allem Gelenke und Muskeln betroffen.

Es handelt sich um eine Autoimmunerkrankung. Krisen in zwischenmenschlichen Beziehungen und andere belastende Ereignisse führen zu Krankheitsschüben. Es entsteht ein Teufelskreis aus psychischer Belastung, Schmerz, erhöhtem Muskeltonus und funktioneller Einschränkung.

Psychotherapie (Entspannungsübungen und Konfliktbewältigung) kann die Therapie unterstützen.

Ulcus ventriculi und duodeni

Geschwür des Magens bzw. Zwölffingerdarms.

Ursachen
Erhöhte Säureproduktion.

Psychische Faktoren:
- Stress
- Belastungssituationen
- Trennungserlebnisse.

Geschwür des Magens oder Zwölffingerdarms auf Grund eines gestörten Gleichgewichtes von Säuregehalt des Magensaftes und protektiven *(schützenden)* Faktoren auf der Schleimhaut.

Eine gesteigerte Sympathikusaktivität, Nikotinabusus oder gastrinproduzierende Tumoren (z.B. Gastrinom) führen zu einer erhöhten Säureproduktion im Magen. Genetische Faktoren sowie eine Besiedelung des Magens mit *Helicobacter pylori* spielen ebenfalls eine Rolle bei der Enstehung eines Ulcus. Verstärkend wirken psychische Faktoren wie Stress, pseudounabhängiges Verhalten oder mangelnde Konfliktbewältigung. Das Ulcus tritt häufig in Belastungssituationen wie Trennungserlebnissen, Verlust von Geborgenheit oder gesteigerten Ansprüchen (z.B. Prüfungssituation) auf.

Sowohl Psychotherapie, um den Umgang mit Stress zu lernen oder Konflikte zu bewältigen, als auch Entspannungstechniken sind angezeigt.

? Übungsfragen

1. Was sind psychosomatische Erkrankungen?
2. Wie entstehen psychosomatische Erkrankungen und wie werden sie behandelt?
3. Welche Komplikation kann bei der Anorexia nervosa auftreten?

6.5 Sexualstörungen

Zu den Sexualstörungen zählen Störungen von Sexualfunktion, -erleben und -praktiken.

6.5.1 Sexuelle Funktionsstörungen

Bei sexuellen Funktionsstörungen liegt eine Störung im sexuellen Reaktionszyklus vor. Dieser besteht aus folgenden Phasen:

- Erregungsphase
- Plateauphase
- Orgasmusphase
- Rückbildungsphase.

Ursachen

- Angst vor Versagen
- Hohe Erwartungen.

Die Ursachen sexueller Funktionsstörungen können entweder organisch oder/und psychisch bedingt sein, wobei psychische Ursachen überwiegen. Meistens handelt es sich um Angst vor Versagen oder zu hohen Erwartungen, vor Zärtlichkeit, aber auch um Zweifel am Partner. Als organische Ursachen kommen z.B. Querschnittslähmung oder internistische Erkrankungen wie Diabetes mellitus in Betracht sowie Nebenwirkungen von Medikamenten und Alkohol. Auch bei Depressionen findet sich häufig eine sexuelle Funktionsstörung.

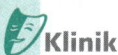

Klinik

Unterscheidung zwischen:
- Störung von Libido und
- Störung der sexuellen Reaktion.

- Störung des sexuellen Verlangens (Libido)
  – Fehlen oder Mangel von sexuellem Verlangen sowohl bei Frauen als auch bei Männern
  – Gesteigertes sexuelles Verlangen, z.B. während einer Manie
- Störungen im sexuellen Reaktionszyklus
  – Beim Mann Störungen von Erektion (fehlende oder mangelde Erektion) und Ejakulation (z.B. *Ejakulatio praecox* = vorschneller Samenerguss)
  – Bei Frauen Orgasmusstörungen *(Frigidität)* und *Vaginismus* (unwillkürlicher Krampf der Vaginalmuskulatur, der ein Eindringen des Penis unmöglich macht) und Schmerzen beim Geschlechtsverkehr *(Dyspareunie)*.

Ⓡ Therapie

Beratung und Verhaltenstherapie.

Als Therapie kommen bei psychischen Ursachen Sexualberatung und Sexualtherapie (v.a. Verhaltenstherapie) in Frage.

6

6.5.2 ▬ Sexuelle Perversionen

Abweichende
Sexualpraktiken.

Als Perversionen werden Handlungen zur sexuellen Befriedigung bezeichnet, die von denen des »Normalen« abweichen. Sexuelle Perversionen können die Wahl des Sexualpartners bzw. -objektes oder die Sexualpraktiken betreffen.

Ursachen sind eine neurotische Fehlentwicklung oder Prägung oder auch Mangel an Intellekt (Oligophrenie ☞ 8).

Formen

Die sexuelle Befriedigung wird erreicht durch die Partnerwahl:

- *Pädophilie:* sexuelle Beziehung zu Kindern
- *Sodomie:* geschlechtliche Handlung mit Tieren
- *Nekrophilie:* geschlechtliche Handlung mit Verstorbenen.

Oder wird erreicht durch bestimmte Praktiken:

- *Exhibitionismus:* Zeigen des männlichen Genitales vor Frauen und Mädchen
- *Fetischismus:* Sexuelle Erregung durch Kleidungsstücke und andere Gegenstände
- *Sadismus, Masochismus:* Zufügen bzw. Erleiden von Schmerzen.

Die Ausübung einiger dieser Perversionen verstößt gegen das Gesetz. Anstelle einer Freiheits- oder Geldstrafe kann das Gericht die Behandlung in einem psychiatrischen Krankenhaus anordnen (☞ 10).

Abhängigkeit und Sucht

Verlangen nach einem Suchtmittel.

Abhängigkeit ist gekennzeichnet durch ein nicht zu unterdrückendes Verlangen nach einem Suchtmittel. Die Dosis muss immer weiter erhöht werden, um die gleiche Wirkung zu erzielen (Toleranzentwicklung). Eine Person kann abhängig werden von psychoaktiven Substanzen wie Alkohol, Tabletten oder Drogen. Ein Suchtverhalten tritt aber auch in Bezug auf Glücksspiel, Arbeit, Essen, Sexualität und Sport auf. Abhängigkeit ist gleichbedeutend mit dem Begriff Sucht.

Ursachen

Erleichterung eines seelischen Drucks.

❶ Zu einer Abhängigkeit führen verschiedene Faktoren. Sie beginnt häufig in Belastungssituationen. Der Gebrauch eines Suchtmittels verändert die Bewusstseinslage und verschafft somit eine – scheinbare – Erleichterung des seelischen Drucks. Bei der Entwicklung einer Abhängigkeit spielt auch die Persönlichkeitsstruktur eine entscheide Rolle: Die Menschen besitzen meist eine geringe Frustrationstoleranz. Möglicherweise wird die Veranlagung zur Abhängigkeit auch vererbt bzw. durch Beobachtung in der Familie erlernt.

Geringe Frustrationstoleranz.

Entwicklung der Abhängigkeit:
- Missbrauch
- Gewöhnung
- Abhängigkeit mit Toleranzentwicklung, Kontrollverlust und Entzugssymptomen.

Die **Entwicklung einer Abhängigkeit** verläuft in bestimmten Stadien:
- ❷ Zu Beginn besteht ein übermäßiger Konsum von Suchtmitteln oder Medikamenten, welcher als *Missbrauch* bezeichnet wird
- Es folgt ein häufiger Gebrauch des Suchtmittels, welcher zur seelischen und körperlichen *Gewöhnung* führt. Es liegt eine gewisse psychische, jedoch keine körperliche Abhängigkeit vor
- Wenn eine Dosissteigerung des Suchtmittels notwendig wird, um dieselbe Wirkung zu erreichen, liegt eine *Abhängigkeit* vor. Es tritt ein Kontrollverlust ein, d.h. der Patient kann nicht mehr selbst über Dosis und Einnahme des Suchtmittels bestimmen und schädigt sich und seinen Körper. Bei Absetzen des Suchtmittels kommt es zu körperlichen Entzugserscheinungen und einem psychischen Zwang, das Suchtmittel einnehmen zu müssen.

Im Stadium der Abhängigkeit benötigt der Patient therapeutische Hilfe. Der Weg aus der Abhängigkeit wird ermöglicht durch Kliniken mit Entgiftungs- und Entwöhnungsbehandlungen sowie durch Beratungsstellen und Selbsthilfegruppen.

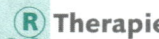 Klinik

- Akute Intoxikation
- Entzugssyndrom
- Organische Psychosen.

❸ Im Rahmen einer Abhängigkeit von Alkohol oder Suchtmitteln werden verschiedene Syndrome, also eine Summe von Symptomen, beobachtet:

Die **akute Intoxikation** zeichnet sich aus durch vorübergehende Vergiftungserscheinungen wie Erbrechen und Bewusstseinsstörungen nach Einnahme einer größeren Menge des Suchtmittels. Sie kann jedoch bei bestimmten Substanzen auch zu lebensbedrohlichen Symptomen führen.

Ein **Entzugssyndrom** tritt auf, wenn Abhängige das Suchtmittel nicht mehr einnehmen, und bessert sich, wenn dieses wieder konsumiert wird. Es kommt zu körperlichen Symptomen wie Schlafstörung, Zittern, Schwitzen und psychischen Symptomen wie Unruhe, Angst, Depression. Ein Delir (☞ 4.1.1) kann auftreten.

Außerdem werden im Rahmen einer Abhängigkeit verschiedene **organische Psychosen** beobachtet. Sie sind teils reversibel wie z.B. die Halluzinose (☞ 4.1.2), u.U. irreversibel, wie das KORSAKOW-Syndrom (☞ 7.1.3).

ⓡ Therapie

- Motivation
- Entgiftung
- Entwöhnung
- Selbsthilfegruppen.

Bei der Therapie von Suchterkrankungen müssen die beiden Seiten der Abhängigkeit (psychisch und physisch) beachtet werden. Daher besteht sie idealerweise aus vier aufeinander aufbauenden Phasen:

- **Motivation:** In dieser Phase wird dem Patienten bewusst gemacht, dass eine Abhängigkeit vorliegt
- An diese Phase schließt sich eine körperliche **Entgiftung** an. Diese sollte wegen des Entzugssyndroms in einer Klinik erfolgen
- Nach einer Entgiftung kann sich der Abhängige im Rahmen einer ambulanten oder stationären **Entwöhnung** mit der Sucht auseinander setzen. Während der Therapie lernt er Ursachen seiner Sucht kennen und den Suchtdruck zu bewältigen
- **Selbsthilfegruppen** werden u.U. über viele Jahre aufgesucht. Die Gemeinschaft gibt dem Betroffenen Halt und verhindert so Rückfälle.

? **Übungsfragen**

❶ Wodurch wird eine Abhängigkeit verursacht?

❷ Wodurch unterscheiden sich Abhängigkeit und Missbrauch?

❸ Welche Syndrome einer Abhängigkeit gibt es, wann treten sie auf und wie äußern sie sich?

7.1 Alkoholabhängigkeit

7.1.1 Formen des Alkoholismus

Der Alkoholismus (Alkoholabhängigkeit) ist eine häufige Erkrankung: 1–3 % aller Erwachsenen sind betroffen. In Deutschland leben schätzungsweise 1,5–2 Millionen Alkoholiker. Männer sind häufiger betroffen als Frauen.

Nach JELLINEK werden fünf Formen des Alkoholismus unterschieden. Sie differenzieren in Bezug auf Trinkverhalten, Kontrollverlust und Abstinenz. Eine echte Abhängigkeit mit Unfähigkeit zur Abstinenz liegt beim Gamma- und Delta-Typ vor.

Formen des Alkoholismus

Typ	Charakteristikum	
Alpha-Typ	Erleichterungstrinker	Psychische Abhängigkeit mit phasenweisem Alkoholkonsum ohne Kontrollverlust. Möglichkeit zur zwischenzeitlichen Abstinenz
Beta-Typ	Gelegenheitstrinker	Unregelmäßiger, übermäßiger Alkoholkonsum ohne Kontrollverlust, z.B. auf Feiern gelegentlicher Rausch
Gamma-Typ	Süchtiger Trinker	Toleranzsteigerung, Kontrollverlust, Entzugssymptome. Abstinenz nicht möglich
Delta-Typ	Gewohnheitstrinker, Spiegeltrinker	Regelmäßiger Alkoholkonsum ohne Kontrollverlust (und ohne Rausch). Abstinenz nicht möglich
Epsilon-Typ	Quartalssäufer	Phasenweiser exzessiver Alkoholkonsum mit Kontrollverlust und Fähigkeit zur Abstinenz

7

Entwicklung der
Alkoholabhängigkeit:
- Voralkoholische Phase
- Prodromalphase
- Kritische Phase
- Chronische Phase.

❶ Die Entwicklung einer Alkoholabhängigkeit verläuft in vier Phasen:

- 1. **Voralkoholische Phase:** Alkohol »hilft« bei Problemen, d.h. in problematischen Situationen, z.B. nach Konflikten, wird Alkohol konsumiert
- 2. **Prodromalphase:** Toleranzentwicklung, heimliches Trinken, ständiges Denken an Alkohol, Gedächtnislücken nach Räuschen
- 3. **Kritische Phase:** Zwangstrinken, Kontrollverlust, Herunterspielen der Bedeutung des Alkohols, morgendliches Trinken, Verlust von Interessen, Schuldgefühle
- 4. **Chronische Phase:** Tagelange Räusche, ethischer Abbau, Zerfall der Persönlichkeit, Toleranzverlust (durch die Leberschädigung führen bereits geringe Alkoholmengen zum Rausch), Alkoholpsychosen, Angstzustände, Zittern, psychomotorische Hemmung, Krankheitseinsicht.

7.1.2 Symptome und Therapie des Alkoholismus

Symptome

Bei der Alkoholabhängigkeit treten psychische Symptome und körperliche Schäden auf:

Auftreten von
- psychischen Symptomen und
- körperlichen Schäden.

Psychische Symptome
- Affektlabilität, Gereiztheit
- Kontrollverlust
- Depressivität (sowohl Ursache als auch Folge der Alkoholabhängigkeit)
- Wesensänderung.

Körperliche Schäden Durch die Alkoholabhängigkeit kommt
❷ es zu Organschädigung mit folgenden Auswirkungen:
- Leberzirrhose
- Pankreatitis, Gastritis
- Polyneuropathie (☞ Neuro 13.1)
- Herzerkrankungen
- Epileptische Anfälle im Alkoholentzug. Bei etwa 3 % der Alkoholabhängigen entwickelt sich zudem eine chronische Epilepsie (☞ Neuro 4)
- Alkoholtoxische Hirnatrophie mit
  - Störung von Gedächtnis und Orientierung
  - Demenz (KORSAKOW-Syndrom)
  - Kleinhirnatrophie mit Ataxie und Intentionstremor (☞ Neuro 1.2.5).

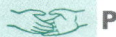

Therapie

- Körperlicher Entzug mit Gefahr eines Delirs
- Entwöhnung
- Selbsthilfegruppen
- Medikamente gegen Suchtdruck.

❸ Körperlicher **Entzug** durch Absetzen von Alkohol in stationärer psychiatrischer Behandlung, da sich ein Delir (☞ 4.1.1) entwickeln kann. Neben intensiver Überwachung der Vitalfunktionen und medikamentöser Therapie der Entzugssymptome werden in psychotherapeutischen Gesprächen weitere Hilfsangebote vorgestellt. Nicht selten durchlebt ein Alkoholabhängiger den Entzug außerhalb der Psychiatrie in anderen Abteilungen des Krankenhauses. Wenn er etwa wegen einer Fraktur oder einer Gastritis stationär behandelt wird.

Entwöhnung mit psychotherapeutischer Behandlung. Die Erkrankten sollen Frustrationstoleranz und erfolgreiche Konfliktbewältigung lernen.

Unterstützung durch **Selbsthilfegruppen** (Anonyme Alkoholiker, Blaues Kreuz).

Neue **Medikamente** (z.B. Campral®) sollen den Suchtdruck (craving) lindern und so Rückfällen vorbeugen.

Pflege

Viele Alkoholiker untertreiben bei ihren Angaben des täglichen Alkoholkonsumes. Auf chirurgischen Stationen sollte deshalb der Patient offen nach seinen Trinkgewohnheiten gefragt werden, um Entzugserscheinungen postoperativ zu verhindern.

7.1.3 Syndrome des Alkoholismus

Rausch

- Enthemmung
- Euphorie
- Konzentrationsstörung.

Pathologischer Rausch: Rausch unter wenig Alkohol.

Psychische Symptome mit Enthemmung, Euphorie, Störung von Konzentration, Merkfähigkeit, Orientierung und Bewusstsein sowie Amnesie nach Alkoholkonsum. Hinzu treten neurologische Symptome wie Koordinationsstörungen.

Pathologischer Rausch: Geringe Alkoholmengen führen zu rauschähnlichen Symptomen bis hin zum Dämmerzustand.

Halluzinose

Akustische Halluzinationen unter Alkohol.

❹ Eine Halluzinose kann unter regelmäßigem Alkoholkonsum auftreten. **Symptome** der Halluzinose sind – meist akustische – Halluzinationen, Depression und Angst.

Die **Therapie** setzt sich zusammen aus dem Entzug und der medikamentösen Therapie mit (hochpotenten) Neuroleptika.

7

Delirium tremens (Delir)

Lebensbedrohliche
organische Psychose
im Alkoholentzug.

Lebensbedrohliche akute Psychose, die häufig nach Absetzen von Alkohol, selten auch während des Trinkens auftritt und drei bis zehn Tage andauert (☞ 4.1.1).

WERNICKE-Enzephalopathie

Diese Erkrankung ist eine lebensbedrohliche Komplikation nach jahrelanger Alkoholabhängigkeit. Sie ist durch neurologische und psychiatrische Symptome gekennzeichnet. Trotz Therapie sterben 10–20 % an dieser Enzephalopathie (Gehirnschädigung).

Ursache

Störung des Stoffwech-
sels von Nervenzellen
durch Thiamin-Mangel.

Die WERNICKE-Enzephalopathie entwickelt sich bei einem Mangel von Thiamin (Vitamin B_1). Zu diesem Mangel kommt es bei Alkoholikern, wenn sie auf Grund des Alkoholkonsums eine normale Ernährung vernachlässigen oder durch (alkoholbedingte) Magen-Darm-Erkrankungen die Vitaminresorption gestört ist. Durch den Thiamin-Mangel wird der Kohlenhydratstoffwechsel der Nervenzellen gestört, wodurch punktförmige Hämorrhagien (Einblutungen) und atrophische Veränderungen im Hirngewebe entstehen.
Eine erhöhte Kohlenhydratzufuhr (z.B. durch Glukose-Infusionen) verbraucht Thiamin, sodass dadurch die Symptome dieser Enzephalopathie verstärkt werden.

Ⓡ Klinik und Therapie

Psychische und neu-
rologische Symptome.

Gabe von Thiamin.

Psychische Symptome mit Desorientiertheit, Bewusstseinsstörung und Halluzinationen. **Neurologische Symptome** mit Augenmuskelparesen und Ataxie. Unter der hochdosierten i.v. Gabe von Vitamin B_1 können sich die Symptome zurückbilden. Häufig geht die WERNICKE-Enzephalopathie in ein KORSAKOW-Syndrom über.

KORSAKOW-Syndrom

Chronische organische
Psychose nach langjäh-
riger Alkoholabhängig-
keit.

❺   Das KORSAKOW-Syndrom ist eine häufig chronisch verlaufende organische Psychose (☞ 4). Sie beginnt entweder im Laufe einer über Jahre bestehenden Alkoholabhängigkeit, im Anschluss an ein Delir oder als Folge einer WERNICKE-Enzephalopathie. Das KORSAKOW-Syndrom tritt bei 3–5 % aller Alkoholiker auf und wird auch »Alkoholdemenz« genannt. Ähnlich wie bei der WERNICKE-Enzephalopathie liegt dem KORSAKOW-Syndrom ein Thiamin-Mangel zu Grunde.

Leitsymptome als **Symptomentrias** des KORSAKOW-Syndroms sind:

- Merkfähigkeitsstörungen
- Desorientiertheit
- Konfabulationen (☞ 2.2).

Trotz Therapie mit Thiamin ist es möglich, dass sich die Symptome nicht zurückbilden.

? **Übungsfragen**

❶ Wie entwickelt sich eine Alkoholabhängigkeit?

❷ Welche körperlichen Folgen kann die Alkoholabhängigkeit haben?

❸ Wie wird eine Alkoholabhängigkeit behandelt?

❹ Wie unterscheiden sich Delir und Halluzinose?

❺ Was ist ein KORSAKOW-Syndrom?

7.2 Medikamenten- und Drogenabhängigkeit

Ebenso wie durch Alkohol kann sich durch den Missbrauch von bestimmten Medikamenten oder Drogen wegen ihrer psychischen Wirkungen eine Abhängigkeit entwickeln. Von diesen Medikamenten und Drogen fallen einige unter das Betäubungsmittelgesetz. Um die gewünschte Wirkung zu erhöhen, werden sogar häufig verschiedene Suchtmittel parallel eingenommen, welches als *Polytoxikomanie* bezeichnet wird. Im Folgenden werden die wichtigsten Drogen vorgestellt.

Beruhigungsmittel und Tranquilizer

Eine Medikamentenabhängigkeit beginnt oft durch die Verschreibung eines Schlaf- oder Schmerzmittels. Durch die Erfahrung ihrer beruhigenden, teils euphorisierenden Wirkung kommt es häufig zum Missbrauch.

Benzodiazepine

Abhängigkeit nach längerfristiger Einnahme.

Benzodiazepine wirken anxiolytisch, sedierend und muskelrelaxierend (☞ 3.5.4). Diese Wirkungen lässt die Realität eher durch eine »rosa-rote« Brille betrachten und führt zur Einnahme in Stress- und Belastungssituationen, anstatt Probleme aktiv zu lösen.

7

❶ Die längere Einnahme von Benzodiazepinen führt häufig zu einer psychischen und körperlichen Abhängigkeit. Bemerkenswert ist, dass die Entzugssymptomatik noch Wochen nach dem Absetzen beginnen kann. Durch ein langsames, schrittweises Ausschleichen der Benzodiazepine wird dieses verhindert.

Entzugssymptome
- Schlaflosigkeit
- Angst
- Unruhe, Tremor
- Delir und epileptische Anfälle.

Schmerzmittel

Abhängigkeit bei Kombinationspräparaten mit Codein oder Koffein häufig.

Auch bei Schmerzmitteln *(Analgetika)* besteht die Gefahr einer Abhängigkeit. Vor allem werden die sog. Kombinationspräparate mit Codein oder Koffein auf Grund ihrer euphorisierenden und aufhellenden Wirkung missbräuchlich eingenommen.

Opiate

Abhängigkeit nach kurzfristiger Einnahme.

Opiate werden aus Opium, dem getrockneten Saft des Schlafmohns, oder chemisch hergestellt. Hierzu gehören Heroin sowie die Analgetika Morphium, Methadon (Polamidon®), Temgesic® sowie das antitussive (hustenstillende) Codein (z.B. Remedacen®). Schon nach kurzzeitiger Einnahme von bestimmten Opiaten tritt eine Abhängigkeit auf. Die meisten Opiate unterstehen dem Betäubungsmittelgesetz.

Wirkungen

Euphorie.

- Euphorie
- Verlangsamung, Schläfrigkeit
- Stimmungslabilität
- Wesensänderung
- Parasympathikusstimulation: typisch sind die stecknadelkopfkleinen Pupillen, Blutdruckabfall, Bradykardie, Müdigkeit, Obstipation u.a.
- Im Entzug: Sympathikuswirkung mit Bluthochdruck, Tachykardie, Diarrhoe, Unruhe sowie Gliederschmerzen.

Komplikationen
- Durch gemeinsames Benutzen einer Nadel kann es zu **Infektionen** mit Hepatitis B und C sowie HIV kommen
- Durch unsauberen »Stoff«, eine unerwartet hohe Dosis oder Begleitkonsum treten **Intoxikationen** mit Bewusstlosigkeit und Atemnot auf
- Problemkreis Drogenkonsum und Beschaffungskriminalität sowie körperlicher Verfall durch schlechte Ernährung.

®️ Therapie

Entzug mit medika-
mentöser Unterstüt-
zung und Entwöhnung.
Methadon-Programm
ermöglicht geregeltes
Leben.

Opiat-Entzug: Im »kalten Entzug« werden die Entzugssymptome symptomatisch mit Medikamenten zur Sedierung (niedrigpotenten Neuroleptika - z.B. Atosil® oder sedierenden Antidepressiva – z.B. Aponal®), Schmerzbehandlung (z.B. Paracetamol) und ggf. Blutdrucksenkung behandelt. Der »warme Entzug« wird erleichtert durch die ausschleichende Gabe von Methadon (Polamidon®).

Entwöhnung und Resozialisierung durch psychotherapeutische Behandlung.

❷ **Methadon-Programm:** Unter bestimmten Voraussetzungen können Opiat-Abhängige von einem Arzt täglich Methadon erhalten. Auf diesem Wege erhalten Abhängige legal das Suchtmittel. Dadurch erfolgt zwar kein Entzug und keine Entwöhnung, jedoch wird der Problemkreislauf der Beschaffungskriminalität oder Prostitution durchbrochen. Damit werden die Voraussetzung für eine Therapie und den Einstieg in ein geregeltes Leben geschaffen. Aus ähnlichen Gründen werden auch Codein-Präparate (z.B. Remedacen®) verordnet. Codein und Methadon haben keine euphorisierende Wirkung.

❗ Merke

Ehemalige Heroinabhängige sollten keine opiathaltigen Medikamente wie Morphium, Temgesic® oder Remedacen® erhalten.

Cannabis und Marihuana

- Euphorie
- Keine körperliche Abhängigkeit.

Cannabis ist das Harz der blühenden Hanfpflanze, Marihuana die getrockneten Blätter und Blüten. Der Wirkstoff selbst ist *Tetrahydrocannabinol*. Eingenommen werden die Substanzen entweder über Rauch oder in verarbeiteten Lebensmitteln, wie z.B. Kuchen. Diese Substanz löst eine gehobene, euphorische Stimmung mit Passivität aus. Oft ist die Realitätswahrnehmung verändert. Eine körperliche Abhängigkeit kommt nicht vor. Evtl. treten Horrortrips mit Angstzuständen auf; als seltene Komplikation Haschischpsychosen.

Halluzinogene

LSD und Mescalin.
Keine körperliche
Abhängigkeit.

Zu dieser Gruppe gehören neben dem synthetisch hergestellten LSD *(Lysergsäurediäthylamid)* auch das aus der Kaktusart *Peyote* gewonnene Mescalin sowie Cannabis. Es kommt zu keiner körperlichen Abhängigkeit.

7

Halluzinationen.

Wirkungen
- (Optische) Halluzinationen
- Depersonalisation
- Euphorie
- Im »Horrortrip« Angst, Panik und akute Verwirrtheit.

Die Wirkung kann auch lange Zeit nach Einnahme der Mittel erneut auftreten als sog. flash back.

Kokain

Hohes psychisches Abhängigkeitspotenzial.

Kokain wird aus der Koka-Pflanze gewonnen. Kokain als Pulver wird meistens geschnupft und so der Wirkstoff über die Nasenschleimhaut resorbiert. Es entsteht keine körperliche Abhängigkeit, jedoch besitzt Kokain ein hohes psychisches Abhängigkeitspotenzial.
Die Droge *Crack* ist eine Mischung aus Kokain mit anderen Substanzen. Kokain untersteht dem Betäubungsmittelgesetz.

Wirkungen

Euphorie und Rededrang.

Euphorie mit Selbstüberschätzung, Rededrang und vermindertes Schlafbedürfnis sind die typischen Wirkungen des Kokains. An den Rausch schließt sich eine depressive Phase an.

Komplikationen

Erschöpfungszustand.

- Erschöpfungszustände, weil sich die Patienten immer wach fühlen und ihrem Körper keine Ruhepause gönnen
- Intoxikation mit Tachykardie, Schwindel, Tremor, u.U. Atemlähmung
- Epileptische Anfälle
- Kokainpsychose mit Symptomen des Delirs mit Halluzinationen
- Wesensänderung.

Ecstasy

Synthetisiert aus Amphetamin und Mescalin.

Ecstasy ist ein Abkömmling der Psychostimulanz Amphetamin und dem Halluzinogen Meskalin. Es wurde erstmals 1914 unter dem Namen MDMA *(3,4-Methylen-Dioxy-Meth-Amphetamin)* synthetisiert und ähnlich wie LSD vorübergehend als Hilfsmittel in der Psychotherapie eingesetzt. Heute wird es unter den Bezeichnungen Ecstasy, XTC oder Adam vor allem als »Tanzdroge« angewendet. Ähnlich wirken MDA oder Eve. Allerdings ist die Zusammensetzung der als Tablette angebotenen Droge nicht standardisiert. Es bleibt letztlich unklar, wie viel MDMA in einer Tablette enthalten ist und ob andere Stoffe (z.B. LSD) beigemengt sind. MDMA gilt als Betäubungsmittel, der Verkauf der Droge ist also illegal.

Wirkungen

Entspannung, Euphorie.

Beschrieben werden ein Gefühl der Entspannung und der Abbau von Ängsten verbunden mit einer euphorischen Stimmung.

Komplikationen

Lebensgefährliche Komplikationen sind möglich.

Unter Ecstasy treten z.T. lebensgefährliche internistische Komplikationen wie **Tachykardie, Hypertonus, Nierenversagen** auf, da das Durstgefühl nachlässt. Außerdem wurden Hyperthermie, die das Tanzen noch verstärkt, und epileptische Anfälle auf Grund einer Exsikkose beschrieben.

Vereinzelt provoziert Ecstasy Psychosen, Panikattacken, Depression sowie Schlaf- und Konzentrationsstörungen. Möglicherweise ist MDA (und MDMA) neurotoxisch.

Schnüffelstoffe

Organische Lösungsmittel.

Zu den Schnüffelstoffen gehören organische Lösungsmittel, deren Dämpfe beim Inhalieren einen Rausch auslösen. Am häufigsten werden Klebstoffe und Verdünner »geschnüffelt«. Der Rausch setzt kurz nach dem Inhalieren ein.

Wirkung

- Benommenheit
- Euphorie
- Kontrollverlust mit Fehlhandlungen.

Die Wirkung klingt bei einmaligem Gebrauch innerhalb weniger Minuten ab, kann aber bei wiederholter Anwendung mehrere Stunden anhalten.

Komplikationen

Organschäden möglich.

Während des Rausches können Halluzinationen, Erbrechen, Nasenbluten, Hörminderung und Kribbelempfindungen an Händen und Füßen auftreten.

Beim häufigen Gebrauch werden unterschiedliche Schädigungen beschrieben: Gehirnschädigung, Gehörverlust, Gleichgewichtsstörung, Konzentrationsstörung, Polyneuropathie, Knochenmarksschädigung.

7

? Übungsfragen

❶ Was ist bei der Einnahme von Benzodiazepinen zu beachten?
❷ Welche Zielsetzung hat das Methadon-Programm?

8 Oligophrenie

Angeborener
Intelligenzmangel.

Oligophrenie (geistige Behinderung) bezeichnet einen *angeborenen* Intelligenzmangel im Gegensatz zur Demenz (☞ 4.2.1), bei der vorhandene intellektuelle Fähigkeiten durch hirnorganische Erkrankungen vermindert werden. Die Oligophrenie *(gr. oligo = klein, wenig, phren = Verstand)* an sich ist keine Krankheit. In Folge der Intelligenzminderung können aber verschiedene Störungen auftreten.

Ursachen

- Vererbung
- Stoffwechselerkran-
  kungen
- Chromosomen-
  defekte
- Hirnschädigung.

❶ Eine Oligophrenie kann unterschiedliche Ursachen haben:
   ▪ Bei einem Teil der Betroffenen wird eine multifaktorielle **Vererbung** vermutet
   ▪ Verschiedene erbliche **Stoffwechselerkrankungen** (z.B. Phenylketonurie und Hypothyreose) führen neben internistischen und neurologischen Störungen auch zu einer Verminderung der Hirnleistung oder zu einer Hirnschädigung
   ▪ **Chromosomendefekte:** z.B. Trisomie 21
   ▪ Vor, während oder kurz nach der Geburt **erworbene Hirnschädigungen**
     – Durch Infektionskrankheiten der schwangeren Mutter z.B. Zytomegalie, Toxoplasmose, Röteln
     – Alkohol-, Drogen- und Medikamentenmissbrauch während der Schwangerschaft. Bei geistiger Behinderung auf Grund von Alkoholmissbrauch in der Schwangerschaft wird von dem *embryofetalen Alkoholsyndrom* gesprochen
     – Trauma und Sauerstoffmangel bei der Geburt.

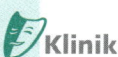

Klinik

Verzögerte
Entwicklung.

   ▪ Verzögerte Entwicklung des Säuglings
   ▪ Beeinträchtigung von Intelligenz, Aufmerksamkeit, Merkfähigkeit, Gedächtnis, Denken und Willen. Auf Grund der dadurch eingeschränkten Fähigkeit, Konflikte zu lösen, treten bei Oligophrenen gehäuft Persönlichkeitsstörungen und Belastungsreaktionen (☞ 6) auf
   ▪ Gestörte Psychomotorik mit psychomotorischer Unruhe und Aggressivität
   ▪ Körperliche Behinderung durch neurologische Ausfälle
   ▪ Epileptische Anfälle.

Schweregrade:
- Debilität
- Imbezilität
- Idiotie.

Hinsichtlich der Ausprägung werden drei Schweregrade der Oligophrenie unterschieden:

- **Debilität** *(lat. debilitas = Schwäche)* Leichte Intelligenzminderung als leichtester Grad der geistigen Behinderung, IQ 60–79. Der Besuch einer Sonderschule für Lernbehinderte ist möglich, ebenso einen handwerklichen Beruf zu erlernen und diesen an einem sog. beschützten Arbeitsplatz auszuführen
- **Imbezillität** *(lat. imbecillus = schwach)* Mittelgradige bis schwere Intelligenzminderung mit einem IQ von 20–59.
- **Idiotie** *(gr. idiotes = niedriger Mann, Laie)* Schwerste Intelligenzminderung, IQ unter 20. Die Menschen sind geistig schwer unterentwickelt, hilflos und pflegebedürftig.

Ⓡ Therapie

Förderung der Fähigkeiten durch heilpädagogische Betreuung und Physiotherapie.

❷ Da es sich bei der Oligophrenie nicht um eine Krankheit handelt, steht nicht eine medizinische Betreuung sondern die **heilpädagogische Betreuung** im Vordergrund. Diese richtet sich nach der jeweiligen Ausprägung der geistigen Behinderung: Förderung der vorhandenen Fähigkeiten, soziale Integration, Leben in speziellen Wohngruppen oder Heimen, Arbeit in Behinderten-Werkstätten. Je nach vorhandenen Fähigkeiten können manche Menschen einen handwerklichen Beruf erlernen und benötigen nur wenig fremde Hilfe; andere hingegen sind pflegebedürftig. Bewegungsstörungen werden mit **Physiotherapie** behandelt.

Eine **medikamentöse Behandlung** wird dann erforderlich, wenn auf Grund der geistigen Behinderung weitere psychische Störungen auftreten. Dann orientiert sich die Therapie an den Krankheitssymptomen, z.B. Behandlung von Unruhe durch niedrigpotente Neuroleptika (Truxal®) oder Carbamazepin (z.B. Tegretal®).

Pflege

- Zuwendung
- Vermeidung von Unter- und Überforderung.

Die Aufgabe des Pflegepersonals besteht in Zuwendung und Unterstützung des Patienten bei den ATL, um die vorhandenen Fähigkeiten zu fördern. Wichtig ist dabei, sowohl eine Unter- wie auch eine Überforderung zu vermeiden. Es müssen immer wieder die (eingeschränkten) geistigen Fähigkeiten berücksichtigt werden.

❓ Übungsfragen

❶ Wodurch kann eine Oligophrenie entstehen?
❷ Worin besteht in erster Linie die Therapie?

8

9 Krisenintervention und Suizidalität

9.1 — Krise

Unzureichende
Bewältigung von
Belastungen.

❶ Von einer Krise spricht man, wenn es einem Menschen nicht gelingt, bestimmte belastende Ereignisse oder eine geänderte Lebenssituation zu bewältigen.

Ursachen

Stress, Konflikt,
Verlust, Krankheit,
Katastrophen.

Auslöser einer Krise können Stresssituationen, Konflikte oder Verlusterlebnisse sein. Weitere Ursachen sind körperliche oder seelische Krankheiten oder Ereignisse wie Flucht, Verfolgung, Krieg und Naturkatastrophen.

! Merke

Eine Krise zeigt letztlich eine Überforderung des Betroffenen und die Grenze der individuellen Belastbarkeit.

 Klinik

- Verzweiflung
- Gefahr der Suizidalität.

Eine Krise lässt sich auch den psychischen Reaktionen (z.B. Belastungsreaktion ☞ 6.1) zuordnen. Leitsymptome einer Krise sind vor allem Verzweiflung und Hilflosigkeit. Weitere Symptome sind Angst und Depressivität. Im Rahmen einer Krise kann die Gefahr der Suizidalität bestehen.

Ⓡ Therapie

Krisenintervention
zur Lösung von Konflikten und Aufzeigen von
Perspektiven.

Bei der Behandlung wird von einer **Krisenintervention** gesprochen, die in einer Kurztherapie besteht. Diese Möglichkeit wird dem Betroffenen über ambulante Hilfsangebote wie Beratungsstellen, Gesundheitsamt, niedergelassene Psychiater und Psychologen angeboten. Bei der Kurztherapie wird einerseits durch den persönlichen Kontakt die Krisensituation gelindert, andererseits werden dem Patienten Lösungsmöglichkeiten und neue Perspektiven eröffnet. Dabei wird die die Krise auslösende Situation aufgezeigt, geklärt und mit Unterstützung des Therapeuten bewältigt.

Bei sehr großem Leidensdruck und der Unfähigkeit, den Alltag zu bewältigen, oder einer erhöhten Suizidalität ist die Klinikaufnahme indiziert.

9.2 — Suizidalität

Selbstmordgefährdung in Krisen und im Rahmen von körperlichen und seelischen Krankheiten.

❷ Als suizidal *(engl. suicide = Selbstmord)* werden Menschen bezeichnet, die in belastenden Situationen Selbstmord als (einzigen) Ausweg ansehen. Suizid, der Selbstmord an sich, ist eine relativ häufige Todesursache: Jährlich nehmen sich in der Bundesrepublik 20 von 100.000 Menschen das Leben. Die Zahl der Suizidversuche ist um das 10–20fache höher. Zum Suizidversuch führt meistens ein relativ spontaner Entschluss. Zwischen dem Erwägen und der Durchführung dieser Kurzschlusshandlung liegen dann nur wenige Stunden. Bei länger bestehender Suizidalität (der Gefahr, Selbstmord zu begehen) werden Suizidversuche genauer geplant und entschiedener durchgeführt.

Ursachen

Suizidalität ist ein komplexes und allen Menschen mögliches Verhalten. Ein erhöhtes Suizidrisiko wird beobachtet bei:

- Krisen
- Psychisch Kranken mit Depression oder Schizophrenie; auch während der Therapie im Krankenhaus (z.B. als Bilanz der schwerwiegenden Erkrankung oder aber unter dem Einfluss imperativer Stimmen)
- Suchtkranken
- Unheilbar körperlich Erkrankten
- Alleinstehenden
- Suizidversuch in der Vorgeschichte oder Suiziden in der Familie.

- Hilferuf
- Wunsch nach Ruhe
- Fluchtreaktion
- Autoaggressives Verhalten.

Nicht selten ist ein Suizidversuch Ausdruck eines Appells oder eines Hilferufes. Vor allem, wenn ein Selbstmord mit Schlaftabletten versucht wird, entspringt dies rückblickend mehr dem Wunsch nach Ruhe oder einer Verschnaufpause als einer tatsächlichen Todessehnsucht. Im Moment der Tabletteneinnahme will der Patient jedoch den Tod erzielen. Ein Suizidversuch kann auch gedeutet werden als Fluchtreaktion aus einer unerträglich gewordenen Lebenswelt, als autoaggressives Verhalten oder als Ausdruck einer Aggression gegen die Umwelt und Mitmenschen.

**Klinik**

Ankündigung durch das präsuizidale Syndrom.

❸ Ein Suizidversuch kündigt sich häufig an mit den Symptomen des *präsuizidalen Syndroms:*

- Einengung von Bewusstsein und Gefühlen, Rückzug in die Isolation, Vereinsamung
- Aggressionen werden gegen die eigene Person gerichtet, Schuldgefühle treten auf
- Suizidfantasien, die zunächst noch nicht konkret sind.

9

Entwicklung der Suizidalität:
1. Erwägung
2. Ambivalenz
3. Entschluss.

Aus diesem präsuizidalen Syndrom entwickelt sich die Suizidalität in *drei Stadien:*

- Der Suizid wird erwogen, d.h. der Selbstmord erscheint als Lösung der Probleme
- Es besteht noch Unsicherheit und Ambivalenz, d.h. der Selbstmord wird als Hilferuf angekündigt
- Der Entschluss steht fest: Der Selbstmord wird vorbereitet. Der Patient erscheint unauffällig und weniger depressiv, sozusagen »die Ruhe vor dem Sturm«.

Zeichen einer erhöhten *Suizidgefahr* sind:

- Angst
- Schon länger bestehende schwere Depressivität
- Schuldgefühle mit Selbstbezichtigungen
- Aussichtslosigkeit
- Aggressivität.

! Merke

Suizidalität rechtzeitig erkennen durch direkte Frage nach Selbstmordabsichten.

Die Abschätzung der Suizidalität ist nicht immer einfach, da Patienten, die tatsächlich den Entschluss zum Suizidversuch gefasst haben, gelöst (also wenig suizidal) erscheinen. Im Zweifelsfall muss daher direkt nach dem Lebensmut und Selbstmordabsichten gefragt werden. Daran anschließen kann sich die Frage nach dem Grund, warum der Patient keine Suizidgedanken mehr hat. Wichtig ist, die Suizidalität rechtzeitig zu erkennen und dem Patienten gezielte Lebenshilfe zu geben.

® Therapie

Jeder Suizidversuch sollte ernst genommen werden und zu einer psychiatrischen oder psychotherapeutischen Behandlung führen. Dies gilt auch dann, wenn sich ein Patient schnell von Suizidalität distanziert. Die Therapie besteht aus:

- Behandlung der Grunderkrankung, z.B. Neurose, Psychose, Sucht
- Krisenintervention
- Klinikeinweisung.

? Übungsfragen

❶ Was ist eine Krise?
❷ Wie entwickelt sich Suizidalität?
❸ Woran erkennt man Suizidalität?

Gesetzliche Grundlagen

Oftmals sind psychisch Kranke auf Grund ihrer Erkrankung nicht mehr schuld- oder geschäftsfähig und müssen unter Umständen vorübergehend zwangsweise in einer psychiatrischen Abteilung untergebracht werden. Die notwendigen Bestimmungen dazu sind in verschiedenen Gesetzen enthalten, die Folgendes regeln:

- Schuldfähigkeit
- Geschäftsfähigkeit
- Fahrtüchtigkeit
- Einrichtung einer Betreuung
- Unterbringung und Behandlung in einem psychiatrischen Krankenhaus.

Schuldfähigkeit

- Schuldunfähigkeit: Handlungen können nicht bewusst gesteuert werden.

Das **Strafgesetzbuch** (StGB) und das **Bürgerliche Gesetzbuch** (BGB) regeln die *Schuldfähigkeit*. Wer bei Begehung einer Straftat an einer schwerwiegenden seelischen Störung leidet und deshalb sein Handeln nicht bewusst steuern kann, ist nicht oder nur vermindert schuldfähig. Bei Bewusstseinsstörungen und Oligophrenie ist die Schuldfähigkeit ebenfalls eingeschränkt. Das BGB schließt bei Schuldunfähigkeit in bestimmten Fällen eine Haftung für Schäden aus, die ein Schuldunfähiger verursacht hat.

Geschäftsfähigkeit

Geschäftsunfähigkeit: Störung der Geistestätigkeit.

Geschäftsunfähig im Sinne des BGB sind Menschen, die an einer Störung der Geistestätigkeit leiden und auf Grund dieser ihren Willen nicht frei bestimmen können. Einkäufe oder in diesem Zustand abgeschlossene Verträgen können rückgängig gemacht werden.

Fahrtüchtigkeit

Die Fahrtüchtigkeit ist ausgeschlossen bei Patienten mit akuten Psychosen und Suchterkrankungen sowie bei der Therapie mit Psychopharmaka, wenn zentralnervöse Nebenwirkungen auftreten.

Einrichtung einer Betreuung

Betreuung für befristete Zeit und bestimmte Aufgaben.

❶ An Stelle der Entmündigung ist 1992 die Einrichtung einer Betreuung getreten. Diese wird durch das **Betreuungsgesetz** (BtG) geregelt. Für chronisch psychisch Kranke und körperlich, geistig oder seelisch Behinderte kann das zuständige Vormundschaftsgericht eine Betreuung einrichten, wenn diese ihre Angelegenheiten nicht mehr selbstständig regeln können. Den Antrag auf Betreuung stellen die Betroffenen, aber auch Angehörige, Ärzte u.a. Für die Einrichtung einer Betreuung ist ein ärztliches Gutachten erforderlich. Ein Betreuer wird für bestimmte Aufgaben (z.B. Regelung der finanziellen Angelegenheiten, Bestimmung des Aufenthaltortes, Gesundheitsversorgung) befristet bestellt. Das Gericht prüft regelmäßig, ob die Betreuung verlängert werden muss. Eine Betreuung wird häufig bei Demenzkranken, schweren Persönlichkeitsstörungen oder chronisch Schizophrenen eingerichtet. Durch die Betreuung ist nicht zwangsläufig die Geschäftsfähigkeit eingeschränkt.

Unterbringung und Behandlung in einem psychiatrischen Krankenhaus

Anordnung einer psychiatrischen Behandlung bei krankheitsbedingter Eigen- oder Fremdgefährdung.

❷ In der Regel lassen sich psychisch Kranke freiwillig in einem Krankenhaus behandeln. Einigen Erkrankten fehlt jedoch die Krankheitseinsicht. In Ausnahmefällen kann ein Richter die Unterbringung in einem psychiatrischen Krankenhaus (auf einer geschlossenen Station) anordnen. Dies ist aber nur dann möglich, wenn psychisch Kranke auf Grund ihrer Erkrankung sich selbst, z.B. durch Selbstmord, oder andere, z.B. durch Aggressivität mit Körperverletzung, gefährden. Man spricht dann von einer *Eigen-* oder *Fremdgefährdung.*

PsychKG:
- Anordnung der Unterbringung nach ärztlichem Gutachten
- Richterliche Entscheidung spätestens am nächsten Tag.

Verschiedene Gesetze regeln diese Unterbringung:
❸ **Unterbringungsgesetze** (Gesetz für Psychisch Kranke: PsychKG) werden von den einzelnen Bundesländern festgelegt. Vor Unterbringung nach dem PsychKG prüft ein psychiatrisch erfahrener Arzt, ob eine psychische Erkrankung *und* eine Eigen- bzw. Fremdgefährdung vorliegen. Wird vom Gesundheitsamt eine Unterbringung angeordnet, so muss spätestens bis zum Ablauf des nächsten Tages ein Richter nach einer persönlichen Anhörung des Betroffenen darüber entscheiden, ob und wie lange diese zulässig ist. Der Zeitraum der Unterbringung beträgt in der Regel wenige Wochen. Auf Antrag der behandelnden Ärzte kann die Unterbringung wieder aufgehoben werden, wenn sich der Gesundheitszustand des Patienten deutlich gebessert hat.

Betreuungsgesetz.

Auch im Rahmen einer **Betreuung** kann eine Behandlung in einem psychiatrischen Krankenhaus angeordnet werden, wenn sie zuvor vom zuständigen Vormundschaftsgericht genehmigt worden ist.

Strafgesetzbuch.

Bei Straftätern, die nach dem **Strafgesetzbuch** auf Grund einer psychischen Erkrankung schuldunfähig sind, kann das Gericht eine Unterbringung in einem psychiatrischen Krankenhaus (ggf. in einer geschlossenen Abteilung) anordnen, wenn eine Gefahr für die Allgemeinheit besteht (z.B. Sexualstraftäter).

? Übungsfragen

❶ Was ist eine Betreuung?

❷ Aus welchem Grund kann ein Patient gegen seinen Willen in einem psychiatrischen Krankenhaus behandelt werden?

❸ Welche Gesetze regeln eine Zwangseinweisung?

Neurologie

Die Neurologie, die »Lehre von den Krankheiten der Nerven«, beschäftigt sich mit den Erkrankungen des zentralen und peripheren Nervensystems. So wie der Aufbau des Nervensystems komplex und faszinierend ist, so können seine Erkrankungen vielfältige Erscheinungen zeigen. Für die Diagnose der Krankheitsbilder ist immer die sorgfältige Anamnese notwendig. Die genaue Ursache und das Ausmaß der Erkrankung kann jedoch häufig nur mit Hilfe apparativer Verfahren geklärt werden. Deshalb sind diese in einem eigenen Kapitel zusammengefasst. Im Mittelpunkt der Therapie neurologischer Erkrankungen stehen verschiedene Medikamente, von denen einige auch in der Psychiatrie (☞ 3.5) eingesetzt werden, sowie die physiotherapeutische Behandlung des Patienten. Operationen sind nur in Einzelfällen indiziert. Somit sind die therapeutischen Möglichkeiten überschaubar, weshalb sie bei den einzelnen Krankheitsbildern genauer aufgeführt werden.

Inhaltsverzeichnis Neurologie

1 Untersuchungsmethoden

1.1　Anamnese

- Symptomatik
- Medikamente
- Persönliche Situation
- Seelische Verfassung.

In der Neurologie ist eine sorgfältige Anamnese für die Diagnosestellung notwendig, da nervale Störungen Auswirkungen auf den gesamten Organismus mit ganz unterschiedlichen Symptomen haben können. Zusätzlich wird der Patient nach Einnahme von Medikamenten mit Einfluss auf das Nervensystem sowie zu seiner persönlichen Situation und seelischen Verfassung gefragt.

1.2　Körperliche Untersuchung

- Neurologischer Status
- Internistischer Status.

Bei der sog. körperlich-neurologischen Untersuchung werden oft schon wichtige Symptome erkannt, die entscheidend auf die Diagnose hinweisen. Dabei wird vor allem auf die Funktions- und Leistungsfähigkeit des Nervensystems geachtet und der sog. **neurologische Status** festgestellt.

Da neurologische Störungen auch im Rahmen von internistischen Erkrankungen auftreten, untersucht ein Neurologe auch innere Organe und die Herz-Kreislauf-Funktion.

1.2.1　Funktion der zwölf Hirnnerven

- Sinnesfunktion
- Muskelfunktion
- Reflexe.

Die Funktion der zwölf Hirnnerven (N. I–XII) wird bei jeder neurologischen Untersuchung überprüft.

Dabei werden die Hirnnerven über die Funktion der **Sinnesorgane** getestet auf:

- Störung der Sehkraft allgemein oder in einzelnen Bereichen des Gesichtsfeldes (N. II)
- Hörstörungen (N. VIII)
- Gleichgewichtsstörungen (N. VIII)
- Störung der Geruchswahrnehmung (N. I)
- Sensibilitätsstörungen der Gesichtshaut (N. V), Kornealreflex (☞ 1.2.2).

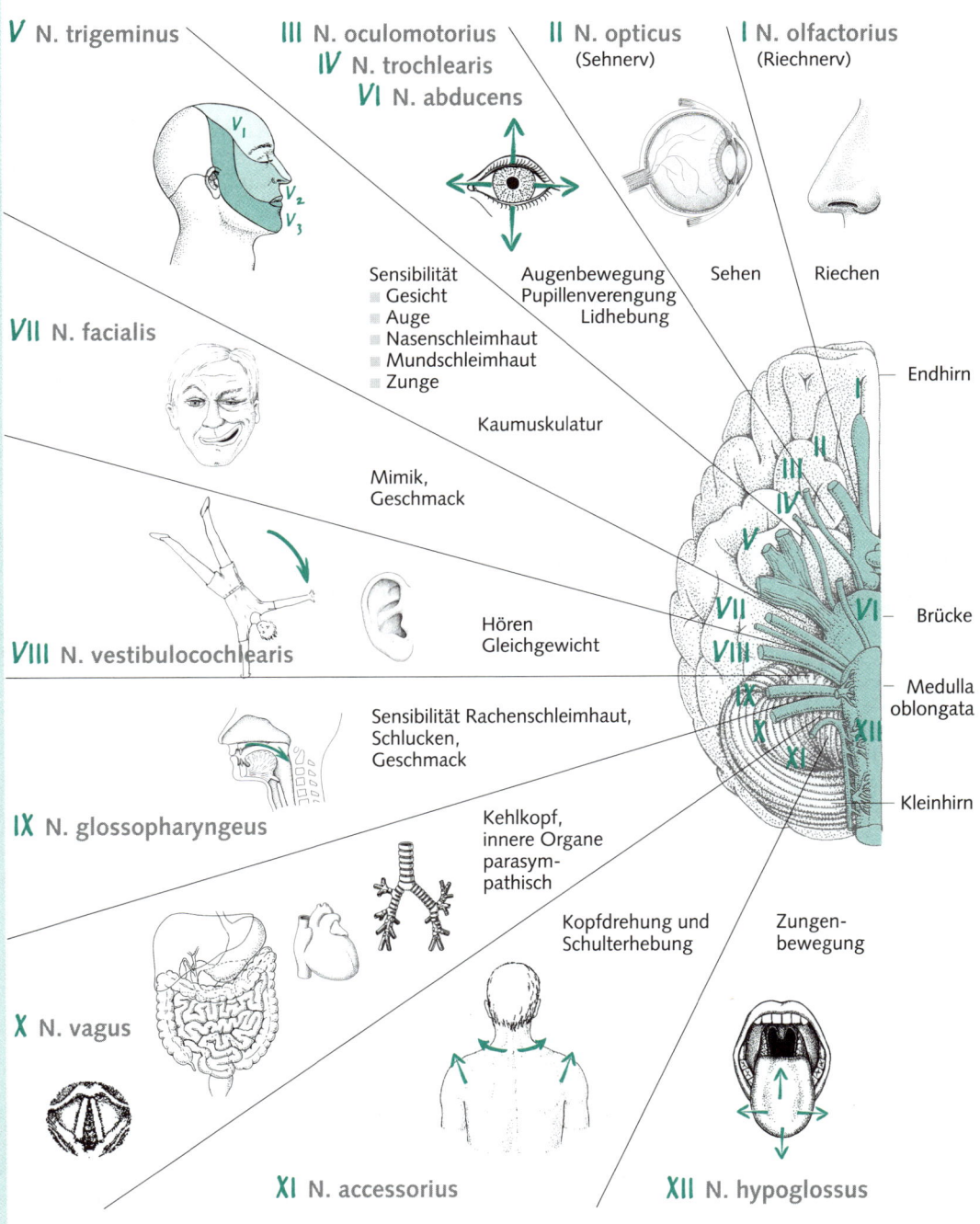

V N. trigeminus

III N. oculomotorius
IV N. trochlearis
VI N. abducens

II N. opticus
(Sehnerv)

I N. olfactorius
(Riechnerv)

Sensibilität
- Gesicht
- Auge
- Nasenschleimhaut
- Mundschleimhaut
- Zunge

Augenbewegung
Pupillenverengung
Lidhebung

Sehen

Riechen

VII N. facialis

Kaumuskulatur

Mimik,
Geschmack

Endhirn

VIII N. vestibulocochlearis

Hören
Gleichgewicht

Brücke

Medulla
oblongata

Sensibilität Rachenschleimhaut,
Schlucken,
Geschmack

Kleinhirn

IX N. glossopharyngeus

Kehlkopf,
innere Organe
parasym-
pathisch

Kopfdrehung und
Schulterhebung

Zungen-
bewegung

X N. vagus

XI N. accessorius

XII N. hypoglossus

Abb. 1.1 Übersicht über die zwölf Hirnnerven und ihre Funktion. Die Hirnnerven versorgen hauptsächlich die Kopf- und Halsregion. Nur der N. vagus verlässt diese Region und zieht hinunter in den Bauchraum zu zahlreichen inneren Organen. [L190]

Die Funktion einzelner **Muskeln** wird überprüft:

- Augenmuskeln (N. III, N. IV, N. VI): Finger des Untersuchers mit den Augen folgen
- Mimische Muskulatur (N. VII): Grimassieren, Lidschluss und Pfeifen
- Muskulatur der Zunge und des Rachens (N. IX, N. X, N. XII): Herausstrecken der Zunge und Würgereflex (☞ 1.2.2)
- M. sternocleidomastoideus, M. trapezius (N. XI): Drehen des Kopfes, Heben der Schultern
- Kaumuskulatur (N. V): Öffnen des Mundes.

Die Funktion der Hirnnerven ist im Rahmen verschiedener neurologischer Erkrankungen mit beeinträchtigt. Bei wenigen Krankheiten stehen die Hirnnervenstörungen im Vordergrund: Trigeminus-Neuralgie (☞ 9.4) und Fazialisparese (☞ 13.3.1).

1.2.2 Reflexe

Eigenreflexe

Reizaufnahme und -antwort im selben Organ.

Zur Prüfung des Eigenreflexes wird die Sehne eines Muskels durch den Schlag eines Reflexhammers gedehnt. Dieser Reiz wird im Rückenmark direkt auf ein motorisches Neuron übertragen. Der gedehnte Muskel zieht sich im Anschluss reflexartig zusammen. Liegt eine Schädigung dieses Rückenmarksegmentes oder der beiden beteiligten Nerven vor, lässt sich der Reflex nicht auslösen.

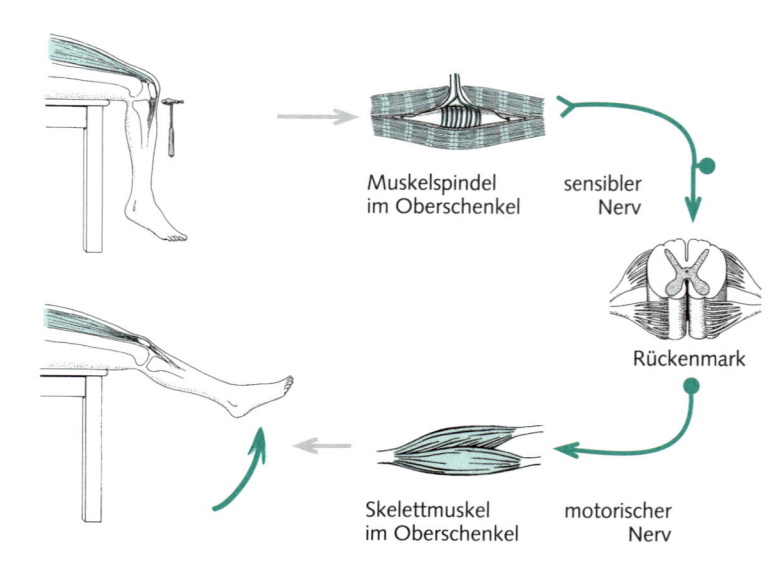

Muskelspindel im Oberschenkel   sensibler Nerv

Rückenmark

Skelettmuskel im Oberschenkel   motorischer Nerv

Abb. 1.2
Beispiel eines Reflexbogens anhand des Eigenreflexes der Patellarsehne [A400–190]

Wichtige Eigenreflexe sind:

- Bizepssehnenreflex (BSR)
- Trizepssehnenreflex (TSR)
- Radiusperiostreflex (RPR)
- Patellarsehnenreflex (PSR)
- Achillessehnenreflex (ASR).

Fremdreflexe

Reizaufnahme und -antwort in verschiedenen Organen.

Fremdreflexe sind komplexer aufgebaut, da Reizaufnahme und Reizantwort in verschiedenen Organen liegen. An der Reflexantwort (Kontraktion des Muskels) sind mehrere Neurone beteiligt. Zu den Fremdreflexen gehören:

- *Würgereflex* (Reizung der Rachenhinterwand löst Würgen aus)
- *Kornealreflex* (Berührung der Hornhaut bewirkt Lidschluss)
- *Bauchhautreflex* (Nadelstrich über die Bauchhaut von lateral nach medial führt zur Kontraktion der Bauchmuskeln).

Pathologischer Reflex: BABINSKI-Reflex.

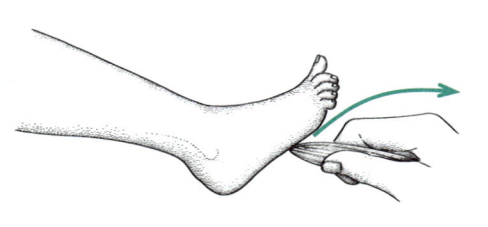

Abb. 1.3 BABINSKI-Reflex [L190]

Pathologische *(krankhafte)* **Reflexe** treten bei Störungen der motorischen Bahnen im ZNS auf. Zu diesen zählt der **BABINSKI-Reflex.** Bei jeder neurologischen Untersuchung wird er durch Bestreichen des äußeren Randes der Fußsohle geprüft. Beugt sich hierbei die Großzehe nach oben, während die übrigen Zehen abgespreizt werden, ist der BABINSKI-Reflex positiv, d.h. ein pathologischer Reflex liegt vor.

1.2.3 Motorik

Prüfung der Motorik:
- Muskelfunktion
- Muskulaturausprägung
- Muskelkraft
- Muskeltonus.

Die Motorik wird durch die Funktionsprüfung der Muskeln untersucht, dabei wird zwischen der Ausprägung der Muskulatur, der Muskelkraft sowie dem Muskeltonus unterschieden.

Muskelatrophie

Auftreten von Muskelatrophie bei:
- Immobilität
- Nervenschädigung.

Eine Muskelatrophie (*Rückbildung* der Muskulatur) fällt schon bei der Inspektion (Betrachtung) des Körpers auf. Die gesamte Muskulatur kann betroffen sein, z.B. infolge Unterernährung oder mangelnder körperlicher Betätigung. Die Atrophie einzelner Muskeln ist häufig auf fehlende nervale Versorgung zurückzuführen.

Muskelkraft

Störungen der
Muskelkraft:
- Parese
- Paralyse
- Plegie.

Bei Störungen der Muskelkraft wird zwischen einer **Parese** *(Schwäche)* oder **Paralyse, Plegie** *(Lähmung)* einzelner Muskeln oder ganzer Extremitäten unterschieden. Eine latente Parese fällt erst im Armhalte- oder Beinhalteversuch dadurch auf, dass die Extremität langsam absinkt. Die Störung der Muskelkraft wird nach Paresegraden 0 (keine Aktivität) bis 5 (normale Funktion) eingeteilt.

Muskeltonus

Muskeltonus ↑ bei:
- Spastik
- Rigor.

Der Muskeltonus wird durch passives Bewegen der Gelenke geprüft. Er kann herabgesetzt, also *hypoton*, oder gesteigert, *hyperton*, sein. Eine hypertone Muskulatur zeigt sich z.B. in einer **Spastik** (verstärkte Anspannung der Muskulatur mit federndem Widerstand) bei bestimmten Krankheitsbildern, z.B. als Folge eines Schlaganfalles (☞ 5.1.2), oder durch **Rigor** (Tonuserhöhung mit nicht federndem Widerstand - Zahnradphänomen), z.B. im Rahmen von extrapyramidalen Erkrankungen (☞ 10).

1.2.4 Sensibilität

Die Überprüfung der Sensibilität gibt wichtige Hinweise auf die nervale Versorgung bestimmter Körpersegmente. Hierzu werden die verschiedenen Qualitäten der Sensibilität an Regionen der Haut überprüft:

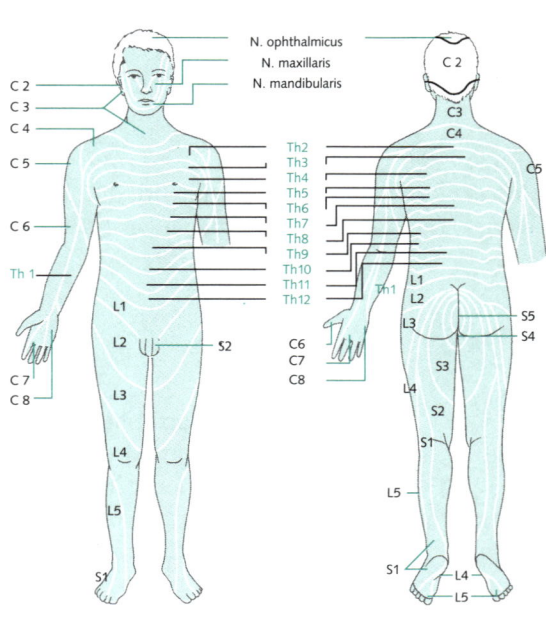

Abb. 1.4
Dermatome
(nach Hansen und
Schliack) [A300–157]

Oberflächen- und Tiefensensibilität werden geprüft.

- *Oberflächensensibilität*: Berührung, Temperatur, Schmerz
- *Tiefensensibilität*: Vibrationsempfinden (mit einer Stimmgabel, die auf Knöchel oder Schienbein gehalten ein »Kribbelgefühl« auslöst), Erkennen von Lage und passiven Bewegungen der Zehen und Finger (Lagesinn), Entziffern von Zahlen, die mit dem Finger auf die Haut geschrieben werden.

Störungen der Sensibilität

Sensibilitätsstörungen durch Schädigung von:
- Rückenmarkssegmenten
- Peripheren Nerven.

- *Missempfindungen:* Parästhesie (Kribbelgefühl), Dysästhesie (schmerzhafte Missempfindung), Hyperästhesie/Hypästhesie (gesteigerte/verminderte Empfindlichkeit für Reize), Hyperpathie (gesteigerte Empfindung aller Reize)
- *Gestörtes Schmerzempfinden:* Hypalgesie/Analgesie/Hyperalgesie (verminderte/aufgehobene/gesteigerte Schmerzempfindung).

Erkrankungen des Rückenmarks oder der Spinalnerven zeigen einen Sensibilitätsausfall in den entsprechenden Dermatomen (Abb. 1.4).

Die Schädigung eines peripheren Nerven führt zu einem Sensibilitätsausfall in dem Hautgebiet, das durch den Nerven versorgt wird (☞ 13.3).

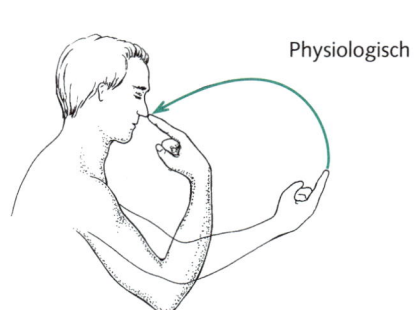

Physiologisch

1.2.5 Koordination

Die Koordination von Bewegungsabläufen wird vom **Kleinhirn** gesteuert. Allgemein wird eine Störung der Koordination als **Ataxie** bezeichnet. Um Erkrankungen in diesem Bereich festzustellen wird deshalb bei neurologischen Erkrankungen die Koordination des Patienten über folgende Versuche überprüft:

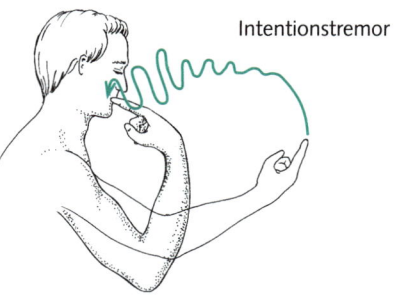

Intentionstremor

Abb. 1.5
Finger-Nase-Versuch [A400–190]

- *Zielversuche:* Finger-Nase- und Knie-Hacken-Versuch
- *Standversuch:* Stehen mit ausgestreckten Armen bei geschlossenen Augen
- *Tretversuch:* auf der Stelle treten bei geschlossenen Augen
- *Gangprüfung:* Blindgang, Seiltänzergang (gehen mit geschlossenen Augen bzw. auf einem fiktiven Seil).

Ataktische Bewegungsabläufe

Ataxie:
- Zerebellär
- Spinal
- Peripher.

Symptome bei Kleinhirnschädigung:
- Ataxie
- Skandierende Sprache
- Intentionstremor
- Nystagmus.

Da eine Ataxie sowohl durch eine Kleinhirnschädigung als auch durch Störung anderer Strukturen verursacht werden kann, unterscheidet man:

- **Zerebelläre Ataxie:** Hier liegt eine Störung von Koordination und Gleichgewichtsregulation im Kleinhirn *(Cerebellum)* vor. Die Bewegungsstörung lässt sich durch Sichtkontrolle nicht korrigieren und ist bei geöffneten Augen ebenso deutlich ausgeprägt wie bei geschlossenen. Weitere Zeichen einer **Kleinhirnschädigung** sind: **Skandierende Sprache** (abgehackter Sprachfluss), **Intentionstremor** (zunehmendes Zittern bei Zielbewegungen, Abb. 1.5) und **Nystagmus** (unwillkürlich zuckende Bewegung der Augen), Schwindel.
- **Spinale** und **periphere Ataxie:** Die Koordiantionsstörung ist durch eine Schädigung der sensiblen Bahnen des Rückenmarks (spinale Ataxie – z.B. bei Tabes dorsalis ☞ 6.6.2) oder von peripheren sensiblen Nerven (z.B. Polyneuropathie ☞ 13.1) bedingt.

1.2.6 Vegetative Funktionsprüfung

Neurologische Ausfälle des vegetativen Nervensystems zeigen sich in der Funktionsstörung verschiedener Organe, z.B. Blasenentleerung. Zur Diagnostik werden verschiedene Untersuchungen durchgeführt, die Reaktionen des vegetativen Nervensystems provozieren:

- Prüfung der Blasenentleerung
- Schweißversuch der Haut: Die Haut wird mit Jodlösung und Stärkepulver bestrichen, anschließend wird die Schweißsekretion durch das Trinken von Lindenblütentee angeregt. Der Schweiß löst die Jod-Stärke-Reaktion aus und die Haut verfärbt sich violett.

1.3 Neuropsychologische Untersuchung

Zur neurologischen Untersuchung gehört auch die Beobachtung, ob psychologische Funktionen durch die Erkrankung eingeschränkt sind (*Psychopathologie,* ☞ Psych 2). Neuropsychologische Symptome deuten häufig auf umschriebene Defekte hin und treten nicht selten kombiniert auf.

1.3.1 ▬ Neuropsychologischer Befund

1

Wichtige neuropsychologische Störungen sind:

Aphasien

Aphasie (Sprach-
störung):
- Motorisch
- Sensorisch
- Global
- Amnestisch.

Aphasien sind Sprachstörungen auf Grund einer Schädigung des Sprachzentrums. Abhängig von der Lokalisation der Schädigung werden verschiedene Formen beschrieben :

- **Motorische Aphasie** (BROCA) durch Störung des Sprechens: Die Patienten hören und verstehen alles, können aber nicht oder nur mit Mühe sprechen (Telegrammstil). Die Sätze sind verkürzt. Die motorische Aphasie muss von der **Dysarthrie** (Störung der Motorik des Sprechens mit verwaschener Sprache) unterschieden werden
- **Sensorische Aphasie** (WERNICKE) durch Störung des Sprachverständnisses: Die Patienten können zwar gut artikuliert sprechen, die Sätze und Worte ergeben aber keinen Sinn. Es finden sich Wortneubildungen (Neologismen) und Wortverwechselungen
- **Globale Aphasie:** Sprechen und Sprachverständnis sind beeinträchtigt
- **Amnestische Aphasie** durch Störung der Erinnerung: Den Patienten fehlen einzelne Worte, die sie zu umschreiben versuchen.

Apraxie

Apraxie (Störung der
Bewegungsfolge)

Bei der Apraxie ist die Bewegungs- und Handlungsfolge gestört. Einzelbewegungen werden nicht zu sinnvollen Handlungsfolgen.

Hemineglect

Die Patienten vernachlässigen eine Raum- und Körperhälfte, ohne dass Bewusssein oder Orientierung beeinträchtigt sind.

Hemianopsie

Der Ausfall der Sehbahnen oder des Sehzentrums führt zu einer halbseitigen Sehstörung.

Agnosie

Agnosie (Störung des
Erkennens)

Das (optische, taktile oder akustische) Erkennen von Gegenständen und Personen ist beeinträchtigt.

1.3.2 ▬ Bewusstsein

Einteilung von Bewußtseinsstörungen:
- Benommenheit
- Somnolenz
- Sopor
- Koma.

Zum neurologischen Befund gehört die Prüfung des Bewusstseins. Störungen des Bewusstseins treten bei verschiedenen akuten neurologischen Erkrankungen auf. Mit zunehmender Schwere werden Bewusstseinsstörungen als Benommenheit, Somnolenz, Sopor oder Koma bezeichnet. Sie werden (insbesondere nach einem Schädel-Hirn-Trauma) auch nach der **Glasgow-Koma-Skala** eingeteilt. Hierbei werden die in der jeweiligen Rubrik erzielten Werte addiert.

Glasgow-Koma-Skala

Aktion	Reaktion	Bewertung
Augenöffnen	spontan	4
	auf Ansprache	3
	auf Schmerzreiz	2
	keine Reaktion	1
Verbale Reaktion	orientiert	5
	desorientiert	4
	inadäquate Antwort	3
	unverständliche Laute	2
	keine Reaktion	1
Motorische Reaktion Reaktion auf Schmerzreize	befolgt Aufforderungen	6
	gezielte Schmerzabwehr	5
	ungezielte Schmerzabwehr	4
	Beugesynergismen	3
	Strecksynergismen	2
	keine Reaktion	1

 Pflege

Um den genauen Wachheitszustand des Patienten zu beurteilen, ist die Glasgow-Koma-Skala nicht immer ausreichend und differenziert genug. So berücksichtigt sie nicht, in welcher Art der Patient, z.B. mit Grimassen oder Bewegungen auf Reize wie vertraute Stimmen oder Berührungen, Geräusche oder Lichtreize reagiert. Diese Beobachtungen sollten jedoch im Pflegebericht sorgfältig dokumentiert werden, um Änderungen exakt beurteilen zu können.

1.4   Spezielle Untersuchungsmethoden

1.4.1   Elektroenzephalogramm

EEG-Veränderungen:
- Allgemeinveränderungen
- Herdbefunde
- Krampfpotenziale.

Das Elektroenzephalogramm (EEG) zeichnet Hirnströme auf, die durch die Aktivität der Nervenzellen entstehen. Dazu werden kleine Elektroden an der Kopfhaut befestigt. Die Untersuchung dauert etwa 30 Minuten und ist schmerzfrei. Hirnströme zeigen normalerweise über dem gesamten Gehirn ein regelmäßiges Wellenmuster. Über einem Tumor oder einer Blutung sind die Wellen häufig langsamer, sog. *Herdbefund*. Bei der Epilepsie werden typische Wellenformen, sog. *Krampfpotenziale*, gesehen. Diffuse Hirnerkrankungen ergeben ein unregelmäßiges Muster verlangsamter Wellen über dem gesamten Hirn oder einer Hemisphäre im Sinne einer *Allgemeinveränderung*.

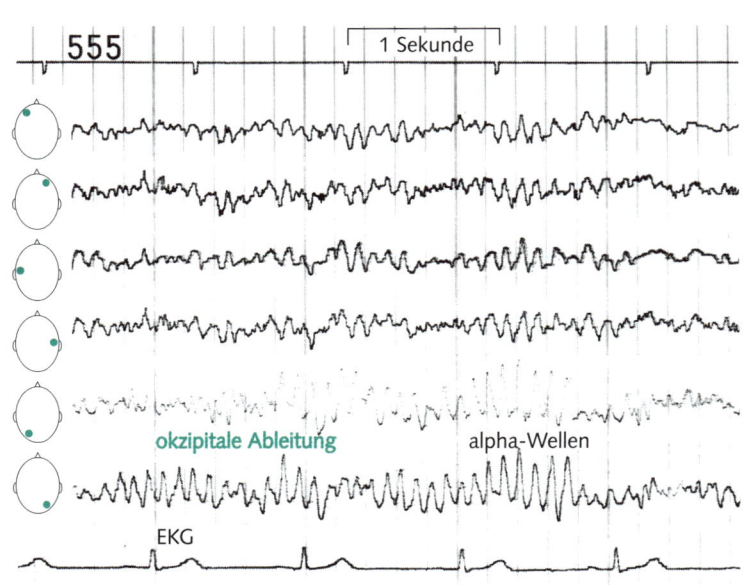

Abb. 1.6
EEG [O141]

1.4.2   Evozierte Potenziale

EP: Spezielle Prüfung der Sinnesorgane.

Die Evozierten Potenziale (EP) geben Auskunft darüber, ob Sinnesorgane, die Nervenleitung von den Sinnesorganen zum Gehirn oder die Reizverarbeitung gestört ist. Dazu wird durch einen spezifischen Reiz das Sinnesorgan stimuliert, z.B. durch Betrachten eines flackernden Schachbrettmusters oder Hören eines kurzen Klick-Tons. Gleichzeitig wird im EEG überprüft, ob dieser Reiz auch zu einer Aktivitätssteigerung der Hirnströme führt.

Evozierte Potenziale werden zur Prüfung verschiedener Sinnesqualitäten angewendet:

- **Visuell evozierte** Potenziale (VEP) überprüfen das Sehen
- **Akustisch evozierte** Potenziale (AEP) überprüfen das Hören
- **Somatosensibel evozierte** Potenziale (SEP) überprüfen durch Reizung eines Bein- oder Armnerves die Erregungsleitung der sensiblen Bahnen.

1.4.3 Elektromyographie

EMG: Aktivitätsmessung der Muskelfasern.

Die Elektromyographie (EMG) misst die elektrische Aktivität von Muskelzellen. Dazu wird eine dünne Elektrode in den Muskel gestochen. Ein gesunder Muskel zeigt in Ruhe keine Aktivität, während bei verschiedenen Muskel- und Nervenerkrankungen eine Spontanaktivität beobachtet wird oder bei Muskelanspannung veränderte Aktionspotenziale gesehen werden.

1.4.4 Elektroneurograhie

ENG und NLG: Prüfung von Nervenschädigung.

Nervenschädigungen können mittels einer Elektroneurographie (ENG), d.h. durch die Bestimmung der Nervenleitgeschwindigkeit (NLG), genau lokalisiert werden. Dabei wird durch eine Elektrode ein elektrischer Reiz auf den Nerven übertragen und so ein Aktionspotenzial ausgelöst. Dieses wird fortgeleitet und etwas weiter entfernt von einer anderen Elektrode aufgezeichnet. Schädigungen der Markscheiden führen zu einer Verlangsamung der NLG. Bei einem Riss der Nervenfaser wird der Reiz überhaupt nicht fortgeleitet.

1.4.5 Liquoruntersuchung

Bildung des Liquors

Der Liquor cerebrospinalis wird in den Plexus choroidei der Hirnventrikel gebildet. Während ein Teil der Flüssigkeit im Gehirn verbleibt, dieses umspült und teilweise resorbiert wird, fließt der Rest durch den 3. und 4. Ventrikel ab und umgibt das Rückenmark.

Lumbalpunktion

Liquorentnahme zwischen L3 und L4.

Der Liquor wird durch eine Lumbalpunktion (LP) aus dem Wirbelkanal entnommen. Dazu sitzen oder liegen die Patienten mit gebeugtem Rücken (Katzenbuckel), so dass die Dornfortsätze der Wirbel weit auseinander stehen. Unter sterilen Bedingungen erfolgt zwischen dem Dornfortsatz des 3. und 4. Lendenwirbels die Punktion zur Entnahme des Liquors. Die Patienten sollten anschließend eine 24-stündige Bettruhe einhalten und viel trinken. Werden sog. atraumatische Nadeln verwendet, dauert die Bettruhe nur wenige Stunden.

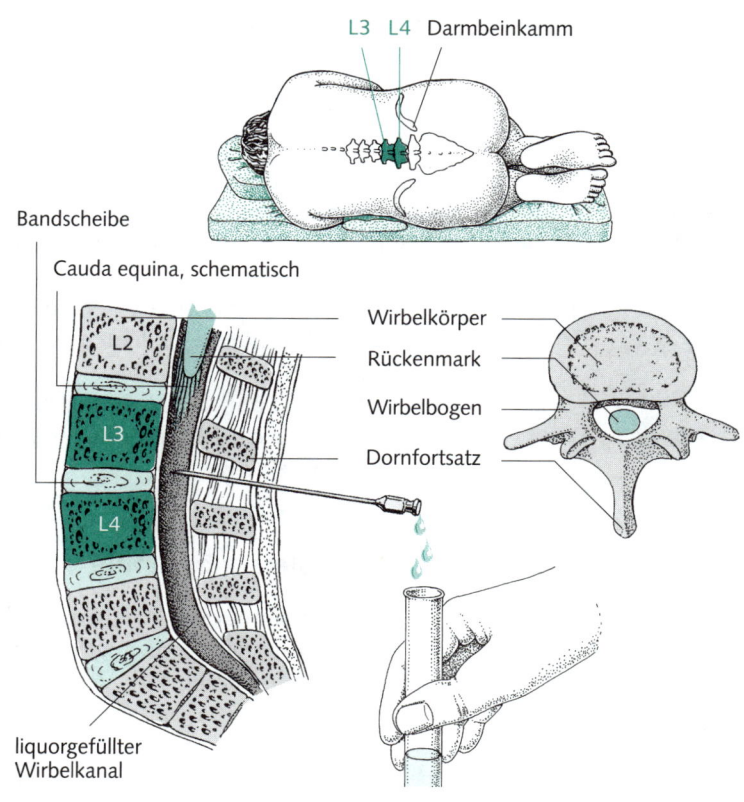

Abb. 1.7
Lumbalpunktion beim liegenden Patienten. Der Einstich auf Höhe L3/L4 ist ungefährlich, weil das Rückenmark bereits auf Höhe L2 endet. [A400–190]

- Nervenwurzelreizung
- Entzündung
- Lähmungen
- Kopfschmerzen.

Komplikationen Komplikationen einer Lumbalpunktion sind selten: Am Ort der Lumbalpunktion liegen im Wirbelkanal die Nervenwurzeln der Cauda equina. Sie können durch die Punktion gereizt werden. Bei unsterilem Arbeiten kann es zu Entzündungen oder bei falscher Punktionstechnik zu vorübergehenden Lähmungen durch Nervenschäden kommen.

Bei einer Erhöhung des Hirndrucks (☞ 2) darf keine Lumbalpunktion erfolgen. Denn nach der Druckentlastung infolge der Punktion wird der Hirnstamm wird auf Grund des fehlenden Gegendrucks nach unten »rutschen« – eine Einklemmung lebenswichtiger Zentren im Hinterhauptsloch droht (Abb. 2.1).

Relativ häufig klagen Patienten im Anschluss an eine LP vorübergehend über Kopfschmerzen, die durch Aufsetzen verstärkt werden.

Liquoruntersuchung

Physiologisch ist der Liquor klar und farblos, hat einen Glukosegehalt von ca. 50–70 mg/dl, einen Eiweißgehalt von 15–35 mg/dl und enthält wenige Zellen. Die Zellzahl wird unter dem Mikroskop in einer speziellen Zählkammer bestimmt. Diese nimmt ca. 3 µl Liquor auf, daher wird auch von Drittelzellen gesprochen. Normal sind bis 12/3 Zellen (oder 5 Zellen/µl). Bei einigen neurologischen Erkrankungen, z.B. Meningitis, Enzephalitis, Subarachnoidalblutung oder der Multiplen Sklerose, ändert sich in typischer Weise die Zusammensetzung des Liquors:

- Trübe Farbe, Eiter (Granulozyten), erhöhte Zellzahl, Verminderung des Glukosegehaltes und Nachweis von Bakterien und Antikörpern deuten auf eine bakterielle Entzündung hin (☞ 6)
- Blut weist auf eine Hirnblutung hin (☞ 5.3)
- Bei erhöhtem Eiweißgehalt besteht der Verdacht auf einen Tumor (☞ 2.2).

Normalbefund:
- Klar
- Farblos
- Zellfrei
- Glukose 50–70 mg/dl
- Eiweiß 15–35 mg/dl.

1.4.6 — Dopplersonographie

Die Dopplersonographie *(Ultraschall)* wird in der Neurologie meist dann zur Diagnostik angewandt, wenn der Blutfluss in Gefäßen beurteilt werden soll. Verschlüsse und Verengungen *(Stenosen)* der hirnversorgenden Arterien lassen sich feststellen. Die Gefäße werden im Bereich des Halses (extrakraniell) und durch bestimmte Regionen der Schädelkalotte (transkraniell) untersucht. Diese Methode ist nicht schmerzhaft und hat keinerlei Nebenwirkungen.

Sonographie zur Gefäßdiagnostik:
- Extrakraniell
- Transkraniell.

1.4.7 — Röntgendiagnostik

Die einfache Röntgenaufnahme zeigt nur knöcherne Strukturen von Schädel und Wirbelsäule. Frakturen oder Knochenmetastasen können so diagnostiziert werden. Für Aussagen über Gefäße und Spinalkanal, muss zusätzlich Kontrastmittel gegeben werden.

Bildgebende Verfahren:
- Röntgen
- Myelographie
- Angiographie
- DSA
- Computertomographie.

Myelographie

Bei der Myelographie wird nach einer Lumbalpunktion Kontrastmittel in den Spinalkanal injiziert. Bei einer anschließenden Röntgenaufnahme (oder Computertomographie) werden so Nervenwurzeln und Weite des Spinalkanals dargestellt.

Angiographie

Arterien werden mittels einer Angiographie sichtbar. Ein Katheter wird in der Leistenbeuge in die A. femoralis eingeführt und bis zum Abgang der hirnversorgenden Arterien A. carotis und

A. vertebralis vorgeschoben. Nach Gabe von Kontrastmittel erscheinen die Arterien auf dem Röntgenschirm hell. Auf diese Art lassen sich Blutungen, Gefäßverengungen und Gefäßmissbildungen nachweisen (☞ Abb. 4.4). Mögliche Komplikationen sind allergische Reaktionen durch das jodhaltige Kontrastmittel oder Durchblutungsstörungen.

Digitale Subtraktionsangiographie

Bei der digitalen Subtraktionsangiographie (DSA) werden Nativ- und Kontrastaufnahmen angefertigt. Durch eine digitale Bildverarbeitung werden die Bildinformationen von einander subtrahiert. Es entsteht ein Bild, in dem nur die kontrastmittelgefüllten Gefäße (ohne Weichteile und Knochen) zu sehen sind. Das Kontrastmittel wird arteriell oder venös (i.v.-DSA) appliziert.

Computertomographie

Die Computertomographie (CT) ist inzwischen eine der wichtigsten Untersuchungen bei neurologischen Erkrankungen. Mit Hilfe von Röntgenstrahlen, die die Dichte der Körpergewebe in verschiedenen Schichten bestimmen, werden schichtweise Aufnahmen ausgewählter Körperpartien hergestellt. Ein Computer verarbeitet die Werte dieser Dichtemessung zu den typischen Schichtbildern.

Darstellung von:
- Knochen
- Hirngewebe
- Liquorräumen
- Gefäßen
- Blutungen
- Tumoren
- Bandscheiben.

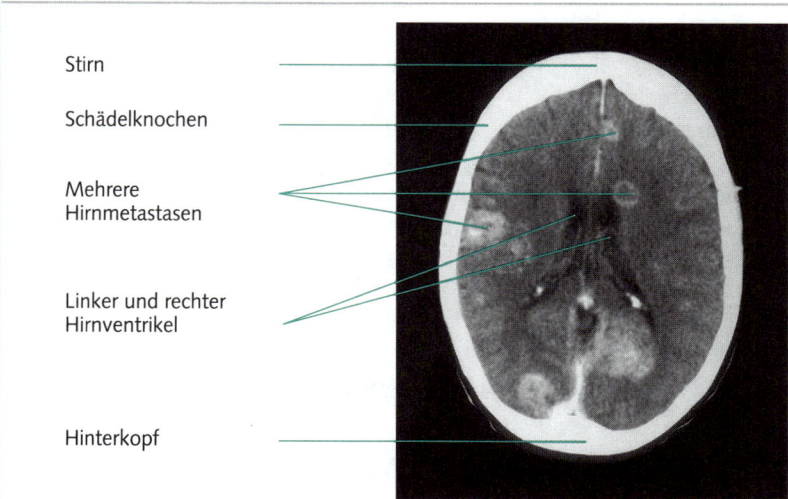

Stirn

Schädelknochen

Mehrere
Hirnmetastasen

Linker und rechter
Hirnventrikel

Hinterkopf

Abb. 1.8
CCT mit Kontrastmittel. Metastasen eines malignen Tumors sind über das gesamte Hirngewebe verteilt. [T170]

Im craniellen CT (CCT) des Schädels werden Knochen, Hirngewebe und Liquorräume »scheibchenweise« dargestellt. Nach Gabe von Kontrastmittel lassen sich auch Gefäße beurteilen. So können im CCT u.a. Tumoren, Blutungen, Hirninfarkte, Hirnatrophie oder eine Schädelbasisfraktur erkannt werden. Ein CT der Wirbelsäule zeigt eventuelle Tumoren und Veränderungen der Bandscheiben und der Wirbelsäule.

1.4.8 Kernspintomographie

Vorteile des MRT:
- Keine Strahlen-belastung
- Aufnahmen in drei Ebenen möglich
- Genauere Darstellung.

Die Kernspintomographie stellt ähnlich wie ein CT Organe in Schichten dar. Sie wird auch als *Magnetresonanztomographie* (MRT) oder *nuclear magnetic resonance* (NMR) bezeichnet. Die Bilder werden nicht durch Röntgenstrahlen, sondern durch ein **Magnetfeld** erzeugt. Magnetische Impulse versetzen Wasserstoffkerne in Schwingungen. Nach Abschalten des Magnetes kehren die Atome in die Ausgangsposition zurück. Dabei wird Energie frei, die gemessen und von einem Computer in Schichtbilder umgewandelt wird. Abhängig davon, zu welchem Zeitpunkt gemessen wird, lassen sich verschiedene Gewebestrukturen darstellen (T_1- und T_2-Wichtung).

Das MRT bietet gegenüber dem CT die Vorteile, dass der Patient keiner Strahlenbelastung ausgesetzt ist und das Hirngewebe zudem genauer darstellt wird. Es eignet sich daher sehr gut zur Diagnostik kleiner Tumoren oder Multiple-Sklerose-Herde (☞ 7).

Auf Grund der magnetischen Felder kann bei Patienten, die Metalle im Körper tragen, wie Herzschrittmacher, Hüftprothesen, wegen der Gefahr von Verbrennungen kein MRT durchgeführt werden.

1.4.9 Szintigraphie

Darstellung von:
- Durchblutung
- Stoffwechsel-vorgängen
- Knochen-veränderungen
- Liquorraum-vergrößerung.

Die Szintigraphie nutzt die Tatsache, dass der Körper **radioaktive** Stoffe genauso aufnimmt und verarbeitet wie nicht radioaktive. Bestimmte radioaktiv markierte Stoffe, die sich bevorzugt in Hirngewebe, Knochen oder Liquorräumen anreichern, werden intravenös verabreicht. Anschließend wird in einer Röntgen-Untersuchung die Strahlung gemessen und sichtbar gemacht. Auf diese Weise ist es möglich, Durchblutung und bestimmte Stoffwechselvorgänge des Gehirns, Knochenveränderungen oder eine Vergrößerung der Liquorräume abzubilden.

1.4.10 Biopsie

Gewebeentnahme aus:
- Muskeln
- Nerven
- Hirngewebe.

Veränderungen des Muskel- oder Nervengewebes lassen sich anhand von **Gewebeproben** genau feststellen. Dazu wird eine Biopsie, eine Entnahme von Gewebe, notwendig. Ohne weitere Komplikationen kann dies bei Muskelbiopsien erfolgen, bei Nervenbiopsien hingegen bleiben durch die Entnahme Ausfälle zurück. Deshalb wird diese nur bei sensiblen Nerven, die kleine Hautareale versorgen, vorgenommen. Hirngewebe wird nur zur genauen Diagnostik eines Tumors entnommen.

2 Intrakranielle Druckerhöhung

Verschiedene Prozesse im Gehirn führen zu einer Steigerung des intrakraniellen *(lat. intra = innen; kranium = knöcherner Schädel)* Drucks, also einer Erhöhung des Drucks innerhalb des Schädels. Als Ursache kommen Raumforderungen jeglicher Art in Betracht: Tumoren, Hydrozephalus, Hirnabszess, Hirnblutung, traumatisches Hirnödem und Sinusthrombose.

2.1 Hirndruck

Ursachen

Ursachen von Hirndruck:
- **Raumforderungen**
- **Liquormenge** ↑
- **Intrakranielles Blutvolumen** ↑.

❶ Da das Gehirn von dem Schädelknochen fest umschlossen ist, führt jegliche Raumforderung, eine Zunahme der Liquormenge und vermehrtes intrakranielles Blutvolumen zu einer Druckerhöhung im Schädel, zum sog. Hirndruck. Die Folge ist ein verminderter venöser Abfluss. Zudem kommt es auf Grund einer Autoregulation zwischen Hirndruck und arterieller Durchblutung zu einer Minderperfusion des Gehirns. Es reichern sich toxische Stoffwechselprodukte an, die die Gehirnzellen schädigen und zum Ungleichgewicht zwischen intrazellulärem und intravasalem Volumen führen: es entsteht ein toxisches **Hirnödem**, welches den Hirndruck weiter erhöht.

Klinik

Allgemeine Zeichen bei Hirndruck:

Allgemeine Zeichen des Hirndrucks sind:
- **Mydriasis** (Pupillenerweiterung): lichtstarre, weite Pupille
- **Druckpuls:** harter, verlangsamter, gut tastbarer Puls
- **Augenmuskelstörungen**
- **Stauungspapille:** der erhöhte Liquordruck markiert ein Ödem um die Sehnervenpapille, das bei der Spiegelung des Augenhintergrundes sichtbar ist.

Unterscheidung zwischen akutem und chronischem Hirndruck.

Es wird zwischen akutem und chronischem Hirndruck unterschieden:
Leitsymptom eines **akut** auftretenden Hirndrucks sind dumpfe Kopfschmerzen. Hinzu kommen Übelkeit, Erbrechen, Singultus

(Schluckauf) und zunehmende Bewusstseinsstörungen bis zum Koma.

Leitsymptom des **chronisch** erhöhten Hirndrucks sind psychische Auffälligkeiten: Antriebsminderung, Verhaltensauffälligkeit, Apathie, Störung von Orientierung, Merkfähigkeit und Aufmerksamkeit.

Diagnostik

- **Neurologische Untersuchung**
- Spiegelung des Augenhintergrundes
- **CCT** und **MRT** stellen das Hirnödem und Raumforderungen dar und zeigen die Verdrängung der umliegenden Hirnstrukturen
- Im **EEG** zeigen sich Allgemeinveränderungen und Herdbefunde.

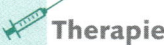

Therapie

- Oberkörperhochlagerung
- Mannit und Sorbit
- Glukokortikoide
- Forcierte Diurese
- Therapie der Ursache.

Allgemeine Therapie bei Hirndruck und Hirnödem:

- **Hochlagerung des Oberkörpers** auf 30° verbessert den venösen Abfluss
- **Osmotherapie:** Die Substanzen Mannit und Sorbit erhöhen die Osmolalität des Blutes und entziehen durch die Konzentrationsdifferenz Wasser aus dem Hirngewebe. Über einen anderen Wirkmechanismus erzielt dies auch das Glukokortikoid Dexamethason (z.B. Fortecortin®)
- **Forcierte Diurese** (künstlich erhöhte Urinausscheidung) senkt das Blutvolumen und damit die Liquorproduktion.

Die weitergehende Therapie richtet sich nach der jeweiligen Ursache und ist unter den entsprechenden Krankheitsbildern nachzuschlagen.

Pflege

Engmaschige Überwachung von:
- Vitalzeichen
- Vigilanz
- Pupillenreaktion
- Korrekter Lagerung.

Patienten mit Hirndruck werden engmaschig überwacht, um einen weiteren Anstieg des Hirndruckes rechtzeitig zu erkennen: Vitalwerte, Vigilanz und Pupillen regelmäßig überprüfen. Patienten mit erhöhtem Oberkörper lagern, welches gleichzeitig Aspirationsprophylaxe ist, da sie wegen Übelkeit und reduzierter Schutzreflexe aspirationsgefährdet sind. Bei der Pflege ist generell darauf zu achten, dass der Kopf des Patienten in Mittelstellung liegt und nicht seitlich abknickt, damit der venöse Abfluss durch Kompression der Jugularvenen nicht weiter eingeschränkt wird. Die Grundpflege muss bei Patienten mit Hirnödem übernommen werden.

Einklemmungssyndrom

Folgen der Hirn-
einklemmung sind
Schädigungen von:
- Hirnstamm
- Hirnstammreflexen
- Atem- und Kreis-
laufzentrum.

❷   Wenn trotz Therapie der Hirndruck weiter ansteigt, ver-
schiebt sich die Hirnmasse (sog. *Massenverschiebung*) in Richtung Foramen occipitale, da die Schädelkalotte in alle anderen
Richtungen die Ausdehnung des Gehirns begrenzt. Folge ist die
Einklemmung (*Herniation*) der Gehirnmasse am Foramen occipitale oder am Tentoriumschlitz (zeltförmige Duraplatte in der
hinteren Schädelgrube). Dadurch wird der Hirnstamm mit Hirnstammreflexen, Kreislauf- und Atemzentrum geschädigt.

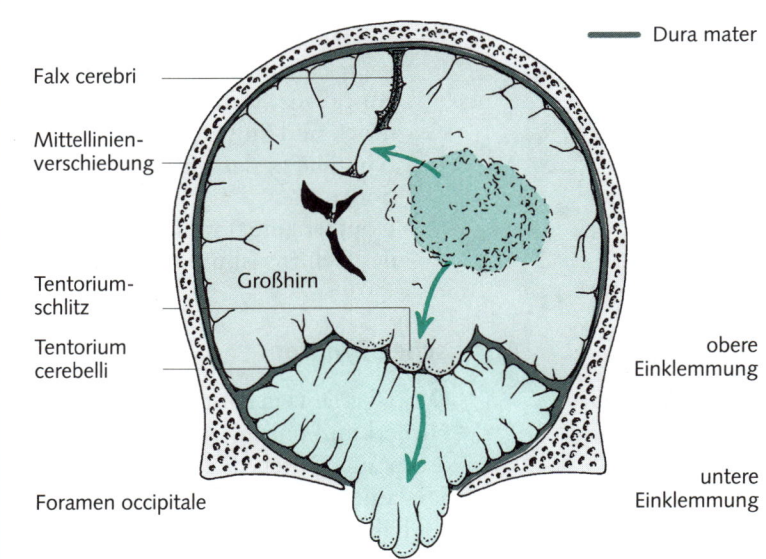

Abb. 2.1
Einklemmung infolge
Massenverschiebung
[A400–190]

🔖 Klinik

- Bewusstseinsstörung
- Pupille weit und
lichtstarr
- Streckkrämpfe.

Je nach Grad und Schwere der Einklemmung sind die Symptome
unterschiedlich stark ausgeprägt:
- Bewusstseinsstörung bis hin zum Koma
- Veränderte Pupillenreaktion durch den Druck auf den
N. oculomotorius: Pupillen werden zunehmend weit und
lichtstarr
- Beuge-Streck-Synergien: Beugung der Arme und Streckung
der Beine zunächst durch sensible Reize ausgelöst
- Streckkrämpfe: Streckung von Rumpf und Extremitäten mit
Innenrotation der Arme und Beugung der Finger im weiteren
Verlauf, sog. Dezerebrationshaltung *(lat. decerebration =
Enthirnung)*
- Hirnstammreflexe, wie Kornealreflex oder Würgereflex, er-
löschen

■ Die Atmung ist bei einer beginnenden Einklemmung unregelmäßig mit periodischer Schwankung der Atemtiefe. Später stellt sich eine Tachypnoe, anschließend eine Schnappatmung ein.

Hirntod

Fortschreitende Einklemmungssymptome → Hirntod.

❸ Bei Fortschreiten der Einklemmung und ausbleibender Entlastung tritt der Hirntod ein. Das bedeutet den **vollständigen irreversiblen Funktionsausfall** des Gehirns, der durch folgende Symptome gekennzeichnet ist:

■ Koma
■ Ausfall aller Hirnstammreflexe (der Patient hat lichtstarre, weite entrundete Pupillen)
■ Ausfall der Atmung, Abfall von Körpertemperatur, Blutdruck und Puls
■ Nulllinie in der EEG-Kurve als Ausdruck für fehlende Aktionen
■ Dopplersonographie oder Angiographie: Die Durchblutung des Gehirns ist unterbrochen.

Apallisches Syndrom

■ Großhirnfunktion ausgefallen
■ Vegetative Funktionen intakt.

❸ Überlebt ein Patient eine Einklemmung oder andere schwere Hirnerkrankungen, tritt anschließend oft ein apallisches Syndrom auf. Durch die Schädigung von Kortex (Großhirnrinde), Thalamus oder des Hirnstamms sind alle afferenten und efferenten Bahnen zwischen Körper und Kortex unterbrochen. Somit ist die Großhirnfunktion ausgefallen, die vegetativen Funktionen sind jedoch intakt.

Ursache

Hypoxischer Hirnschaden (»zu wenig Sauerstoff«) durch SHT (☞ 8.1) mit Hirnödem, nach Atem- oder Kreislaufstillstand oder nach einer Enzephalitis (☞ 6.3).

Klinik

■ Aufgehobene Willkürmotorik
■ Tetraspastik
■ Starrer, zielloser Blick
■ Pathologische Reflexe
■ Vegetative Funktionsstörungen.

Der Patient öffnet die Augen, der Blick ist starr oder schweift ziellos umher. Eine Kontaktaufnahme ist ebenso wenig möglich wie eine gezielte Motorik. Es kommt eine Tetraspastik vor. Häufig lassen sich pathologische Reflexe (z.B. BABINSKI) auslösen. Die Regulation der vegetativen Funktionen, z.B. von Speichel- und Schweißproduktion, ist gestört.

In einigen Fällen bilden sich die Symptome langsam innerhalb von Wochen bis Monaten zurück.

Locked-in-Syndrom

- Bewegungs- und Sprachunfähigkeit
- Bewusstseinsklarheit.

Bei einer Störung von Nervenbahnen zwischen Kortex und Hirnstamm (z.B. nach Hirnstamminfarkt) kann sich ein Locked-in-Syndrom ausbilden. Der Patient ist wach und bewusstseinsklar, kann aber nicht sprechen oder sich bewegen. Eine Kommunikation mit der Umwelt ist bei einigen Patienten noch über Lidschluss möglich.

? Übungsfragen

1. Warum kommt es zum Hirndruck?
2. Was sind die Folgen eines steigenden Hirndrucks?
3. Welche Funktionen sind beim apallischen Syndrom ausgefallen, worin besteht der Unterschied zum Hirntod?

2.2 Tumoren

Tumoren können ausgehen von:
- Nervenzellen
- Meningen
- Nervenscheiden
- Hypophyse.

Tumor bezeichnet eigentlich jede umschriebene Schwellung von Gewebe. Meistens meint man mit dem Begriff allerdings ein Neoplasma (gr. Neo = neu, plasma = Gewebe), demnach neugebildetes Körpergewebe. Diese Neoplasmen gehen von verschiedenen Zellen bzw. Gewebestrukturen des Körpers aus. Im Gehirn betrifft dies z.B. die Gliazellen, die Meningen (Hirnhäute), Nervenscheiden oder die Hypophyse.

Auftreten von Tumoren:
- An bevorzugten Lokalisationen
- In bestimmten Altersstufen.

1. Jede Tumorart tritt im Gehirn sowohl an bestimmten Orten, als auch während bestimmter Lebensalter bevorzugt auf. Ein typischer Tumor von Kindern und Jugendlichen ist z.B. das Medulloblastom. Alte Menschen erkranken häufig an einem Meningeom, Glioblastom, Neurinom oder Hypophysenadenom.

Tumormalignität ist abhängig von:
- Art des Tumors
- Lokalisation
- Wachstumsgeschwindigkeit
- Metastasierung.

2. Die Malignität hängt von der Art des Tumors, der Wachstumsgeschwindigkeit, der Neigung zur Metastasierung (Bildung von Tochtergeschwülsten) und seinem Wachstumsort ab. Jeder Tumor wirkt raumfordernd und kann einen Hirndruckanstieg verursachen. Deshalb können auch benigne (gutartige) Tumoren durch Einklemmung zum Tode führen.

Vom Zelltyp zählen zu den **benignen** Tumoren Neurinom, Meningeom und Hypophysenadenom. **Maligne** (bösartige) Tumoren sind Glioblastom und Medulloblastom.

Die wichtigsten Tumorarten werden in den folgenden Abschnitten vorgestellt.

Klinik

Folgende Symptome deuten daraufhin, dass ein Gehirntumor vorliegt:

- Psychische Befunde: Antriebsminderung, Interesselosigkeit, Bewusstseinsstörung
- Epileptische Anfälle
- Neurologische Ausfälle am Ort des Tumorsitzes, z.B. Parese, Ataxie
- Hirndruckzeichen (☞ 2.1).

Diagnostik

- **Neurologische Untersuchung,** um Ausfälle und Herdsymptome zu bestimmen
- **CCT** und **MRT** zeigen Lage und Größe des Tumors an. Hieraus kann häufig bereits auf die Tumorart geschlossen werden
- Im **EEG** stellen sich ggf. Herdbefunde dar
- Die **histologische** Untersuchung einer Gewebebiopsie klärt den Zelltyp (gut- oder bösartig).

Therapie

- Operation
- Chemotherapie
- Bestrahlung.

Eine operative Entfernung ist von Größe und Lage des Tumors abhängig. Voraussetzung für eine Operation ist ein relativ geringes Risiko für bleibende neurologische Ausfälle. Je nach Zelltyp sind auch Bestrahlung und Chemotherapie als Therapie möglich.

2.2.1 Medulloblastom

- Kleinhirn
- Maligner Tumor
- Kinder und Jugendliche.

Das Medulloblastom ist der häufigste maligne Hirntumor bei Kindern und Jugendlichen und ist meist im Kleinhirn lokalisiert. Er zeichnet sich durch schnelles Wachstum aus.

Klinik

- Erbrechen, Kopfschmerzen, Stauungspapille
- Kleinhirnsymptome mit Ataxie (☞ 1.2.5)
- Hypotonie.

Therapie und Prognose

- Schnelles Wachstum
- Operation und Strahlentherapie.

Das Medulloblastom ist sehr strahlenempfindlich. An eine Operation schließt sich daher eine Strahlentherapie an, die eine vollständige Heilung bringen kann. Häufig treten jedoch Rezidive auf.

2.2.2 ■■■ Astrozytom

- Ausgehend von Gliazellen
- Kleinhirn, Stamm-ganglien, Hirn-stamm, Thalamus
- Kinder und Jugendliche.

Dieser Tumor geht von Astrozyten (einer Gliazell-Art) aus und wächst häufig im Kleinhirn, kann aber auch in Stammganglien, Hirnstamm und Thalamus vorkommen. Es erkranken vor allem Kinder und Jugendliche.

Klinik

- Nackenschmerzen, Erbrechen
- Kleinhirnsymptome: Ataxie und Nystagmus.

Therapie und Prognose

- Operation
- Selten Rezidive.

Ein Astrozytom des Kleinhirns ist gut operabel und tritt in der Regel nicht erneut auf. In anderen Hirnarealen ist eine Operation nicht oder nur eingeschränkt möglich, so dass die Prognose dann sehr schlecht sein kann.

2.2.3 ■■■ Glioblastom

- Ausgehend von Gliazellen
- Höheres Lebensalter
- Schnelles und infiltratives Wachstum.

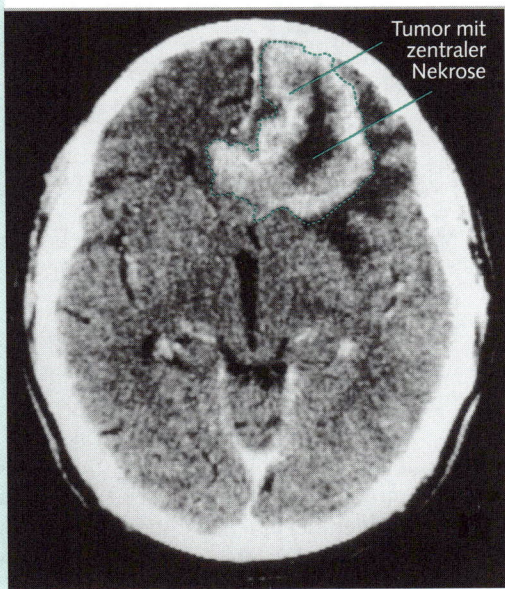
Tumor mit zentraler Nekrose

Dieser Tumor entsteht – ähnlich wie das Astrozytom und das Medulloblastom – aus der Glia. Am Glioblastom erkranken vor allem Menschen um das 50. Lebensjahr. Der Tumor wächst schnell und infiltrierend in das umgebende Gewebe.

Klinik

- Kopfschmerzen
- Hemiparesen
- Epileptische Anfälle.

Abb. 2.2 Gliazelltumor im CT [X113]

Therapie und Prognose

- Keine Operation möglich
- Strahlentherapie und Kortikoide.

Eine totale Entfernung des Tumors ist nicht möglich. Strahlentherapie, teilweise Entfernung und Kortikoide können das Leben der Patienten um einige Monate verlängern.

2.2.4 ▬ Neurinom

- Ausgehend von SCHWANN-Zellen
- Befall von N. VIII und Hinterwurzeln
- Mittleres Lebensalter.

Dieser Tumor stammt von den SCHWANNschen Zellen, die die Markscheide eines Nerven bilden, ab. Sie treten am VIII. Hirnnerven (N. vestibulocochlearis) und an den Hinterwurzeln des Rückenmarks auf. Es erkranken Menschen im mittleren Lebensalter.

Klinik

- Einseitige Hörverschlechterung und Ohrgeräusche als Leitsymptome
- Schwindel
- Missempfindungen an der Gesichtshaut, da das Neurinom auch auf den sensiblen N. trigeminus drückt
- Hirndruckzeichen.

Ein Neurinom im Wurzelbereich des Rückenmarks (sog. Sanduhrneurinom) kann zu Schmerzen und im weiteren Verlauf zu einer Querschnittslähmung führen.

Therapie und Prognose

- Operation.

Bei rechtzeitiger Operation kann der Tumor vollständig entfernt werden.

2.2.5 ▬ Meningeom

- Ausgehend von den Meningen
- Wachstum langsam, verdrängend und infiltrierend
- Mittleres Lebensalter.

Meningeome gehen von dem Gewebe der Hirnhäute *(Meningen)* aus. Sie wachsen sehr langsam, verdrängen das Gehirn und infiltrieren in den umgebenden Knochen. Sie treten erst im mittleren Lebensalter in Erscheinung.

Klinik

- Epileptische Anfälle
- Neurologische Herdsymptome je nach Lokalisation des Tumors: z.B. Kopfschmerzen in der Augenhöhle und Sehstörungen bei einem Keilbeinmeningeom
- Hirndruckzeichen treten erst spät auf.

Therapie und Prognose

- Operation
- Gute Prognose.

Ein Meningeom hat eine gute Prognose, da es häufig vollständig operativ entfernt werden kann.

2.2.6 ▬ Hypophysenadenom

- Ausgehend von Drüsenzellen der Adenohypophyse

Adenome allgemein sind Tumoren, deren Ursprung Drüsenzellen sind. Die Hypophyse produziert sowohl sog. *glandotrope* Hormone, d.h. Hormone, die wiederum die Hormon-Produktion an-

- Hormonaktiv oder hormoninaktiv.

derer Hormondrüsen steuern, z.B. der Schilddrüse oder der Nebennierenrinde, als auch Hormone, die direkt auf Zielzellen wirken. Die Hypophyse besteht aus einem Vorderlappen, der auch als Adenohypophyse bezeichnet wird, und einem Hinterlappen, auch Neurohypophyse genannt. Hypophysenadenome gehen von den Drüsenzellen des Vorderlappens aus und führen zu Störungen im Hormonhaushalt, entweder sind sie **hormonaktiv,** d.h. es kommt zu einer vermehrten Produktion von Hypophysenhormonen, oder **hormoninaktiv.**

Klinik

Die Hypophyse liegt in der Sella turcica *(Türkensattel).* Durch die Kompression der benachbarten Sehnerven-Kreuzung kommt es zu allgemeinen Symptomen:
- Gesichtsfeldeinschränkungen
- Kopfschmerzen.

Hormonaktive Tumoren sezernieren:
- Wachstumshormon
- ACTH
- Geschlechtshormone.

❸ **Hormonaktive** Tumoren verursachen folgende Symtpome:
- *Akromegalie* bei Erwachsenen und Riesenwuchs bei Jugendlichen: Vergrößerung der Akren, Nase, Kinn, Hände durch die Produktion von Wachstumshormon (GH)
- *CUSHING-Syndrom* mit Stammfettsucht, Bluthochdruck, Osteoporose auf Grund erhöhter Kortisol-Spiegel durch vermehrte ACTH - Produktion
- Einfluss auf Geschlechtshormone: *Impotenz* und *Libidoverlust* beim Mann und *Infertilität* und gesteigerte Milchproduktion bei der Frau durch die vermehrte Prolaktin-Produktion.

Hormoninaktive Tumoren führen zu Mangel an:
- ACTH
- TSH
- Geschlechtshormonen.

Hormoninaktive Adenome führen zu einer Einschränkung der Produktion eines oder mehrerer Hormone. Es kommt zu:
- *ADDISON-Syndrom* durch ACTH-Mangel
- *Apathie* und andere Symptome einer Hypothyreose durch TSH-Mangel
- *Amenorrhoe, Libido-* und *Potenzverlust* durch Gonadotropin-Mangel.

Therapie

- Operation
- Hormonsubstitution.

Auf Grund seiner Lage wird der Tumor durch die Nase oder den Schädel operativ entfernt: transnasaler oder transkranieller Zugangsweg.

Häufig fällt nach der Operation die Produktion eines oder mehrerer Hormone aus, die dann durch Medikamente ersetzt werden müssen.

2.2.7 ▬▬ Hirnmetastasen

- Häufig bei Bronchial- und Mamma-Ca
- Multiples Auftreten
- In der Nähe von Arterien.

Hirnmetastasen gehen von verschiedenen Tumoren aus: Am häufigsten stammen sie vom Bronchial- oder Mammakarzinom. Da die Tumorzellen hämatogen (über das Blut) gestreut werden, finden sich die Metastasen in der Nähe von Arterien. In der Regel kommen gleichzeitig mehrere Absiedlungen vor.

Klinik

Die Symptome treten innerhalb weniger Tage oder Wochen auf:
- Bewusstseinstrübung, Verwirrtheit
- Herdsymptome
- Epileptische Anfälle.

Therapie und Prognose

Eine Operation wird meistens nur bei einzelnen rindennahen Hirnmetastasen durchgeführt, die früh diagnostiziert werden konnten. Zytostatika, Strahlentherapie und Kortikoide verlängern bei inoperablen Metastasen die Überlebenszeit des Patienten.

2.2.8 ▬▬ Meningeosis leucaemica und lymphomatosa

- Bei Leukämie und Non-HODGKIN-Lymphomen
- Infiltrate
- Blutungen.

Die Meningeosis leucaemica tritt bei der Hälfte aller an einer akuten lymphatischen Leukämie Erkrankten auf. Es finden sich leukämische Infiltrate perivaskulär *(um Gefäße herum)* und diffuse Blutungen.
Bei einem Non-HODGKIN-Lymphom treten als Komplikation intrazerebrale Lymphome auf. Dies wird als Meningeosis lymphomatosa bezeichnet.

Klinik

- Hirnnervenausfälle
- Kopfschmerzen, Meningismus
- Übelkeit.

Leitsymptom beider Erkrankungen sind Hirnnervenausfälle (v.a. Fazialisparese). Außerdem treten Kopfschmerzen, Übelkeit und Meningismus auf.

Diagnostik

Im **Liquor** finden sich eine hohe Zellzahl und maligne Zellen.

Therapie und Prognose

Chemotherapeutika werden intrathekal (in den Liquorraum) gegeben. Dadurch verlängert sich in vielen Fällen die Überlebenszeit.

? **Übungsfragen**

❶ Welcher Hirntumor tritt besonders im Kinder- und Jugendalter, welche treten bevorzugt in der zweiten Lebenshälfte auf?

❷ Wovon hängt die Malignität eines Hirntumors ab?

❸ Was sind typische Symptome eines hormonaktiven Hypophysentumors?

2.3 ▬ Hydrozephalus

Beim Hydrozephalus (»Wasserkopf«) sind die Liquorräume vergrößert, wodurch Hirngewebe verdrängt und geschädigt wird. (siehe auch Normaldruckhydrozephalus ☞ Psych 4.2.3)

Ursachen

Ungleichgewicht zwischen Liquorproduktion und -abfluss.

Zum Hydrozephalus führt ein Ungleichgewicht zwischen Sekretion und Resorption des Liquors (☞ 1.4.5). Physiologisch wird der Liquor im Subarachnoidalraum resorbiert. Resorptionsflächen und Abflusswege (3. und 4. Ventrikel) können durch Tumoren, Verwachsungen oder Entzündungen blockiert sein. Eine vermehrte Liquorproduktion als Ursache ist selten. Der »Überschuss« von Liquor führt zu einem erhöhten Hirndruck (☞ 2.1).

Klinik

❶ Die Symptome sind vom Lebensalter abhängig:
Bei Säuglingen sind die Schädelnähte noch nicht geschlossen, wodurch sich durch den Druck des gestauten Liquors die Fontanellen erweitern und der Kopf größer wird. Nach dem Schluss der Schädelnähte (ca. ab 3. Lebensjahr) treten psychoorganische Symptome auf:

- Säuglinge → erweiterte Fontanellen.
- Kinder und Erwachsene → psychoorganische Symptome.

▪ Verlangsamung
▪ Störung von Merkfähigkeit und Konzentration
▪ Gangunsicherheit
▪ Kopfschmerzen
▪ Blaseninkontinenz.

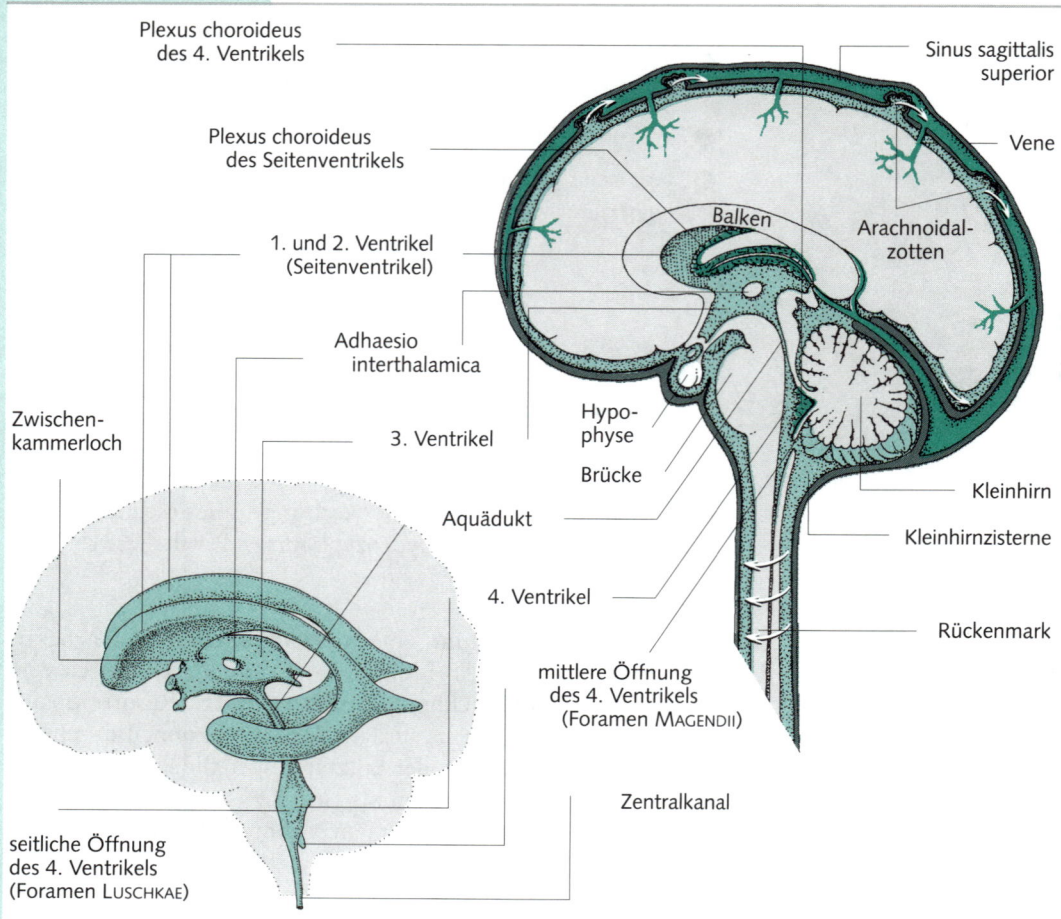

Abb. 2.3 Das Ventrikelsystem des Gehirns. Die beiden Seitenventrikel sind über die Zwischenkammerlöcher mit dem 3. Ventrikel verbunden. Der dünne Aquädukt verbindet den 3. mit dem 4. Ventrikel. Von dort aus bestehen zwei seitliche und eine mittlere Öffnung zum Subarachnoidalraum. [A400–190]

Therapie und Prognose

- Forcierte Diurese

Medikamentös wird durch Diurese (erhöhte Urinausscheidung) eine Abnahme der Liquormenge erreicht.

- Ventrikelshunt.

Operativ wird über ein Bohrloch im Schädelknochen ein sog. Ventrikelkatheter in die erweiterten Seitenventrikel vorgeschoben und eine künstliche Verbindung zwischen Liquorraum und Herzvorhof oder Bauchhöhle gelegt. Durch diesen **Shunt** fließt der überschüssige Liquor über die V. jugularis in den rechten Vorhof oder in die Bauchhöhle ab. Wenn die Shunt-Operation rechtzeitig erfolgt, bleiben keine oder nur geringe Schäden zurück.

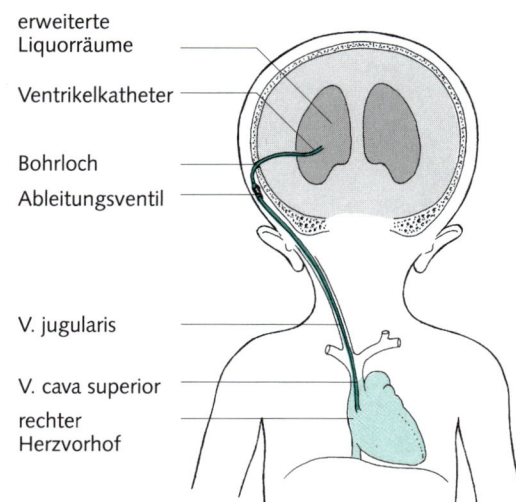

erweiterte
Liquorräume

Ventrikelkatheter

Bohrloch

Ableitungsventil

V. jugularis

V. cava superior

rechter
Herzvorhof

Abb. 2.4
Liquorableitung
in den rechten Vorhof
[A400–190]

? **Übungsfrage**

❶ Worin unterscheidet sich der Hydrozephalus beim Erwachsenen und beim Säugling?

3 Lähmungen

Abb. 3.1
Homunkulus im
Bereich des primären
motorischen Rinden-
feldes. Das Körper-
schema steht dabei
auf dem Kopf. Körper-
bereiche, deren Bewe-
gung größere Präzision
verlangt, sind hier
stärker repräsentiert.
[A400–190]

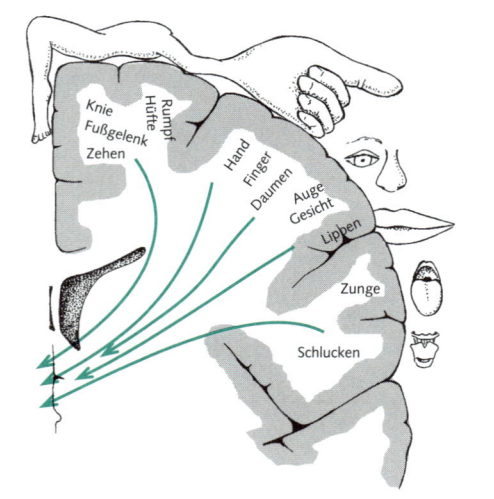

Die Willkürmotorik
wird vom primären
motorischen Rinden-
feld, das in der vorde-
ren Zentralwindung
(Gyrus praecentralis)
des Großhirns liegt,
gesteuert. Dort liegt
das erste motorische
Neuron. Je nach
Komplexität der Be-
wegung sind unter-
schiedlich viele Neu-
rone notwendig. Der
sog. **Homunkulus**
stellt diese unter-
schiedliche Gewich-
tung des motorischen Rindenfeldes des menschlichen Körpers
dar.

Von der Hirnrinde ziehen die Axone, gebündelt in der Pyramidenbahn, durch die innere Kapsel zunächst ins verlängerte Mark.
Dort kreuzen die meisten Fasern zur Gegenseite und verlaufen in
der weißen Substanz des Rückenmarks (☞ Abb. 10.1).

Im Vorderhorn des Rückenmarks enden die Nervenbahnen des
ersten motorischen Neurons und treffen auf das zweite motorische Neuron. Dessen Axone verlassen das Rückenmark segmen-
tal mit dem Spinalnerven und erreichen schließlich die Muskelfasern. Bei Schäden des motorischen Rindenfeldes oder der Nervenbahnen erhält die Muskulatur keine Nervenreize, das bedeutet, sie ist gelähmt. Je nach Ort und dem Ausmaß der Schädigung
fallen unterschiedliche Muskelgruppen aus.

Ist das erste motorische Neuron betroffen, spricht man von einer
zentralen Lähmung. Ein Schaden am zweiten motorischen Neuron führt zur **peripheren Lähmung.** Störungen im Muskel führen
zur **myogenen Lähmung.**

- Zentrale Lähmung
  → 1. Neuron
- Periphere Lähmung
  → 2. Neuron
- Myogene Lähmung
  → Muskelschaden.

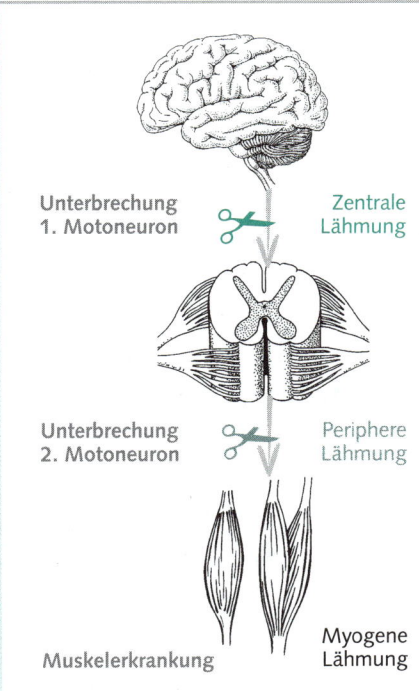

Unterbrechung
1. Motoneuron — Zentrale Lähmung

Unterbrechung
2. Motoneuron — Periphere Lähmung

Muskelerkrankung — Myogene Lähmung

Abb. 3.2
Zentrale, periphere und myogene Lähmungen
[A400–190]

- **Parese** *(Inkomplette Lähmung):* Minderung einer oder mehrerer nervaler Funktionen
- **Plegie** *(Komplette Lähmung):* Ausfall der motorischen und sensiblen nervalen Funktion
- **Tetraplegie:** Schädigung des Halsmarks mit kompletter Lähmung aller 4 Extremitäten
- **Paraplegie:** Schädigung ab Brustmarkbereich mit kompletter Lähmung 2 symmetrischer Extremitäten (beide Beine)
- **Spastische Lähmung:** erhöhter Muskeltonus
- **Schlaffe Lähmung:** schlaffer Muskeltonus.

3.1 Zentrale Lähmung

❶ Zentrale Lähmungen sind Folge einer Schädigung des 1. Motoneurons durch Tumoren (☞ 2.2), Schlaganfall (☞ 5.1.2) oder direkter Verletzung des Rückenmarkes (☞ 12.1, Querschnittslähmung). Die mögliche Schädigung liegt im gesamten Verlauf des ersten motorischen Neurons zwischen der motorischen Rinde und dem Vorderhorn des Rückenmarks.
Weitere zentrale Störungen der Motorik sind Ataxie (☞ 1.2.5) und extrapyramidale Erkrankungen (☞ 10).

Ursachen:
- Tumor
- Schlaganfall
- Rückenmarks-verletzung.

Klinik

❷ Leitsymptom ist die **spastische Lähmung.** Die spastische Tonuserhöhung tritt jedoch häufig nicht direkt nach der Schädigung auf, sondern entwickelt sich innerhalb von Tagen bis Wochen. Zusätzliche Symptome sind:
- Verlust der Feinmotorik: Beim Versuch, eine einfache Bewegung auszuführen, wird die Muskulatur der gesamten Extremität aktiviert, sog. *Masseninnervation*
- Gesteigerte Eigenreflexe. Es treten sog. pathologische Reflexe auf, z.B. BABINSKI-Reflex (☞ 1.2.2).

- Spastik
- Masseninnervation
- Eigenreflexe ↑
- Pathologische Reflexe
- Keine Muskelatrophie.

Typisch ist jedoch, dass **keine Muskelatrophie** entsteht, da das periphere Neuron intakt bleibt. Wenn die Schädigung oberhalb der Kreuzung der Pyramidenbahn liegt, treten die Symptome auf der Gegenseite auf.

Spezielle Symptome und Therapie ☞ 5.1.

Pflege

In der Frühphase einer zentralen Lähmung stehen spastikhemmende Lagerungen und Bewegungen (BOBATH) im Vordergrund.

3.2 — Periphere Lähmung

Ursachen:
- Vorderhorn-schädigung
- Spinalwurzel- und Plexusschaden
- Schaden eines peripheren Nerven.

Ursache peripherer Lähmungen ist eine Schädigung des zweiten motorischen Neurons (☞ Abb. 12.1). Dieses hat seinen Zellkern im Vorderhorn des Rückenmarks. Es verläuft durch Spinalwurzel und Plexus und wird schließlich Teil eines peripheren Nerven. Zu einer Läsion kann es in jeder dieser Strukturen kommen. Dabei unterscheiden sich die Symptome abhängig vom Ort der Schädigung.

Klinik

- Schlaffe Lähmung
- Muskeltonus ↓
- Eigenreflexe erloschen
- Keine pathologischen Reflexe
- Parese oder Plegie
- Muskelatrophie.

❸ Leitsymptom der peripheren Lähmung ist die **schlaffe Lähmung:**
- Hypotonie
- Parese oder Plegie
- Atrophie der Muskulatur, da diese keine Nervenimpulse erhält
- Ausfall der Eigenreflexe.

Bei einer Schädigung der *Vorderwurzel* sind alle Muskeln, die von diesem Teil des Rückenmarks innerviert werden, betroffen. Wird der *Plexus* geschädigt, kommt es neben motorischen Ausfällen auch zu Sensibilitätsstörungen.

Die Symptome von Schädigungen *einzelner Nerven* sind in Kapitel 13.3 beschrieben.

? Übungsfragen

❶ Wo liegt die Schädigung bei einer zentralen Lähmung?

❷ Welchen Lähmungstyp sieht man bei der zentralen Lähmung?

❸ Welches ist das Leitsymptom einer peripheren Lähmung?

4 Anfallsleiden

Epilepsie:
Unkontrollierte
Entladung von
Nervenzellen.

Unter dem Begriff Anfallsleiden werden verschiedene Erscheinungsformen von sog. epileptischen Anfällen zusammengefasst. Synonym wird auch von Epilepsien *(Epilepsie = Fallsucht)* gesprochen. Allen gemein ist, dass sich Nervenzellen des Gehirns spontan unkontrolliert entladen. Etwa 10 % der Bevölkerung zeigen eine solche erhöhte Anfallsbereitschaft. Die Hälfte von ihnen haben einmalig im Leben einen Anfall, wiederholte epileptische Anfälle kommen bei 0,5 % aller Menschen vor. Die meisten Erkrankungen beginnen vor dem 25. Lebensjahr.

4.1. Ursachen und Symptome der Anfallsleiden

Einteilung der Epilepsien:
- Idiopathisch ↔ Symptomatisch
- Fokal ↔ Generalisiert.

Epilepsien werden abhängig von ihren Ursachen in zwei Gruppen eingeteilt:
- Bei einer *genuinen* (angeborenen) oder *idiopathischen* Epilepsie (ca. 50 % aller Epilepsien) lässt sich keine Ursache für das Anfallsleiden bestimmen
- Als *symptomatisch* werden die Epilepsien bezeichnet, denen eine Hirnschädigung zu Grunde liegt wie Tumor, Blutung, Entzündung, Trauma oder Alkoholintoxikation bzw. -entzug.

Einteilung

Anfallsleiden treten in verschiedenen Formen und mit unterschiedlichen Verläufen auf. So können entweder das gesamte Gehirn oder nur Teilbereiche von der unkontrollierten Entladung betroffen sein. Deshalb werden die Anfälle in zwei Gruppen eingeteilt: **generalisierte** (☞ 4.3) und **fokale Anfälle** (☞ 4.4).
Die Entladung bleibt oft nicht auf einzelne Zellen begrenzt und kann sich ungehemmt über das gesamte Hirngewebe oder einzelne Hirnareale ausbreiten, deshalb können auch fokale Anfälle in einen generalisierten Anfall münden. Symptome und Therapie der einzelnen Anfallsformen werden weiter unten vorgestellt.

Ursachen

- ↑ Erregbarkeit der Hirnzellen
- ↓ der Krampfschwelle
- Spontanentladungen.

Ursache von Anfallsleiden, egal welcher Form, ist eine erhöhte Erregbarkeit der Gehirnzellen. Folgende Einflüsse setzen die sog. Krampfschwelle der Zellen herab; die Zellen entladen sich dann leichter:

- Stoffwechselstörungen
- Medikamente, z.B. auch Neuroleptika und einige Antidepressiva (☞ Psych 3.5)
- Alkoholabhängigkeit (☞ Psych 7.1)
- Drogen, z.B. Ecstasy (☞ Psych 7.2)
- Hyperventilation
- Hypoglykämie.

❶ Bestimmte Auslöser können bei entsprechender Veranlagung zu einer Spontanentladung der Nervenzellen führen: Licht- und andere Sinnesreize sowie Alkoholkonsum und Schlafentzug.

Symptome

Typische Symptome oder Erscheinungen bei epileptischen Anfällen sind:

- **Aura** (lat., gr. = Schein, Lufthauch, ☞ 4.4.2)
- **Absence:** Plötzliche Abwesenheit über 10–30 Sek. Der Patient hält in seiner Tätigkeit inne, hat einen starren Blick, blasse Hautfarbe und zeigt keine Reaktion auf Ansprache. In der Regel stürzt er jedoch nicht.
- Myoklonische und tonische **Anfälle** mit Sturz des Patienten
  - (myo)klonisch = kurze, ruckartige Bewegungen
  - tonisch = kontinuierliche Muskelanspannung.

4.2 Diagnostik und Therapie der Anfallsleiden

Diagnostik

- EEG mit typischen Wellenformen
- Provokationsmethoden
- CCT, MRT
- CK ↑
- Prolaktin ↑.

- **EEG:** Häufig sind während und kurz nach einem Anfall im EEG typische Wellenformen nachzuweisen. Allerdings kommen bei Epileptikern auch normale Hirnströme vor. In diesem Fall wird durch Provokationsmethoden wie Hyperventilation, Stimulation durch Lichtreize, Schlafentzug versucht, die Epilepsie-Wellen auszulösen
- In **CCT** und **MRT** lassen sich bei der symptomatischen Epilepsie Hirnschädigungen nachweisen
- Nach einem Anfall lässt sich häufig im Labor eine Erhöhung des Enzyms Creatinkinase (CK) und des Hormons Prolaktin nachweisen. Die CK ist ein Enzym im Muskelstoffwechsel, welches bei vermehrter Muskelaktivität, die bei einem Anfall auftritt, freigesetzt wird.

Differenzialdiagnose

Synkope:
- Kürzere Dauer
- Amnesie
- Ohnmacht.

Psychogener Anfall:
- Keine Verletzungen
- Muskelzuckungen nicht tonisch-klonisch
- Zugekniffene Augen
- Opisthotonus.

Schlafanfälle.

Synkope: Anfallsartige, kurze Bewusstlosigkeit wegen vorübergehender Mangeldurchblutung des Gehirns. Es kann eine kurzzeitige Amnesie (Erinnerungslücke) bestehen. Eine Synkope dauert in der Regel kürzer als ein generalisierter epileptischer Anfall. Den Patienten wird schwarz vor Augen. Sie sinken danach mit schlaffem Muskeltonus zu Boden.

Psychogener Anfall: Diese Anfallsform wird als Konversionssyndrom gedeutet (☞ Psych 6.4). Im Unterschied zu einem epileptischen Anfall gleiten die Patienten zu Boden, ohne sich zu verletzen, die Muskelzuckungen sind nicht tonisch-klonisch und die Augen werden zugekniffen. Es kann ein Opisthotonus mit Zurückwerfen des Kopfes und Überstrecken des Rumpfes auftreten.

Narkolepsie ist eine seltene Krankheit mit einem anfallsweise einsetzenden unwiderstehbarem Schlafbedürfnis (Hypersomnie). Die Krankheit wird vererbt oder durch andere Hirnerkrankungen (Trauma, Tumor, Entzündung) verursacht. Das Hauptsymptom sind Schlafanfälle, die wenige Sekunden bis Minuten andauern und in allen Lebenslagen auftreten.

Therapie

- Benzodiazepine
- Phenytoin
- Carbamazepin
- Valproinsäure
- Barbiturate.

Verschiedene antiepileptische **Medikamente** stehen einer Prophylaxe und einer Therapie eines epileptischen Anfalls und Anfallsleidens zur Verfügung. Am häufigsten werden folgende Wirkstoffe verwendet:

- **Benzodiazepine** (z.B. Rivotril®, Diazepam) hemmen die Erregung der Nervenzellen. Sie werden daher in erster Linie eingesetzt, um einen Anfall zu unterbrechen. Bei einer Langzeitbehandlung kann eine Gewöhnung mit Abhängigkeit eintreten (☞ Psych 7.2) *Nebenwirkungen:* Müdigkeit, Speichelfluss, Bronchialsekretion, Atemdepression
- **Phenytoin** (z.B. Zentropil®, Phenhydan®) stabilisiert die Zellmembranen. *Nebenwirkungen:* Kleinhirnschädigung (Ataxie, Gangunsicherheit, Tremor, verwaschene Sprache), Zahnfleischhyperplasie, allergische Reaktionen
- **Carbamazepin** (z.B. Timonil®, Tegretal®) stabilisiert die Zellmembranen. *Nebenwirkungen:* Müdigkeit, Schwindel, Ataxie, Blutbildveränderungen, allergische Hautreaktionen
- **Valproinsäure** (z.B. Orfiril®) erhöht die Konzentration des inhibitorischen Transmitters Gamma-Aminobuttersäure (GABA). *Nebenwirkungen:* Tremor, Gewichtszunahme, Müdigkeit, Haarausfall, gastrointestinale Beschwerden
- **Barbiturate** (z.B. Luminal®) heben die Krampfschwelle. *Nebenwirkungen:* Müdigkeit, Verlangsamung, Ataxie.

Ggf. Kombination mehrerer Wirkstoffe.

Reicht eine Monotherapie mit einem Präparat nicht aus, werden zwei Wirkstoffe kombiniert. Zusätzlich zu den oben genannten Präparaten stehen dazu folgende Stoffe zur Verfügung:

- **Vigabatrin** (z.B. Sabril®), *Nebenwirkungen*: Vigilanzstörung, Gewichtszunahme
- **Lamotrigin** (z.B. Lamictal®), *Nebenwirkungen*: allergische Hautreaktionen, Schwindel, Ataxie, Vigilanzstörung
- **Gabapentin** (z.B. Neurontin®), *Nebenwirkungen*: Schwindel, Ataxie, Tremor, Vigilanzstörung
- **Topiramat** (Topamax®), *Nebenwirkungen*: Müdigkeit, Schwindel, Ataxie, Tremor, Nystagmus, Übelkeit.

Kontrolle der Serumspiegel!

Antiepileptika (*Antikonvulsiva*) benötigen für die optimale Wirkung einen bestimmten Blutspiegel. Ist er zu niedrig, so wirken sie nicht, ist er zu hoch, kommt es vermehrt zu unerwünschten Nebenwirkungen. Deshalb müssen die Serumspiegel bei Neueinstellung und wiederholten Anfällen kontrolliert werden.

Wenn eine medikamentöse Therapie nicht wirksam ist, kann bei bestimmten Epilepsieformen über eine neurochirurgische **Operation** die Ausgangsregion der Anfälle entfernt werden.

Lebensführung   Epilepsie-Erkrankte, deren letzter Anfall weniger als zwei Jahre zurückliegt, dürfen kein Auto steuern und keine Maschinen bedienen.

Auslösende Reize meiden!

Bei bekannter Anfallsneigung müssen auslösende Reize wie Flackerlicht (alte Fernseher, Disco-Besuch), Schlafentzug und Alkoholkonsum vermieden werden.

 Pflege

Im Anfall:
- Spitze und harte Gegenstände aus der Umgebung des Patienten entfernen, damit er sich nicht verletzt
- Patient nicht alleine lassen und von äußeren Reizen abschirmen
- Patient nicht festhalten, um eigene Verletzungen und Verletzung des Patienten zu vermeiden
- Atmung, RR und Puls sowie Pupillenreaktion kontrollieren
- Keinen Mundkeil verwenden! Er könnte die Mundhöhle verletzen oder aspiriert werden
- Wichtig ist auch, die Art und Form des Anfalles genau zu beobachten: Ist der Patient bewusstlos? Wie sehen die Muskelaktionen aus: tonisch oder klonisch?

Nach dem Anfall:
- Bis zur Wiedererlangung des Bewusstseins in stabiler Seitenlage lagern
- Dokumentation der Beobachtungen.

4.3 Generalisierte Krampfanfälle

- Kinder und Jugend-
  liche → Petit mal
- Erwachsene →
  Grand mal.

❷ Bei generalisierten Anfällen wird das gesamte Gehirn von den pathologischen Entladungen erfasst. Zu dieser Gruppe zählen die **Petit mal-Anfälle,** an denen Kinder und Jugendliche erkranken sowie **Grand mal-Anfälle** der Erwachsenen.

4.3.1 Petit mal-Anfälle

Petit mal-Anfälle:
- Altersgebunden
- Absencen
- Bewusstseins-
  störungen
- Myoklonien.

Petit-mal-Anfälle, aus dem Französischen übersetzt »kleines Übel«, sog. kleine epileptische Anfälle, treten im Kindes- und Jugendalter auf. Sie zeichnen sich häufig durch Absencen mit Bewusstseinsstörungen und Myoklonien aus. Jede Anfallsart tritt in einem jeweils typischen Lebensalter erstmals auf. Hierzu gehören:

Blitz-Nick-Salaam-Anfälle

- 1. Lebensjahr
- Bei Hirnschädigung
  und Stoffwechsel-
  störungen
- Dauer wenige
  Sekunden
- Anfallsserien
- Therapie mit
  Benzodiazepinen,
  Kortikoiden
- Evtl. später
  Übergang in fokale
  oder generalisierte
  Anfälle.

Blitz-Nick-Salaam-Anfälle (BNS-Anfälle) beginnen erstmals im ersten Lebensjahr. Die einzelnen Krämpfe dauern nur wenige Sekunden. In einer Serie können aber bis zu 50 Anfälle aufeinander folgen. Ursache sind vor allem Hirnschädigungen und Stoffwechselerkrankungen.

Klinik
- Ruckartige *(Blitz)* Vorwärtsbewegung des Kopfes *(Nick)*
- Einschlagen der Arme (wie beim *Salaam*-Gruß)
- Anheben von Beinen und Rumpf
- Bewusstseinstrübung.

Therapie
- Benzodiazepine.
- Zusätzlich u.U. auch Glukokortikoide.

Prognose

Ohne Behandlung oder bei zu spät einsetzender Therapie kommt es zu Hirnschädigungen, die sich in einer Hemmung von körperlicher und geistiger Entwicklung zeigen. BNS-Krämpfe enden mit dem fünften Lebensjahr und können in fokale oder generalisierte Anfälle übergehen (s.u.).

Myoklonisch-astatische Anfälle

- Vorschulalter
- Ähnlich wie
  BNS-Krämpfe

Myoklonisch-astatische Anfälle (myoklonisch = blitzartige, unregelmäßige Muskelzuckung; astatisch = unfähig zu stehen) äußern sich durch plötzliche Stürze. Sie beginnen im Vorschulalter.

- Auftreten nach dem Erwachen
- Therapie mit Valproinsäure, Benzodiazepinen, Kortikoiden.

Meist kommt es nach dem morgendlichen Erwachen zu diesen Anfällen.

Klinik

- Beugung der Arme
- Bewegung von Muskeln des Gesichtes und Mundes
- Plötzlicher Tonusverlust (Kind stürzt wie vom Blitz getroffen zu Boden).

Therapie

- Valproinsäure
- Benzodiazepine
- Zusätzlich u.U. Glukokortikoide.

Pyknolepsie

- 4.– 14. Lebensjahr
- Genetische Ursachen
- Anfallsserien
- Dauer wenige Sekunden
- Therapie mit Valproinsäure
- Ausheilung oder Übergang in kleine oder große Anfälle.

Die Pyknolepsie ist durch sehr häufig hintereinander auftretende Anfälle gekennzeichnet, z.T. mehr als 100 pro Tag. Jeder einzelne Anfall dauert nur wenige Sekunden. Die Erkrankung beginnt zwischen dem 4. und 14. Lebensjahr und ist genetisch bedingt.

Klinik

- Absence (☞ 4.1)
- Rhythmische Bewegungen von Augenlid, Kopf und Armen
- Keine Aura im Unterschied zu psychomotorischen Anfällen (☞ 4.4.2)

Therapie und Prognose

Valproinsäure.
Bei je einem Drittel der Erkrankten kommt es zu einer Ausheilung, zu weiterbestehenden kleinen Anfällen oder zu einem Übergang in große Anfälle.

Impulsiv Petit mal

- Pubertät
- Genetische Ursachen
- Auftreten nach dem Erwachen
- Therapie mit Valproinsäure und Barbituraten.

Das Impulsiv Petit mal tritt erstmals in der Pubertät auf. Die Erkrankung ist genetisch bedingt. Zu Anfällen kommt es kurz nach dem Aufwachen.

Klinik

- Zucken von Armen und Schultern (Tasse wird z.B. weggeschleudert), der Patient stürzt jedoch nicht
- Leichte Bewusstseinstrübung.

Therapie

Valproinsäure und Barbiturate.

4.3.2 ▬ Grand mal-Anfälle

- 5.– 25. Lebensjahr
- Nach oder bei Hirnschaden
- Entwicklung aus anderen Anfalls-formen möglich
- Dauer von wenigen Minuten
- Typische Symptome
- Therapie mit verschiedenen Antiepileptika.

Eine genuine Grand mal-Epilepsie beginnt häufig zwischen dem 5. und 25. Lebensjahr. Ist sie durch eine frühkindliche Hirnschädigung verursacht, setzt die Erkrankung früher ein. Ein späterer Beginn ist häufig Zeichen einer Hirnerkrankung (Tumor, Narbengewebe nach einem Schlaganfall oder einer Hirnoperation). Grand mal-Anfälle können sich auch aus anderen epileptischen Anfallsarten entwickeln.

Klinik

Ein generalisierter Anfall dauert in der Regel wenige Minuten an.

Die Symptome treten in etwa in folgender Reihenfolge auf:
- Initialschrei
- Patient stürzt zu Boden
- Tonische Krämpfe: Beine überstreckt, Arme gebeugt oder gestreckt
- Klonische Zuckungen.

Weitere Symptome sind:
- Weite, lichtstarre Pupillen, verdrehte Augen
- Zungenbiss
- Einnässen, Einkoten
- Terminalschlaf (im Anschluss an einen Anfall)
- Bewusstseinsstörung während oder im Anschluss an einen Anfall.

Während bzw. nach dem Anfall kann es zu Frakturen und Muskelkater durch plötzliche starke Muskelkontraktionen kommen.

Therapie

Verschiedene Antiepileptika werden einzeln oder in Kombination angewendet. Medikament der ersten Wahl ist Valproinsäure.

4.4 ▬ Fokale Anfälle

- Jedes Lebensalter
- Herdsymptome
- Meistens bedingt durch Raumforderungen
- Evtl. sekundäre Generalisation.

Bei fokalen Anfällen (Herdanfällen) sind nur einzelne Hirnareale von der epileptischen Erregung betroffen: Die Symptome beschränken sich auf die entsprechenden Körperregionen. Das Bewusstsein bleibt bei den meisten Formen erhalten. Diese Anfälle können in jedem Lebensalter einsetzen und werden meistens durch hirnorganische Veränderungen (z.B. Tumor) verursacht. Fokale Anfälle können (sekundär) generalisieren.

4.4.1 ▬ Einfache fokale Anfälle

- JACKSON- und Adversiv-Anfälle
- Aura
- Empfindungsstörungen
- Motorische Störungen
- Bewusstsein ungetrübt
- Therapie mit Carbamazepin, Phenytoin
- Evtl. Operation.

Bei diesen Anfällen kommt es zu isolierten Wahrnehmungsstörungen, Empfindungsstörungen oder motorischen Symptomen – abhängig von der betroffenen Hirnregion. Die Wahrnehmungsstörungen können alle Sinnesgebiete betreffen und werden als Aura bezeichnet. Sie imponieren beispielsweise als kurze optische oder szenische Halluzinationen. Das Bewusstsein ist bei einfachen fokalen Anfällen nicht gestört.

Zu der Gruppe der einfachen Anfällen zählen die **JACKSON-Anfälle** und die **Adversiv-Anfälle**.

JACKSON-Anfälle

Bei den JACKSON-Anfällen wird zwischen **motorischen** JACKSON-Anfällen, bei denen nur Zuckungen auftreten, und **sensiblen** JACKSON-Anfällen, die sich durch Missempfindungen auszeichnen, unterschieden. Die Symptome breiten sich über eine Körperhälfte aus. Selten gehen sie auch auf die andere Körperhälfte über. Typischerweise treten sie bei Hirntumoren auf. Im Anschluss an einen Anfall kann eine flüchtige Parese (TODD-Lähmung) auftreten.

Adversiv-Anfälle

Adversiv-Anfälle *(lat. versus: gegen, nach)* zeichnen sich durch typische Wendebewegungen aus. Der Patient blickt zur Seite, dreht den Kopf zum angehobenen Arm und verharrt in dieser »Fechter-Stellung«.

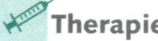 **Therapie**

- Medikamentöse Therapie mit Carbamazepin oder Phenytoin
- Ggf. neurochirurgische Entfernung des Tumors.

4.4.2 ▬ Komplexe fokale Anfälle

- Entwicklung aus einfachen fokalen Anfällen
- Motorische, sensible, sensorische Symptome.

Komplexe fokale Anfälle entwickeln sich aus einfachen fokalen Anfällen. Zusätzlich zu den motorischen, sensiblen und sensorischen Symptomen zeigen die Patienten eine Bewusstseinsstörung. Eine Variante aus dieser Gruppe sind psychomotorische Anfälle.

Psychomotorische Anfälle

Psychomotorische Anfälle treten relativ häufig auf. Gekennzeichnet sind sie durch Zuckungen der mimischen Muskulatur.

Klinik

Ein psychomotorischer Anfall verläuft in zwei Stadien:

1. Stadium
❸ **Aura** mit körperlichen und psychischen Symptomen:
- Veränderung der Sinneswahrnehmung
- Stimmungsänderung, die Patienten sind ängstlich
- Halluzinationen, Déjà-vu-Gefühl (☞ Psych 2.2)

2. Stadium
- Bewusstseinstrübung, die bis zu 2 Minuten andauern kann
- Orale Automatismen wie Kauen, Schmatzen, Schlucken u.a.
- Vegetative Symptome: Pupillenerweiterung, Speichelfluss, Harndrang
- Patienten fallen nicht zu Boden
- Amnesie für die Zeit des Anfalls.

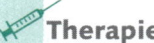

Therapie

Carbamazepin und Phenytoin.

4.5 Status epilepticus

❹ Folgen epileptische Anfälle in Serien aufeinander, ohne dass der Patient bei generalsierten Anfällen das Bewusstsein wiedererlangt, spricht man von einem Status epilepticus. Dieser ist lebensbedrohlich: Es kann sich ein Hirnödem entwickeln, das schließlich zu einem Herz-Kreislaufversagen führt.

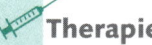

Therapie

- Benzodiazepine (z.B. Rivotril® und Diazepam) in ausreichender Dosis zunächst rektal später ggf. i.v.
- Phenytoin (unter EKG-Kontrolle)
- Phenobarbital (z.B. Luminal®)

Marginalien (linke Spalte):

Psychomotorische Anfälle:
- Aura
- Bewusstseinstrübung
- Mimische Zuckungen
- Amnesie
- Therapie mit Carbamazepin, Phenytoin.

Lebensbedrohlicher Zustand!

Erstmaßnahme: Diazepam.

4.6 Psychische Veränderungen im Rahmen eines Anfallsleidens

Bei einer Epilepsie können unterschiedliche psychische Veränderungen auftreten.

Dämmerzustände

Dämmerzustand.

Nach einem Anfall werden Dämmerzustände beobachtet. Das Bewusstsein ist verändert, und der Patient wirkt in sich versunken. Es besteht eine Amnesie für die Zeit dieses Zustandes.

Epileptische Psychose

Paranoid-halluzinatorische epileptische Psychose.

Im Gegensatz zu einem Dämmerzustand ist bei einer paranoid-halluzinatorischen epileptischen Psychose im Anschluss an einen Anfall das Bewusstsein nicht gestört. Die Psychose kann Wochen bis Monate anhalten. Symptome und Therapie entsprechen der Schizophrenie (☞ Psych 5.1).

Wesensänderung

Epileptische Wesensänderung:
- Verlangsamung
- Antriebsmangel
- Euphorie, Depressivität
- Gereiztheit, Aggressivität.
Demenz.

Eine epileptische Wesensänderung tritt bei etwa einem Drittel der Anfallskranken auf. Typische Symptome sind Verlangsamung in Denken und Antrieb sowie Gereiztheit mit Neigung zu Aggressivität und Wutausbrüchen.

Epileptische Demenz

In einem Krankheitsverlauf mit häufigen und schweren Anfällen kann sich eine epileptische Demenz entwickeln. Ursache dafür ist die hirnorganische Schädigung auf Grund der Anfälle und Stürze auf den Kopf. Die Symptome entsprechen einem chronischen hirnorganischen Psychosyndrom (☞ Psych 4.2) mit Minderung der intellektuellen Leistung. Wesensänderung und Demenz werden verstärkt durch die (Neben-) Wirkung der anti-epileptischen Medikamente.

Verstimmungszustände

Verstimmung.

Weiterhin können bei Epilepsiekranken Verstimmungszustände auftreten, die Stunden bis Tage anhalten und mit einem Anfall enden. Symptome sind Euphorie oder Depressivität mit Neigung zu Suizid.

? Übungsfragen

1. Wodurch können epileptische Anfälle ausgelöst werden?
2. Wie unterscheiden sich Grand Mal- von Petit mal-Anfällen?
3. Was ist eine Aura und wann tritt sie auf?
4. Wodurch ist ein Status epilepticus charakterisiert?

5 Gefäßbedingte Erkrankungen

»Schlaganfall« durch:
- Zerebrale Ischämie
- Subarachnoidal-
  blutung.

Wenn sich eine neurologische Symptomatik schlagartig einstellt, wird umgangssprachlich von einem »Schlaganfall« gesprochen. Unter diesem Überbegriff werden alle akut auftretenden neurologischen Erkrankungen auf Grund einer Störung der Blutversorgung des Gehirns zusammengefasst. Zwei wichtige Ursachen lassen unterscheiden: die Durchblutung ist beeinträchtigt durch eine Gefäßverengung oder einen Gefäßverschluss (zerebrale Ischämie) oder eine Arterie ist geplatzt (Subarachnoidalblutung ☞ 5.3).

5.1 Zerebrale Ischämien

Zerebrale Ischämien, d.h. zentrale (auf das ZNS bezogene) Durchblutungsstörungen, beeinträchtigen die Blutversorgung in den betroffenen Hirnarealen. Sie stellen die häufigste Ursache eines »Schlaganfalles« dar.

Vorläufer eines
Hirninfarktes

- TIA:
- Seh- und Sensibili-
  tätsstörungen
- Drop attacks
- Kurzfristiger
  Gedächtnisverlust
- Rückbildung in 24 h.

- PRIND:
- Symptome ähnlich
  wie bei TIA
- Rückbildung bis
  zu 3 Wochen.

Abhängig von Dauer und Erscheinungsbild werden vier **Verlaufsformen** der zerebralen Ischämie unterschieden, wobei TIA und PRIND als Warnhinweise auf einen Hirninfarkt zu deuten sind:
- ❶ Bilden sich die neurologischen Symptome wie Seh- oder Sensibilitätsstörungen innerhalb von 24 Stunden zurück, spricht man von einer **TIA** = **T**ransitorisch **i**schämische **A**ttacke, *(transitorisch, lat. = vorübergehend)*. Eine TIA kann sich auch in *drop attacks* (Stürzen ohne Bewusstseinsverlust, kurzzeitige Sehstörungen) und Episoden mit Gedächtnisverlust zeigen. Da eine TIA als Vorläufer eines Hirninfarktes gilt, sollte nach einem solchen Ereignis eine intensive Diagnostik erfolgen
- Bilden sich die Ausfälle erst nach einigen Tagen zurück, handelt es sich um ein **PRIND** = **P**rolongiertes **r**eversibles **i**schämisches **n**eurologisches **D**efizit
- Ein **progredienter Infarkt** ist durch eine Zunahme der Symptomatik innerhalb einiger Stunden (bis Tage) gekennzeichnet
- Länger bestehende Ausfälle werden als **Hirninfarkt** bezeichnet. Durch den Untergang von Hirngewebe entsteht eine

bleibende neurologische Symptomatik, die sich nur inkomplett oder gar nicht zurückbildet bzw. zum Tode führt. Der Hirninfarkt steht an dritter Stelle der Todesursachen.

5.1.1 Ursachen zerebraler Ischämien

❷ Die Durchblutungsstörung kann verschiedene Ursachen haben:
- Gefäßwandveränderungen der hirnversorgenden Gefäße
- Verschluss durch Embolien
- Störung der Hämodynamik.

Gefäßwandveränderungen   Die häufigste Ursache ist die **Arteriosklerose** (»Gefäßverkalkung«) der hirnversorgenden Arterien. Durch Ablagerungen von fett- und kalkhaltigen Stoffwechselprodukten (»arterio-sklerotische Plaques«) in der Gefäßwand nimmt der Durchmesser der Arterien ab. Die Durchblutung des zu versorgenden Gebietes ist vermindert und Funktionsstörungen treten auf.

Bekannte *Risikofaktoren* für Gefäßwandveränderungen sind Bluthochdruck, Diabetes mellitus, Zigarettenrauchen, orale Kontrazeptiva und Hyperlipidämie (erhöhte Blutfette). Gefäßerkrankungen anderer Organe (koronare Herzkrankheit und periphere Verschlusskrankheit) weisen darauf hin, dass auch die Gefäße der hirnversorgenden Arterien geschädigt sind.

Weiterhin können Gefäße auch von außen durch andere Ursachen wie Hämatome oder Tumoren verengt werden.

Embolien   An arteriosklerotisch veränderten Gefäßwänden können sich Thromben bilden. Lösen sich diese oder Plaques ab und verschließen ein Blutgefäß, kommt es zu Embolien.

Thromben, die Embolien verursachen, treten häufig bei Herzrhythmusstörungen (z.B. Vorhofflimmern) durch den unregelmäßigen Blutfluss im Herzen sowie an künstlichen Herzklappen auf. Aus dem Herzen werden die Gerinnsel über den Blutstrom in das Gehirn geschwemmt und verschließen dort kleine Gefäße.

Störungen der Hämodynamik   Sind die hirnversorgenden Arterien verengt, führt ein vorübergehend erniedrigter Blutdruck zu einer Minderdurchblutung. Auch die Viskosität des Blutes (Zähflüssigkeit auf Grund vermehrter Erythrozten) spielt eine Rolle bei der Entstehung von Ischämien. In seltenen Fällen können auch Gerinnungsstörungen zu einem Schlaganfall führen.

Risikofaktoren der Arteriosklerose:
- Bluthochdruck
- Diabetes mellitus
- Rauchen
- Orale Kontrazeptiva
- Hyperlipidämie
- Gefäßerkrankungen anderer Organe.

Risikofaktoren der Embolie:
- Herzrhythmusstörungen
- Künstliche Herzklappen.

Infarktrisiko ↑ bei:
- Hämoglobin ↑
- Blutdruckabfall
- Gerinnungsstörungen.

5.1.2 Hirninfarkt

Der Hirninfarkt, Schlaganfall, Gehirnschlag, zerebraler Insult oder Apoplex ist verantwortlich für 15% aller Todesfälle.

✒ Klinik

- Kontralaterale Hemiparese
- Aphasie
- Dysarthrie
- Agnosie und Apraxie
- Bewusstseins-störungen
- Sensibilitäts-störungen
- Inkontinenz.

Die Symptome des Hirninfarktes sind davon abhängig, welche Hirnarterie verschlossen und damit, welches Hirnareal (sog. Infarktbezirk) vom Gewebeuntergang betroffen ist.

Da sowohl die absteigenden motorischen als auch die aufsteigenden sensiblen Nervenbahnen kreuzen, werden die neurologischen Ausfälle immer auf der entgegengesetzten Körperhälfte zum Infarktgebiet sichtbar. Eine Ausnahme bilden Erkrankungen des Hirnstamms bzw. des Rückenmarks.

❸ Häufiges Symptom eines Hirninfarktes ist die **kontralaterale Hemiparese,** die halbseitige Muskellähmung oder -schwäche, an der entgegengesetzten Körperhälfte. Die Muskellähmung ist zunächst immer schlaff, erst nach einigen Tagen entwickelt sich eine **Spastik** (zentrale Lähmung, ☞ 3.1).

5

Arterielle Versorgungsbezirke, Seitenansicht

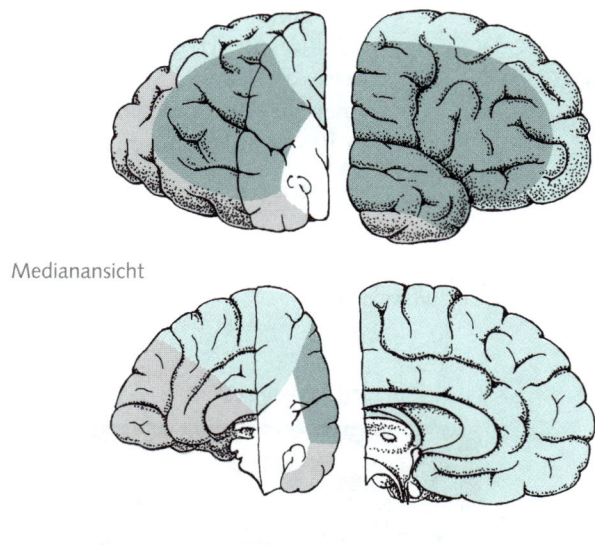

Medianansicht

| A. cerebri posterior | A. cerebri media | A. cerebri anterior |

Abb. 5.1
Die arterielle Versorgung der Großhirn-abschnitte. Entsprechend der Funktion der einzelnen Hirn-abschnitte treten beim Verschluss der versorgenden Arterien unterschiedliche neurologische Ausfälle auf.
[A300–190]

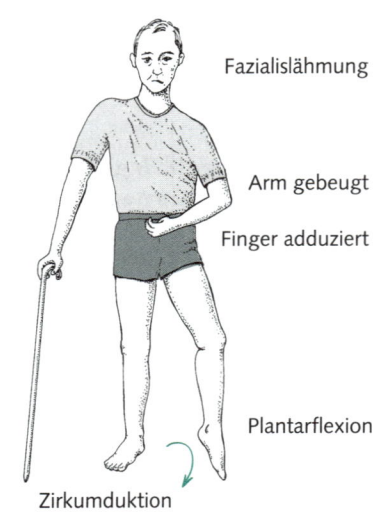

Fazialislähmung

Arm gebeugt

Finger adduziert

Plantarflexion

Zirkumduktion

Abb. 5.2 Patient mit linksseitiger Parese [A300-190]

Breite Diagnostik wegenunterschiedlicher Ursachen und zum Ausschluss einer Hirnblutung.

Weitere Symptome sind:

- **Aphasien** (☞ 1.3.1) durch Verschluss (von Ästen) der A. cerebri media. In der Regel treten Aphasien bei Infarkten der dominanten (linken) Hirnhälfte auf. Abhängig von der Lokalisation der Schädigung werden verschiedene Aphasien unterschieden:
  - Motorische Aphasie
  - Sensorische Aphasie
  - Amnestische Aphasie
- Dysarthrie, Hemianopsie, Agnosie und Apraxie (☞ 1.3.1)
- **Bewusstseinsstörungen** mit Schwindel und Erbrechen bis zum Koma
- Kontralaterale Sensibilitätsstörungen
- Inkontinenz
- Es kann sich ein Hirnödem (☞ 2.1) entwickeln.

Diagnostik

Da ein Hirninfarkt verschiedene Ursachen haben kann, ist eine breite Diagnostik notwendig. Zusätzlich wird so das Ausmaß der Funktionsbeeinträchtigung und der organischen Schäden festgestellt.

- Bei einer **neurologischen Untersuchung** werden die Ausfälle dokumentiert; der BABINSKI-**Reflex** ist bereits frühzeitig positiv (☞ 1.2.2)
- Bei der **Auskultation** der Halsgefäße deuten Strömungsgeräusche auf Stenosen hin

- Im **CCT** wird der Infarkt häufig erst nach einigen Stunden bis Tagen als Bereich mit verminderter Dichte sichtbar. Manchmal zeigen sich aber schon kurz nach dem Ereignis sog. »Frühzeichen« (verdickte A. media). Eine Hirnblutung zeigt sich in der Regel sofort als Areal erhöhter Dichte
- Im **MRT** lässt sich ebenfalls das Infarktareal darstellen
- **EKG und Echokardiographie:** Das EKG sichert ein Vorhofflimmern; in der Echokardiographie sind Thromben auf den Herzklappen oder in der Herzkammer sichtbar
- Die **Dopplersonographie** (☞ 1.4.6) kann Stenosen der hirnversorgenden Arterien nachweisen

Abb. 5.3
Ausgedehnter Schlaganfall im CCT. Die rechtsseitige dunkle »Höhle« entspricht abgestorbenem Hirngewebe. Als weiteren Befund erkennt man erweiterte Liquorräume. [B117]

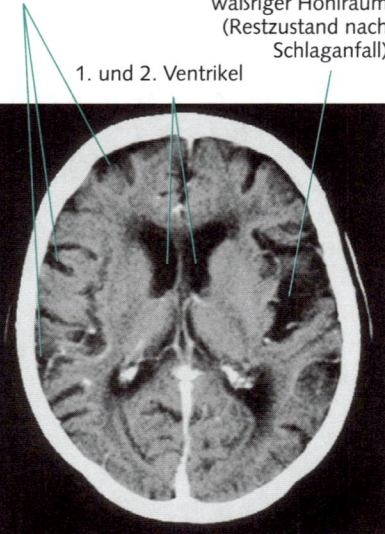

Erweiterung der äußeren Liquorräume infolge Atrophie der Hirnwindungen

wäßriger Hohlraum (Restzustand nach Schlaganfall)

1. und 2. Ventrikel

- Mit Hilfe der **Angiographie** und der **DSA** (☞ 1.4.7) wird der Ort eines Gefäßverschlusses gefunden
- Das **EEG** kann einen Herdbefund oder Allgemeinveränderungen zeigen
- **Labor**: BZ-Stix, um eine Hypoglykämie (Unterzuckerung) auszuschließen. Ggf. werden auch Untersuchungen von speziellen Gerinnungsfaktoren und Entzündungswerten veranlasst.

Differenzialdiagnose Folgende Erkrankungen können dieselben Symptome eines Schlaganfalls zeigen und müssen deshalb ausgeschlossen werden:

- Intrazerebrale Massenblutungen (☞ 5.3) z.B. durch Riss eines Aneurysmas oder durch Gerinnungsstörungen
- Fokale Epilepsie (TODD-Lähmung, ☞ 4.4.1)
- Hirntumor und -metastasen
- Hypertensive Krise
- Hypoglykämischer Schock.

Therapie

- Intensive Behandlung (z.B. Stroke Unit)
- Atmung, Kreislauf und Blutzucker stabilisieren
- Evtl. Lyse
- Heparinisierung
- Rezidiv-Prophylaxe
- Ggf. Operation
- Physiotherapie, Logopädie und Ergotherapie.

Die Symptome eines Schlaganfalls (*engl. stroke*) erfordern eine sofortige Therapie, durch die der eingetretene Schaden begrenzt und weiteren Hirninfarkten vorgebeugt werden soll. In verschiedenen neurologischen Kliniken wurden zur intensiveren Versorgung der Patienten spezielle Stationen, sog. **stroke-units,** eingerichtet.

- **Kreislaufstabilisierung** und **Sicherung der Atmung:** Nach einem Schlaganfall tritt häufig ein hoher Blutdruck auf, der jedoch nicht zu stark gesenkt werden darf, um eine ausreichende Durchblutung des Gehirns (und insbesondere der Umgebung der Infarktareale) zu gewährleisten
- Zufuhr von **Sauerstoff**
- Kontrolle des **Blutzucker**-Spiegels: Sowohl zu hohe wie zu niedrige Blutzucker-Werte sollen vermieden werden
- **Verbesserung der Durchblutung** und damit Sicherung der Sauerstoffversorgung durch Pentoxifyllin (Trental®) und HAES®-Infusionen (Hydroxyethylstärke) ist umstritten.
- **Thromboseprophylaxe** durch eine Low-Dose-Heparinisierung
- Ggf. **Lysetherapie** mittels Urokinase oder tPA (tissue **pla**sminogen **activator), um den Thrombus aufzulösen. Diese Therapie wird nur innerhalb der ersten Stunden und bei relativ jungen Patienten eingesetzt, wenn mittels Angiographie ein Gefäßverschluss gesichert wurde. Es besteht ein hohes Blutungsrisiko
- Evtl. Therapie des Hirnödems (☞ 2.1) mit Medikamenten oder durch Operation (Entfernung eines Teils des Schädelknochens zur Druckentlastung)

5

- Zur **Rezidivprophylaxe** eignet sich ASS (Acetylsalicylsäure, z.B. Aspirin®) und Clopidogrel (Plavix®, Iscover®), welche die Aggregation von Thrombozyten hemmen, und Cumarin (z.B. Marcumar®), das die Blutgerinnung herabsetzt
- Bei ausgeprägten (hämodynamisch wirksamen) Stenosen der A. carotis interna ist zur Prophylaxe weiterer Infarkte eine **Bypass-Operation** indiziert
- Wenn die Spastiken durch Physiotherapie nicht beeinflusst werden, kann auch eine medikamentöse Therapie versucht werden mit Tizanidin (z.B. Sirdalud®) oder Baclofen (z.B. Lioresal®).
- Sprechstörungen erfordern eine **logopädische Behandlung**
- **Ergotherapie**, um die Gestaltung des Alltags trotz Lähmungen bewältigen zu können.

Prognose

Je nach Ausprägung des Infarktbezirkes bilden sich die Symptome wieder zurück. Mit entscheidend für die Prognose ist eine schnelle und adäquate Versorgung des Patienten nach dem Ereignis.

Pflege

Ressourcen des Patienten fördern.

❹ Nach einem Hirninfarkt muss frühzeitig die Lagerung und Mobilisierung des Patienten nach dem **BOBATH-Konzept** begonnen werden. Dabei arbeiten alle an der Versorgung des Patienten Beteiligten eng zusammen. Ziel ist es, die gesunden Anteile des Patienten zu fördern und die betroffene Körperhälfte trotz der Lähmung mit einzubeziehen und nicht zu vernachlässigen.

? Übungsfragen

❶ Was ist eine TIA?

❷ Welche Ursachen für zerebrale Ischämien kennen Sie?

❸ Welche Art Lähmung tritt beim Schlaganfall häufig ein?

❹ Was muss bei der Pflege beachtet werden?

5.2 Sinusthrombose

Folgen einer Sinusthrombose:
- *Abflussbehinderung*
- *Hirnödem*
- *Stauungsblutungen.*

❶ Das Blut aus den Hirnvenen wird von Sammelgefäßen, den sog. *Sinus* aufgenommen. Durch eine Thrombose dieser Gefäße, einer Sinusthrombose, wird der Blutabfluss des Gehirns behindert und es kann zu einem Hirnödem und Stauungsblutungen kommen.

Ursachen

Thrombosen von Hirnvenen und Sinus treten auf in der zweiten Hälfte einer Schwangerschaft, unter Einnahme von Ovulationshemmern, parallel zu Infektionen von Nasennebenhöhle und Mittelohr, bei Meningitis, Hirntrauma und Hirntumor.

Klinik

- Akut einsetzender lokaler Kopfschmerz
- Übelkeit und Erbrechen
- Neurologische Herdsymptome mit Paresen (☞ 5.1.2)
- Epileptische Anfälle
- Hirndruckzeichen (☞ 2.1)
- Nackensteifigkeit
- Psychische Symptome mit Verlust des Antriebs und ggf. Bewusstseinsstörung.

Diagnostik

- Temperaturerhöhung
- Entzündungszeichen im Blut (BSG, Leukozytose) nachweisbar
- Das **EEG** zeigt einen Herdbefund
- Im **CCT** lassen sich nach Kontrastmittelgabe Stauungsblutungen und auch die Thromben in Venen und Sinus darstellen
- Bei der Angiographie fällt eine Verlangsamung der Hirndurchblutung und die fehlende Darstellung des thrombosierten Gefäßes auf.

Therapie

- Vollheparinisierung, damit sich die Thrombose nicht auf weitere Gefäße ausdehnt
- Behandlung des Hirnödems mit Sorbit oder Mannit.

Pflege

Alle Patienten mit drohendem oder bestehendem Hirnödem müssen mit dem Oberkörper 30° hochgelagert werden. Dabei ist darauf zu achten, dass der Kopf gerade liegt und nicht abgeknickt, damit der venöse Abfluss gewährleistet ist.

? Übungsfrage

❶ Was ist eine Sinusthrombose?

5.3 Aneurysma und Subarachnoidalblutung

Aneurysma:
- Ausstülpung der Arterienwand
- Häufig an der Hirnbasis
- Evtl. Ursache von neurologischen Ausfällen
- Gefahr einer SAB.

Ein **Aneurysma** ist eine sackartige Ausstülpung der Arterienwand. Aneurysmen finden sich häufig in den Gefäßen der Hirnbasis im Bereich des Circulus arteriosus Willisi. Wenn sie eine entsprechende Größe haben, können sie Nerven an der Hirnbasis eindrücken und neurologische Ausfälle auslösen.

Platzt ein Aneurysma, kommt es zu einer **Subarachnoidalblutung** (SAB). Hierbei sammelt sich Blut im Subarachnoidalraum an, der zwischen den beiden Hirnhäuten Pia mater und Arachnoidea liegt und normalerweise mit Liquor gefüllt ist (☞ Abb. 8.1).

Da sich die Ursache und Therapie beider Krankheitsbilder ähnlich sind, werden sie in diesem Kapitel zusammengefasst.

Ursache

Aneurysma häufig Ursache einer SAB.

Ein Aneurysma entsteht durch eine angeborene Fehlbildung der Arterienwand, Veränderungen der Gefäßwand durch Arteriosklerose oder Entzündungen.

❶ 60 % aller SAB sind auf ein Aneurysma zurückzuführen. Aber auch andere Gefäßschäden, Hypertonus und ein Trauma können eine SAB verursachen.

Klinik

Leitsymptom eines **Aneurysmas** sind anfallsartige Kopfschmerzen und vorübergehende Ausfälle von Hirnnerven.

❷ Die **akute** SAB zeigt sich durch:
- **Plötzlich** einsetzenden, extrem starken Kopfschmerz, der sich in den Rücken ausbreitet
- Meningismus (☞ 6.1)
- Augenmuskellähmung, erweiterte, lichtstarre Pupille
- Kontralaterale Hemiparese
- Bewusstseinsstörung bis zum Koma
- Übelkeit und Erbrechen
- Schwankungen von Blutdruck, Herzfrequenz und Atmung
- Epileptische Anfälle
- Hirndruckzeichen (☞ 2.1).

Diagnostik

Ein Aneursyma wird mittels einer **Angiographie** (☞ 1.4.7) dargestellt.

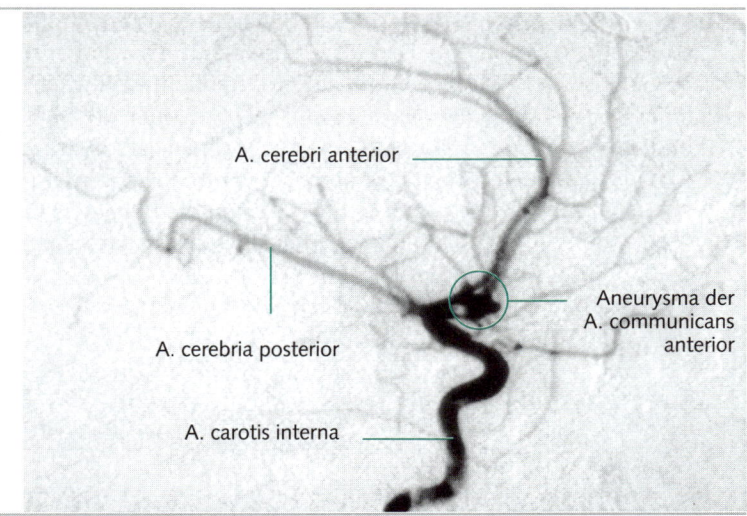

Abb. 5.4
Hirnarterien-Aneurysma in der Angiographie. Im Bereich der A. communis anterior ist eine Gefäßerweiterung zu erkennen. [T170]

Zur Diagnostik einer SAB dienen:

- Lumbalpunktion (Nachweis von blutigem Liquor)
- Angiographie
- Im CCT ist die Blutung nicht immer sicher zu erkennen. Nach drei Tagen nimmt die Nachweisbarkeit ab.

Therapie

- Sicherung der Vitalfunktionen
- Schmerztherapie und Sedierung
- Kortikoide
- Operation.

- Stabilisierung und engmaschige Überwachung von Kreislauf, Atmung und Bewusstseinslage
- Sedierung mit Diazepam (z.B. Valium®) oder anderen Tranquilizern (☞ Psych 3.5.4)
- Analgesierung (Schmerzbekämpfung), z.B. Temgesic®
- Hirnödembehandlung mit Glukokortikoiden, z.B. Fortecortin®
- Abklemmung, sog. clipping, des Aneurysmas in einer neurochirurgischen **Operation**
- Prophylaxe des Vasospasmus (☞ unten) mit Nimodipin (z.B. Nimotop®).

Prognose

Ohne Operation sterben innerhalb von fünf Jahren 70 % der Patienten.

Komplikationen nach einer SAB:

- **Rezidivblutungen** sind relativ häufig und haben eine erhöhte Mortalität
- **Vasospasmus.** Durch die Kontraktion der Blutgefäße kann es zum Hirninfarkt kommen
- Durch eine Abflussstörung des Liquors kann ein **Hydrozephalus** (☞ 2.3) entstehen.

Pflege

- Blutdruck engmaschig kontrollieren
- Blutdruckanstieg vermeiden.

Bei der Überwachung der Patienten ist die regelmäßige, häufige Blutdruck-Kontrolle äußerst wichtig, da bei Blutdruckanstieg das Aneurysma platzen oder die SAB erneut bluten kann. Deshalb sollte die angeordnete Medikation von Sedativa und Analgetika gewissenhaft verabreicht werden. Bis zur Stabilisierung der Blutung übernehmen die Pflegenden die Grundpflege des Patienten vollständig. Um ein Pressen beim Stuhlgang zu vermeiden, erhält der Patient Laxantien.

? Übungsfragen

❶ Was ist die häufigste Ursache für eine SAB?

❷ Mit welchem Symptom kommen die Patienten ins Krankenhaus?

5.4 ▬ Arteriovenöses Angiom

- Arterio-venöse Gefäßmissbildung
- Mangeldurchblutung nachgeschalteter Hirngebiete
- Gefahr einer Hirnblutung.

Eine Angiom ist eine angeborene Gefäßmissbildung. Die Gefäße wuchern und bilden ein *Gefäßknäuel*. In dieser Wucherung sind Arterien und Venen *(arteriovenös)* direkt – also ohne zwischengeschaltetes Kapillarbett – miteinander verbunden. Da dieses Gefäßknäuel durchblutet ist, wird dem Gehirn Blut entzogen, und es kommt zu einer mangelhaften Blutversorgung nachgeschalteter Hirnareale. Die Gefahr eines arteriovenösen Angioms besteht im Zerreißen und einer folgenden schweren Hirnblutung.

Klinik und Diagnostik

- Kopfschmerz
- Fokale epileptische Anfälle (☞ 4.4)
- Neurologische Herdsymptome, z.B. Hemiparese, Aphasie
- Im **CCT** wird nach Kontrastmittelgabe das Angiom dargestellt
- Das **MRT** zeigt die Lage des Angioms
- In der **Angiographie** lässt sich das Ausmaß des Angioms genau bestimmen.

Therapie

- Operation
- Bestrahlung.

Wenn möglich werden Angiome operativ entfernt. Ein inoperables Angiom wird radioaktiv bestrahlt, um die Blutgefäße verkümmern zu lassen.

6 Entzündliche Erkrankungen

- Meningitis
- Enzephalitis
- Myelitis
- Meningo-
  enzephalitis.

Verschiedene Erreger, meistens Bakterien und Viren, infizieren nach Überwindung der **Blut-Hirn-Schranke** Hirnhäute, Gehirn und Rückenmark. Je nach betroffenem Gebiet kommt es zu einer **Meningitis** *(Hirnhautentzündung)*, **Enzephalitis** *(Gehirnentzündung)* oder **Myelitis** *(Rückenmarksentzündung)*. Durch die anatomische Nähe treten häufig auch kombinierte Entzündungen (z.B. Meningoenzephalitis) auf.

Einige Infektionen, die speziell das Nervensystem betreffen, zeichnen sich durch einen charakteristischen Krankheitsverlauf aus und werden am Ende des Kapitels vorgestellt.

6

6.1 Meningitis

Entzündung der
Hirnhäute.

Als Meningitis wird eine Entzündung der Hirnhäute (Meningen) bezeichnet, die meistens durch Bakterien, seltener durch Viren hervorgerufen wird. Wenn eine Meningitis auf die Hirnrinde übergreift, spricht man von einer Meningoenzephalitis.

Ursachen

Die Erreger der **Meningitis** gelangen in das Gehirn
- *Fortgeleitet* von Entzündungen in Mittelohr, Processus mastoideus (Warzenfortsatz des Schläfenbeins) oder Nasennebenhöhlen
- *Hämatogen* (im Blut transportiert) ausgehend von Infektionen anderer Organe
- *Traumatisch* durch eine offene Hirnverletzung.

Haupterreger eitriger
Meningitiden:
- Kinder →
  Hämophilus
  influenzae
- Erwachsene →
  Pneumokokken.

Eine Meningitis lässt sich den Erregern entsprechend einteilen: Die **eitrige** Meningitis wird durch Bakterien verursacht. Häufigster Erreger bei Erwachsenen sind Pneumokokken, bei Kindern Hämophilus influenzae. Daneben können auch andere Bakterien zu einer Meningitis führen (z.B. Meningokokken, Streptokokken, Staphylokokken, Pseudomonas). Im Liquor werden vor allem Granulozyten nachgewiesen.

Haupterreger lympho-
zytärer Meningitiden:
- Masern- und
  Mumpsvirus
- Varizellen-Virus
- FSME-Virus
- HI-Virus.

Eine **lymphozytäre** Meningitis wird vor allem durch Viren aus-gelöst. Die Bezeichnung erklärt sich aus der erhöhten Anzahl von Lymphozyten im Liquor. Meistens handelt es sich um die Kom-plikation einer allgemeinen Virusinfektion wie Mumps, Windpocken, Masern. Es gibt aber auch Viren, die direkt das Gehirn befallen, wie es bei der Frühsommer-Meningoenzephali-tis (FSME) oder dem HI-Virus der Fall ist. Eine lymphozytäre Meningitis kann aber auch durch bestimmte Bakterien hervorge-rufen werden, z.B. tuberkulöse Meningitis oder Borreliose.

Klinik

❶ Leitsymptom der Meningitis ist der **Meningismus** *(Na-ckensteifigkeit)*, bei dem der Patient starke Schmerzen angibt, wenn er im Liegen die gestreckten Beine anhebt oder versucht, den Kopf auf die Brust zu beugen. Weitere Symptome sind starke Kopfschmerzen und Fieber.

Die Patienten **reagieren empfindlich** auf Licht, Lärm und Berüh-rung. Sie liegen auf dem Rücken in einer typischen Schonhaltung (Hohlkreuz und gebeugte Extremitäten), welche Ausdruck der Reizung der Hirnhäute ist.

Es treten **epileptische Anfälle** und umschriebene neurologische Ausfälle (z.B. Störung einzelner Hirnnerven) auf. Wenn darüber-hinaus Müdigkeit, Bewusstseinsstörungen und Verwirrtheit be-obachtet werden, kann dies ein Hinweis für die Beteiligung des Gehirns, also einer Enzephalitis (☞ 6.3), sein.

- Meningismus
- Kopfschmerzen
- Fieber
- Licht-, Lärm- und
  Berührungs-
  empfindlichkeit
- Epileptische Anfälle
- Neurologische
  Ausfälle
- Evtl. Bewusstseins-
  störungen
- LASÈGUE-, BRUDZINSKI-
  und KERNIG-Zeichen
  positiv
- Entzündungszeichen
  in Blut und Liquor.

Diagnostik

- Wichtig ist die **Anamnese:** bestehende Virusinfektionen, Schädel-Hirn-Trauma, Infektionen oder Operationen im Hals-Nasen-Ohren-Bereich
- Bei der **körperlichen Untersuchung** sind die Austrittspunkte des N. trigeminus schmerzhaft. Neben dem Meningismus finden sich auch andere typische Symptome: LASÈGUE-, BRUDZINSKI- und KERNIG-Zeichen (☞ Abb. 6.1)
- Im **Labor** finden sich die Entzündungszeichen beschleunigte BSG, Leukozytose
- Die Untersuchung des **Liquor** zeigt eine Zellzahlvermeh-rung. Je nach Typ der Meningitis enthält er vermehrt Gra-nulozyten oder Lymphozyten. Es lassen sich Erreger (Bakte-rien) oder Antikörper (gegen Bakterien oder Viren) bestim-men
- Durch **Röntgenaufnahmen** und **CCT** werden Frakturen der Schädelbasis und Entzündungen von Nasennebenhöhlen, Processus mastoideus und Mittelohr nachgewiesen.

Differenzialdiagnostisch muss bei einem Meningismus immer auch an die Subarachnoidalblutung (☞ 5.3) gedacht werden. Bei dieser Erkrankung lassen sich keine Entzündungszeichen nach-weisen, der Liquor ist jedoch blutig.

BRUDZINSKI-Zeichen

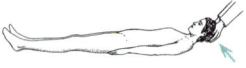

Positiver BRUDZINSKI
passive Kopfbewegung nach
vorn führt zum reflektorischen
Anziehen der Beine

KERNIG-Zeichen

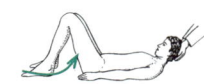

Positiver KERNIG
Hüft- und Kniegelenk um 90° gebeugt,
Schmerzen beim Strecken des Knie-
gelenkes nach oben.

LASÈGUE-Zeichen

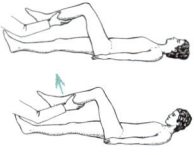

Positiver LASÈGUE
Pat. liegt flach, Anheben des gestreckten
Beins führt zu Rückenschmerz (positiv bei
Bandscheibenvorfall, Ischias-Syndrom,
»Meningismus«)

Abb. 6.1
Klinische Meningitis-
zeichen [A300–190]

6

Therapie

- Symptomatisch
- Infektbekämpfung.

❷   Bei einer Meningitis erfolgt eine **symptomatische Therapie** mit Bettruhe, ggf. Fiebersenkung und Abschirmung von Reizen

- **Antibiotika** müssen bei Verdacht auf eine bakterielle Ursache sobald als möglich gegeben werden. Da sich die Wahl der Antibiotika nach Erregern und Antibiogramm richtet, wird sofort eine Lumbalpunktion (☞ 1.4.5) durchgeführt
- **Virostatika** verhindern die Vermehrung von Viren (z.B. Zovirax® bei Herpes-Erkrankungen)
- Mit **Tuberkulostatika** in einer Dreierkombination wird die tuberkulöse Meningitis behandelt.

Prognose

Virusmeningitis →
günstiger Verlauf
Bakterielle
Meningitis → häufig
Komplikationen.

Die Prognose einer *Virus*meningitis ist am günstigsten. Die Letalität beträgt bei ihr etwa 10 %. An der *bakteriellen* Meningitis sterben 20–50 % der Erkrankten, an der tuberkulösen 25 %.

Mögliche **Komplikationen** einer Meningitis sind:

- Hirnabszess
- Schädigung der Hirnnerven
- Epileptische Anfälle
- Hydrozephalus.

? **Übungsfragen**

❶ Was ist Meningismus?

❷ Wie wird die Meningitis therapiert?

6.2 — Hirnabszess

Abgekapselter eitriger Abszess.

Ein Hirnabszess ist eine abgekapselte eitrige (bakterielle) Entzündung im Hirngewebe. Die Letalität liegt bei 10–20 %. Jeder vierte Überlebende wird später an einer Epilepsie leiden.

Ursache

❶ Ähnlich wie bei einer Meningitis können die Erreger über drei Wege in das Gehirn gelangen:

- *Fortgeleitet* von Infektionen im Hals-Nasen-Ohren-Bereich
- *Hämatogen* meistens von einer eitrigen Pneumonie oder Endokarditis
- *Traumatisch* durch eine offene Hirnverletzung. Erste Symptome können sich mitunter erst Monate später zeigen.

Klinik

Akut → Kopfschmerz, Fieber, Meningismus, Bewusstseinstrübung. Chronisch → Herdsymptome, Anfälle, Hirndruckzeichen.

Die Symtome sind vielfältig. Nur bei akuten Erkrankungen werden Kopfschmerzen, Fieber, Meningismus und Bewusstseinstrübung beobachtet. Bei chronischen Abszessen treten zunächst neurologische Herdsymptome (z.B. Hemiparese oder Sensibilitätsstörungen) und epileptische Anfälle auf durch umschriebene Funktionsausfälle in der Region des Abszesses. Es können sich Zeichen eines Hirndrucks (☞ 2.1) zeigen.

Diagnostik

- Der **neurologische Status** zeigt evtl. Seitendifferenzen der Reflexe
- Im **CCT** lassen sich Abszesse gut darstellen
- Im **EEG** fallen ein Herdbefund sowie Anfallspotenziale auf
- Im **Labor** sind nur bei einem Teil der Erkrankten Entzündungszeichen (BSG, Leukozytose) nachzuweisen
- Ein direkter **Erregernachweis** ist nur bei Punktion des Abszesses möglich
- Der **Liquorbefund** zeigt häufig eine leicht erhöhte Zellzahl.

Therapie

- Antibiotika
- Operation.

❷ Ein frischer, noch nicht vollständig abgekapselter Abszess wird mit **Antibiotika** behandelt. Abgekapselte Abszesse werden operativ entfernt.

? Übungsfragen

❶ Wie entsteht ein Hirnabszess?

❷ Welche Therapieformen kennen Sie?

6.3 — Enzephalitis

Entzündung des
Hirngewebes.

Unter einer Enzephalitis versteht man eine Entzündung des Hirngewebes, die meistens durch Viren ausgelöst wird. Häufig tritt gleichzeitig eine *Meningitis* und eine *Myelitis* auf.

Ursache

Häufigster Erreger:
Herpes-simplex-Virus.

Eine Enzephalitis entsteht entweder im Rahmen einer Virusinfektion des gesamten Organismus oder durch Viren, die ausschließlich Nervenzellen infizieren. Die befallenen Zellen werden hierbei beschädigt und sterben schließlich ab.

Der häufigste Erreger einer Enzephalitis ist das Herpes-simplex-Virus. Außerdem werden Enzephalitiden ausgelöst u.a. durch Rötelnvirus, Masernvirus, FSME und HIV.

Klinik

Neurologische
und psychiatrische
Symptome.

❶ Leitsymptome der Enzephalitis sind:
- Bewusstseinsstörungen
- Epileptische Anfälle
- Neurologische Herdsymptome (z.B. umschriebene Lähmungen).

Es können **organische Psychosen** (☞ Psych 4) mit Desorientiertheit, Antriebsstörungen und selten auch Halluzinationen auftreten. Wenn gleichzeitig die Hirnhäute erkranken, finden sich die Symptome einer Meningitis (☞ 6.1).

Diagnostik

- Zellzahlerhöhung
  im Liquor
- EEG: Allgemein-
  veränderung.

- Die **Liquoruntersuchung** zeigt eine Vermehrung der Lymphozyten; ggf. Nachweis von Antikörpern gegen Viren
- Im **EEG** wird eine Allgemeinveränderung beobachtet
- Bestimmte Enzephalitiden lassen sich einige Tage nach Krankheitsbeginn im **CCT** und **MRT** diagnostizieren, z.B. bei Herpes simplex.

6

Therapie und Prognose

❷ **Aciclovir** (z.B. Zovirax®) wirkt gegen Herpes-simplex-Viren. Da diese Viren die häufigsten Erreger einer Virusenzephalitis sind, wird mit der Therapie schon bei Krankheitsverdacht begonnen. Nur so kann die Prognose erheblich verbessert werden.

Unbehandelt versterben 70 % aller an einer Herpes-simplex-Enzephalitis-Erkrankten. Durch die Therapie sinkt die Letalität auf 20 %. Bei der Hälfte der Erkrankten bleiben neurologische Ausfälle zurück.

> **Therapie bei V.a. Herpes-Enzephalitis: Aciclovir. Unbehandelt hohe Letalität!**

? Übungsfragen

❶ Nennen Sie typische Symptome einer Enzephalitis!

❷ Wie wird die Enzephalitis behandelt?

6.4 Myelitis und Poliomyelitis

Myelitis

Als Myelitis wird die Entzündung des Rückenmarks bezeichnet. Sie tritt bei verschiedenen Infektionen mit Viren (z.B. FSME, Zytomegalie, HIV) und Bakterien (z.B.Treponema pallidum, Borrelien, Tuberkelbakterien) auf. Die Symptome reichen von Rückenschmerzen und Sensibilätsstörungen bis zum Querschnittssyndrom (☞ 12.1).

Poliomyelitis

> - **Infektion mit Polio-Virus**
> - **Befall von Vorderhörnern und Hirnrinde.**

Die Poliomyelitis, sog. Kinderlähmung, entsteht durch eine Infektion mit dem **Polio-Virus,** das von Mensch zu Mensch durch Schmierinfektion übertragen wird. Das Virus vermehrt sich zunächst in der Schleimhaut des Darms und gelangt mit dem Blut in das Nervensystem. Es zerstört Ganglienzellen im Vorderhorn des Rückenmarks, in der Hirnrinde und in anderen Regionen des ZNS.

Klinik

> - **Grippeähnliche Symptomatik**
> - **Meningitis**
> - **Lähmungen.**

Zunächst tritt ein **allgemeines Krankheitsgefühl** mit grippeähnlichen Symptomen und Durchfall auf. Es kann sich auch eine lymphozytäre **Meningitis** (☞ 6.1) entwickeln. Bei einigen Erkrankten kommt es zum **paralytischen Verlauf** mit asymetrischen Lähmungen, evtl. mit Beteiligung der Atemmuskulatur.

Therapie und Prophylaxe

Keine medikamentöse Therapie bekannt, aber Prophylaxe durch Schutzimpfung.

Eine kausale medikamentöse Therapie der akuten Erkrankung gibt es nicht. Wegen der Ansteckungsgefahr werden die Erkrankten isoliert. Bei einer Atemlähmung müssen die Patienten beatmet werden.

Zur Prophylaxe wird eine orale Schutzimpfung (*Schluckimpfung*) mit abgeschwächten Erregern empfohlen. Seit deren Einführung kommt die Poliomyelitis nur noch selten vor. Allerdings tritt sie in Ländern ohne gesetzliche Schutzimpfung häufiger auf, weshalb gerade bei Auslandsreisen auf einen ausreichenden Impfschutz geachtet werden muss.

6.5 Virale Infektionen

6.5.1 Frühsommer-Meningo-Enzephalitis

- Infektion mit FSME-Virus durch Zeckenbiss
- Befall von Hirnstamm, Hirnnervenkernen, Vorderhornzellen.

❶ Die Viren der Frühsommer-Meningo-Enzephalitis (FSME) werden wie die Erreger der Borreliose (☞ 6.6.1) durch einen Zeckenbiss auf den Menschen übertragen. Hauptsächlich in Süddeutschland und Österreich ist ihr Vorkommen endemisch. Besonders betroffen sind neben Land- und Forstwirten auch Urlauber, die sich in den Endemiegebieten aufhalten.

Das Virus der FSME befällt den Hirnstamm, die motorischen Hirnnervenkerne und die Vorderhornzellen des Rückenmarks. Somit kann es sowohl eine Meningoenzephalitis als auch eine Myelitis verursachen.

Klinik und Diagnostik

- Erst grippeähnliche Symptome
- Später Meningoenzephalitis, Myelitis.

Die FSME verläuft in zwei Phasen:

- *1. Phase* (nach ca. 1 Woche): hohes Fieber mit grippeähnlichen Symptomen
- *2. Phase* (bei 10 % der Infizierten): erneuter Fieberanstieg mit Symptomen der Meningitis, Enzephalitis und Myelitis.

Die FSME wird durch den Nachweis von Antikörpern diagnostiziert.

Therapie

- Symptomatische Therapie
- Schutzimpfung möglich.

Es ist nur eine symptomatische Therapie möglich, z.B. Fiebersenkung.

Prognose und Prophylaxe

Bei 1 % der Erkrankten verläuft die FSME tödlich.

❶ Zur Prophylaxe wird vor dem Aufenthalt in Endemiegebieten eine Schutzimpfung empfohlen.

6.5.2 Herpes-simplex-Enzephalitis

- Häufigste Enzephalitis
- Vorkommen oft bei Immunschwäche

❷ Das Herpes-simplex-Virus (HSV) ist relativ weit verbreitet. Es lässt sich bei 80–90 % der Bevölkerung nachweisen. In der Regel verlaufen Infektionen mit HSV ohne Beschwerden oder nur mit einer lokalen Hautreaktion:

- HSV Typ I verursacht den Herpes labialis
- HSV Typ II den Herpes genitalis.

Die Herpes-simplex-Enzephalitis ist die **häufigste Virusenzephalitis.** Der Erreger dringt über die Riechschleimhaut und den N. olfactorius in das Gehirn ein.

❸ HSV-Infektionen können vor allem bei *immungeschwächten* (AIDS-Erkrankte, Patienten unter Immunsuppression) und stressgeplagten Menschen auch auf das Gehirn übergreifen. HSV Typ I verursacht dann eine Enzephalitis, HSV Typ II eine Meningitis.

Klinik

- Erst unspezifische Prodromalsymptome
- Später Herdsymptomatik, Krampfanfälle, EEG-Veränderungen.

Die Enzephalitis mit HSV Typ I führt anfangs zu unspezifischen Symptomen wie Fieber, Müdigkeit und Kopfschmerzen. An dieses Prodromalstadium schließen sich Herdsymptome in Form einer Aphasie (☞ 1.3.1), Halbseitenlähmung oder Störung der Geruchswahrnehmung sowie epileptische Anfälle und Bewusstseinsstörungen an.

Diagnostik

Antikörpernachweis.

- Klinisch über typische Symptome wie Aphasie, Anfälle, Bewusstseinstrübung
- **Liquoruntersuchung** ergibt Erhöhung von Zellzahl und Eiweißgehalt; Antikörper lassen sich erst nach 1 Woche nachweisen
- **EEG** zeigt Herdbefund, Allgemeinveränderung und epileptische Anfallsbereitschaft
- Im **CCT** und **MRT** markieren sich nach wenigen Tagen hypodense (aufgelockerte) Areale bzw. Nekrosen.

Therapie

Therapie mit Aciclovir.

Schon bei einem Krankheitsverdacht durch die typischen Symptome und EEG-Veränderungen wird mit einer virostatischen Therapie mit Aciclovir (Zovirax®) begonnen.

6.5.3 Herpes zoster

Reinfektion mit Varicella-Zoster-Virus → Gürtelrose.

Der Erreger des Herpes zoster ist identisch mit dem **Windpocken-Virus** (Varicella-Zoster-Virus). Wenn Viren nach einer Windpocken-Infektion in Spinalganglien zurückbleiben, können sie sich unter bestimmten Voraussetzungen (Störungen des Immunsystems) im Erwachsenenalter erneut vermehren. Sie führen dann in dem Hautareal, das durch Nerven aus dem entsprechendem Ganglion sensibel versorgt wird, zu typischen Hautbläschen und neurologischen Symptomen.

Klinik

❹   Es zeigen sich Bläschen, die meistens in den gürtelförmigen Hautsegmenten des Rumpfes auftreten, deshalb »Gürtelrose«. Es können auch andere Hautareale betroffen sein, z.B. das Gesicht durch Äste des N. trigeminus, sog. »Kopfrose«.

Weitere Symptome sind:

- Schmerzen und Sensibilitätsstörungen in dem betroffenen Hautareal
- Ein Zoster ophthalmicus verursacht Sehstörungen
- Motorische Ausfälle, z.B. eine periphere Fazialisparese.

Schmerzen
Sensibilitätsstörungen
Motorische Ausfälle
Meningitis, Enzephalitis, Myelitis
Zosterneuralgie.

Mögliche Komplikationen sind eine Meningitis, Enzephalitis oder Myelitis.

❺   Der Zoster heilt in der Regel folgenlos ab. Bei älteren Patienten kann eine postherpetische **Zosterneuralgie** mit ziehenden oder brennenden Dauerschmerzen zurückbleiben.

Diagnostik und Therapie

Entscheidend ist das klinische Bild.

Das **Virostatikum** Aciclovir (z.B. Zovirax®) wird oral oder i.v. gegeben und hemmt die Vermehrung der Viren. Die rechtzeitige Gabe von Aciclovir und ggf. eine Therapie mit **Glukokortikoiden** können die Ausbildung einer Zosterneuralgie verhindern.

Eine Zosterneuralgie wird mit Carbamazepin (z.B. Tegretal®) oder trizyklischen Antidepressiva (z.B. Sinquan®) behandelt.

Aciclovir
Kortikoide
Carbamazepin, Antidepressiva.

6.5.4   AIDS

❻   Das HI-Virus (human-immunodeficiency-Virus) ist lymphotrop und neurotrop, d.h. es befällt bevorzugt Lymphozyten und Nervenzellen. Durch die Infektion kommt es zu einer zunehmenden Immunschwäche mit opportunistischen Infektionen und neurologischen Symptomen.

Klinik

Symptome sind von befallenen Strukturen abhängig.
Gefahr opportunistischer Infektionen ↑.

Verschiedene Strukturen des Nervensystems können (primär) infiziert werden. Es zeigen sich dann entsprechend Symptome einer Enzephalitis, Meningitis, Myelitis oder Polyneuropathie (☞ 13.1).

Kurz nach der Infektion tritt in seltenen Fällen eine **akute Meningoenzephalitis** auf. Eine **chronische Meningitis** führt zu Hirnnerven-Ausfällen. Im weiteren Verlauf der Erkrankung entwickelt sich häufig eine **subakute HIV-Enzephalopathie** mit psychischen Symptomen und Paraparese, die dann in die HIV-assoziierte **Demenz** übergehen kann (☞ Psych 4.2.4).

Diagnostik

- Nachweis von Antikörpern gegen das HI-Virus in Blut und Liquor
- Im **CCT** findet sich eine Hirnatrophie.

Opportunistische Infektionserreger bei HIV:
- Toxoplasmen
- Zytomegalie-Viren
- Herpes-Viren.

❼ Bei AIDS (acquired immunodeficiency syndrome = erworbene Immunschwäche) kommt es auch zu **opportunistischen** (oder sekundären) Infektionen des Gehirns mit Toxoplasmen, Zytomegalie-Viren, Herpes-simplex-Viren. Diese Erreger oder deren Antikörper lassen sich in Blut und Liquor bestimmen. Ursache dieser Erkrankungen ist die verminderte Leistungsfähigkeit des Immunsystems.

Therapie

Zidovudin (AZT, Retrovir®), Lamivudin (Epivir®), Zalcitabin (DDC, Hivid®), Didanosin (DDI, Videx®) hemmen die Vermehrung von HI-Viren und mildern den Verlauf der Erkrankung. Sie werden z.T. in Kombination gegeben. Opportunistische Infektionen werden entsprechend mit Antibiotika und Virostatika therapiert.

? Übungsfragen

❶ Wie wird die FSME übertragen und welchen Schutz gibt es vor der Infektion?

❷ Welche Erkrankungen können Herpes-simplex-Viren verursachen?

❸ Welche Patienten sind besonders durch eine Herpes-simplex-Enzephalopathie gefährdet?

❹ Nennen Sie das typische Symptom eines Herpes zoster!

❺ Was wird unter einer Zosterneuralgie verstanden?

❻ Welche Körperzellen werden vom HI-Virus befallen?

❼ Was ist eine opportunistische Infektion des Nervensystems im Rahmen von AIDS?

6.6 Bakterielle Infektionen

6.6.1 Borreliose

Infektion mit Borrelia burgdorferi.

❶ Die Borreliose gehört zu den bakteriellen Infektionen des Nervensystems. Der Erreger, **Borrelia burgdorferi,** wird durch einen Zeckenbiss übertragen. Vom Speichel der Zecken gelangen die Borrelien über das Blut bis in das ZNS. Durch den Befall des Nervensystems treten im Verlauf der Infektion verschiedene internistische und neurologische Symptome auf.

Klinik

Typische Stadien der Erkrankung:
- **Erythema chronicum migrans**
- **Meningitis, Myelitis, Neuritis**
- **Enzephalomyelitis.**

Die Krankheit verläuft in mehreren Stadien:
1. Stadium: Das **Erythema chronicum migrans** ist eine Hautrötung, die sich in den ersten Tagen bis Wochen nach dem Zeckenbiss um den Einstich herum bildet, sich langsam ausbreitet und im Zentrum blass wird. Zudem treten allgemeine Entzündungszeichen wie Krankheitsgefühl, Fieber u.a. hinzu.
2. Stadium: Ca. einen Monat nach dem Zeckenbiss kommt es zu einer **lymphozytären Meningitis, Myelitis, Hirnnervenlähmung** (v.a. N. facialis) oder **Polyradikuloneuritis** (Infektion mehrerer Spinalnerven-Wurzeln und dazugehöriger Nervenabschnitte) mit Schmerzen an Rumpf und Extremitäten und peripheren Paresen.
3. Stadium: Schubweise verlaufende **Enzephalomyelitis** (kombinierte Gehirn- und Rückenmarksentzündung).
Neben den neurologischen werden auch internistische Erkrankungen wie Arthritis, Myokarditis sowie Hauterkrankungen beobachtet.

Diagnostik

- In der **Anamnese** findet sich ein Zeckenbiss. Allerdings können sich viele Erkrankte weder an den Biss noch an das typische Erythema migrans erinnern
- Im **Liquor** und **Blut** werden Antikörper und Zeichen einer lymphozytären Entzündung gefunden
- Das **CCT** und **MRT** zeigen im dritten Stadium ähnliche Befunde wie bei der Multiplen Sklerose (☞ 7).

Therapie und Prognose

Antibiotikatherapie.

Mit **Antibiotika** (Penizilline, Cephalosporine, Tetrazyklin) lässt sich die Entzündung gut behandeln. Meistens bilden sich die Symptome zurück – im dritten Stadium allerdings nur unvollständig.

6

6.6.2 Neurolues

Neurolues als Tertiär-
stadium der Infektion
mit Treponema
pallidum.
- Meldepflicht
- Therapie mit
  Penicillin.

Verlauf in drei Stadien:
- Primärstadium →
  Papel im Genital-
  bereich
- Sekundärstadium
  → Exanthem,
  luische Meningitis
- Tertiärstadium →
  Lues cerebrospina-
  lis, progressive Para-
  lyse, Tabes dorsalis.

Die Lues, auch *Syphilis* genannt, gehört zu den meldepflichtigen Geschlechtskrankheiten. Der Erreger ist **Treponema pallidum,** welches alle Gewebe des Körpers befallen kann. Es treten verschiedene neurologische und psychiatrische Symptome auf.

Klinik

Die Krankheit verläuft in drei Stadien:
Das **Primärstadium** (1–3 Wochen nach der Infektion) ist durch eine gerötete, nässende Papel im Genitalbereich sowie vergrößerte Leistenlymphknoten gekennzeichnet. Diese Symptome verschwinden spontan nach 5 Wochen.
Im **Sekundärstadium** (2–3 Monate nach der Infektion) tritt als Leitsymptom ein generalisiertes Exanthem in Erscheinung. Neben vielfältigen internistischen und dermatologischen Erkrankungen kann sich jetzt eine **luische Meningitis** einstellen.
Die Symptome der internistischen Erkrankungen des Sekundärstadiums können sich auch ohne Therapie zurückbilden. Es besteht dann ebenso wie nach einer nicht ausreichend behandelten Lues die Gefahr, dass weitere fünf bis 50 Jahre später das **Tertiärstadium** auftritt. Dieses ist gekennzeichnet durch einen nekrotischen Zerfall der betroffenen Organe. Im Bereich des Nervensystems bildet sich die **Neurolues** mit unterschiedlichen, im Folgenden beschriebenen Krankheitsbildern:
- Lues cerebrospinalis
- Progressive Paralyse
- Tabes dorsalis.

Diagnostik
- Nachweis der Antikörper gegen Treponema pallidum in Blut und Liquor über TPHA-Test (Treponema-**p**allidum-**H**ämagglutinations-Test), und FTA-Abs-Test (**F**luoreszens-**T**reponema-**A**ntikörper-**Abs**orptionstest)
- Im CCT zeigen sich im Spätstadium Läsionen.

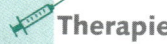

Therapie
Die Lues wird mit Penizillin und Tetrazyklin antibiotisch behandelt.

Lues cerebrospinalis

- Entzündung der
  Hirngefäße

Bei dieser Form der Lues entzünden sich die Gefäßinnenwände des Gehirns. Es kommt zur Schwellung und Einengung der Gefäße und damit zur verminderten Blutversorgung des Gewebes mit der Folge ischämischer Hirnschäden.

Klinik

- Allgemeinsymptome
- Neurologische Ausfälle
- Ischämische Insulte
- Demenz.

Neben den typischen Lues-Symptomen und Allgemeinsymptomen (Kopfschmerzen, Leistungsschwäche) treten auch neurologische Ausfälle im Sinne von rezidivierenden ischämischen Insulten (☞ 5) auf. Im weiteren Verlauf kann sich eine Demenz entwickeln.

Progressive Paralyse

- Enzephalitis von Frontalhirn und Stammganglien
- Persönlichkeits-veränderungen
- Leistungsabfall
- Affektlabilität
- Psychiatrische Symptome.

Unter progressiver Paralyse wird eine Enzephalitis des Frontalhirns und der Stammganglien mit fortschreitendem Untergang von Gehirngewebe verstanden.

Klinik

Leitsymptome sind Persönlichkeitsänderung mit Leistungsabfall und Affektlabilität. Es treten außerdem verschiedene neurologische und psychiatrische Symptome auf:

- Störungen von Merkfähigkeit, Gedächtnis und Konzentration, die bis zur Demenz fortschreiten (☞ Psych 4.2.4)
- Affektive Störungen wie Manie oder Depression
- Artikulationsstörungen und Koordinationsstörungen
- Kopfschmerzen
- Unsicherheit von Bewegungen
- Fehlende oder mangelhafte Pupillenreaktion
- Epileptische Anfälle
- Zentrale Lähmung im Endstadium.

Tabes dorsalis

- Befall von Hinterwurzeln und Hintersträngen
- Störung der Schmerz-empfindung
- Sensible Störungen
- Augensymptome
- Ataxie.

Bei der Tabes dorsalis *(lat. tabescere: schmelzen)* bilden sich die Hinterwurzeln und Hinterstränge des Rückenmarks zurück.

Klinik

Das Leitsymptom der Tabes dorsalis ist die Störung der Schmerzempfindlichkeit. Schmerzreize werden erst mit Verzögerung, im weiteren Verlauf der Krankheit gar nicht mehr wahrgenommen. Zudem kommt es auch zu Störungen anderer sensibler Qualitäten (Vibration, Lagesinn ☞ 1.2.4).

Weitere Symptome sind:

- Lichtstarre, entrundete Pupillen
- Sehstörungen durch eine Atrophie des N. opticus
- Lähmung der Augenmuskeln
- Ataxie (☞ 1.2.5) und Ausfall der Reflexe im Rahmen der Degeneration der Hinterstränge und Hinterwurzeln.

6

6.6.3 ▬ Tetanus

- Infektion mit Clostridium tetani
- Befall der motorischen Vorderhornzellen.

❷ Tetanus *(Wundstarrkrampf)* wird ausgelöst durch das Toxin des anaeroben Bakteriums **Clostridium tetani.** Dieser Erreger ist ubiquitär (überall vorkommend) und gelangt durch verschmutzte Wunden (selten auch durch Operationen) in den Körper. Im Rückenmark blockiert das Toxin einen Regulationsmechanismus der motorischen Vorderhornzellen. Die Folge ist eine unkontrollierte Kontraktion der Muskeln.

Klinik

Muskelkrämpfe, Risus sardonicus.

Nach unspezifischen Prodromi (Kopfschmerzen, Mattigkeit) zeigen sich unterschiedlich lokalisiert Muskelkrämpfe, die durch äußere Reize wie Licht und Lärm ausgelöst werden:

- **Trismus** (Kieferklemme) und typischer **Risus sardonicus** (»teuflisches Grinsen« durch Verkrampfung der mimischen Muskulatur)
- Streckkrampf der Extremitäten mit **Opisthotonus** (extreme Beugung ins Hohlkreuz)
- Generalisation der Muskelspasmen bei erhaltenem Bewusstsein
- Tod bei 20–30 % der Erkrankten durch Atemlähmung.

Diagnostik

Typische EMG-Veränderungen.

Im **EMG** zeigen sich typische Aktivitätsmuster, die durch akustische und taktile Reize verstärkt werden.

Therapie und Prophylaxe

- Antitoxingabe
- Offene Wundbehandlung
- Antibiotika
- Sedierung, Muskelrelaxation
- Hochkalorische Infusionen
- Prophylaxe durch Schutzimpfung.

Der Patient muss intensivmedizinisch betreut werden:

- Gabe von Antitoxin
- Hochkalorische Infusionstherapie
- Offene Wundbehandlung
- Antibiotika
- Sedierung und Muskelrelaxierung
- Abschirmung gegen äußere Reize.

❸ Eine Immunität durch regelmäßige Tetanusschutzimpfung verhindert die Erkrankung. Fehlt der Impfschutz, wird bei Verletzungen zusätzlich passiv mit Antikörpern gegen das Tetanus-Toxin geimpft.

? Übungsfragen

❶ Wodurch wird eine Borreliose übertragen und welche Symptome treten auf?

❷ Wodurch wird Tetanus ausgelöst und welche Symptome treten auf?

❸ Wie sieht die sichere Prophylaxe von Tetanus aus?

6.7 CREUTZFELDT-JAKOB-Krankheit

- Degenerative Hirnerkrankung
- Ausgelöst durch Prionen
- Enzephalopathie
- Ähnlichkeit mit BSE und Scrapie.

Die CREUTZFELDT-JAKOB -Krankheit (CREUZTFELD-JAKOB-Disease = CJD) ist eine degenerative Erkrankung des Gehirns, die durch infektiöse Prion-Moleküle ausgelöst wird. Es entsteht eine sog. **spongiforme Enzephalopathie**, bei der das Hirngewebe »schwammartig« zersetzt wird. Die CJD tritt mit einer Häufigkeit von 1 : 1 Million auf. Die Krankheit führt innerhalb weniger Monate zum Tod.

Es sind weitere Erkrankungen mit einem vergleichbaren Erreger und einer ähnlichen morphologischen Schädigung beim Menschen und bei verschiedenen Tierarten bekannt. Die bekanntesten Vertreter aus letztgenannter Gruppe sind die *bovine spongiforme Enzephalopathie* (BSE oder »Rinderwahnsinn«) und *Scrapie* (Traberkrankheit bei Schafen und Ziegen).

Ursache

Zelluntergang durch Veränderung körpereigener Prionen.

Veränderte Prionen sind infektiös.

Prione sind Eiweißmoleküle, die physiologisch auf der Oberfläche von Nervenzellen vorkommen. Mitunter kommt es zur Veränderung der Eiweißstruktur des Prions und damit seiner Raumstruktur. Aus noch nicht geklärter Ursache gehen Zellen mit einem derartigen pathologischen Prion-Molekül unter. Offenbar sind pathologische Prione infektiös: Wenn sie in Kontakt mit einem physiologischen Prion kommen, können sie dieses in ein pathologisches umwandeln. Im Sinne einer Kettenreaktion breitet sich die Infektion über das Gehirn aus.

Drei verschiedene Ursachen und Verläufe werden bei der CJD beobachtet:

- Sporadisches Auftreten
- Familiäre Form
- Durch Infektion verursachte Erkrankung.

Infektion von Hirngewebe durch:
- Infiziertes Gewebe
- Wachstumshormon
- Ungenügend desinfizierte Instrumente.

Bei allen Formen wird eine genetische Veranlagung vermutet.
Die Infektion erfolgt durch direkten Kontakt von Hirngewebe mit infiziertem Gewebe, beispielsweise bei Transplantation von Dura und Kornea, Gabe von menschlichem Wachstumshormon oder bei Einsatz unzureichend desinfizierter neurochirurgischer Instrumente. Ob die CJD durch die Nahrung übertragen wird oder ob der Verzehr von BSE-verseuchtem Rindfleisch zu einer CJD-Infektion führt, war bei Drucklegung des Buches umstritten.

Klinik

Leitsymptome der CJD sind **Demenz** und **Myoklonien** (☞ 4.1). Außerdem werden beobachtet: Ataxie, Spastik, Rigor, gesteigerte Eigenreflexe und pathologische Reflexe.

Diagnostik

Hinweise geben typische **EEG**-Veränderungen, die allerdings nicht bei allen Patienten auftreten. Die Verdachtsdiagnose stützt sich auf die Symptomentrias **Demenz, Myoklonie** und **triphasische EEG-Komplexe.** Die Diagnose kann häufig erst nach dem Tod durch eine Obduktion sicher gestellt werden.

Differenzialdiagnostisch ist immer an andere, weitaus häufigere Demenzursachen zu denken (☞ Psych 4.2.2).

7 Multiple Sklerose

Synonym: Enzepha-
lomyelitis disseminata
- Chronisch entzündli-
  che Erkrankung der
  weißen Substanz
- Schubweiser Verlauf
- Auftreten zwischen
  20. – 40.Lebensjahr.

- Vererbung
- Autoimmun-
  erkrankung
- Slow-Virus-Infektion.

Die Multiple Sklerose (MS) ist eine chronisch entzündliche Erkrankung des Nervensystems. In Mitteleuropa erkranken 3–7
von 10.000 Menschen. Die ersten Symptome der MS zeigen sich
zwischen dem 20. und 40. Lebensjahr. Häufig wird der Begriff
Enzephalomyelitis disseminata (wörtlich übersetzt: ausgesäte,
gestreute Entzündung des Gehirns und Rückenmarks) synonym
verwandt.

Ursache

Die Ursache der MS ist noch nicht geklärt. Vermutlich handelt
es sich um eine Erkrankung, an deren Auftreten unterschiedliche
Faktoren beteiligt sind: Vererbung, Autoimmunstörung und
u.U. Virusinfektion mit Slow-Virus.

❶ MS betrifft vor allem die weiße Substanz des gesamten
ZNS. Herdförmig lösen sich die Markscheiden der Nervenzellen
auf, weshalb eine Weiterleitung nervaler Erregungen an diesen
Stellen nicht mehr möglich ist. An den »multiplen« (vielen) Ent-
markungsherden wird das Nervengewebe durch Narbengewebe
ersetzt und es kommt zu einer »Sklerose«.

Ein Schub wird nicht selten durch körperlichen oder seelischen
Stress ausgelöst.

Klinik

Leitsymptome der MS sind der (meistens) schubweise Verlauf
und die Kombination von verschiedenen neurologischen Ausfällen:

Typische Symptome:
- Motorische Störungen
- Sensible Störungen
- Kleinhirnstörungen
- Optikusneuritis.

- **Motorische Störungen:** Störung der Feinmotorik und zen-
  trale Paresen mit Spastik oder Hemi- oder Tetraplegie
- **Sensibilitätsstörung** an Händen und Füßen mit Schmerzen,
  Missempfindungen, Taubheitsgefühl u.a.
- **Kleinhirnstörung:** Intentionstremor, skandierende Sprache,
  Ataxie, Nystagmus (☞ 1.2.5)

Diese Störungen führen gemeinsam zu einem unsicheren, breit-
beinigen, steifen Gangbild.

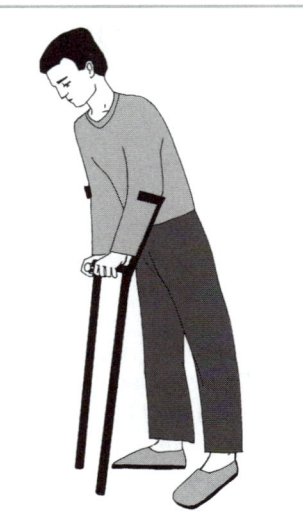

Abb. 7.1
Typische Gangstörung eines Patienten mit Multipler Sklerose. Die spastische Lähmung der Beine und die Koordinationsstörung führen zu einem charakteristisch steifen Gangbild mit breiter Beinstellung. [A400–215]

Weitere Folgen der Entmarkung sind:

- Doppelbilder durch Augenmuskellähmungen, (vorübergehende) Erblindung durch Optikusneuritis (Sehnerventzündung) sowie Sehstörungen, die das zentrale Sehen betreffen
- Inkontinenz
- Psychische Veränderungen wie Euphorie zu Krankheitsbeginn und Demenz bei einem Viertel der Patienten im Verlauf. Viele Patienten werden reaktiv depressiv.

Diagnostik

- Liquor
- EP
- MRT.

- Im **Liquor** ist vor allem die Zahl der Antikörper (IgG) relativ erhöht. Außerdem sind in der Immunelektrophorese typische *oligoklonale Banden* (»klonhafte« Vermehrung einer bestimmten Untergruppe der IgG) nachweisbar
- **Evozierte** Potenziale zeigen Störungen der Nervenleitung
- Im **MRT** werden Entmarkungsherde und im weiteren Krankheitsverlauf eine diffuse Atrophie des Gehirns sichtbar.

Therapie

- Kortikoide
- Interferon-β
- Muskelrelaxantien
- Physiotherapie.

Eine ursächliche Therapie der MS ist nicht bekannt.

- **Glukokortikoide** (z.B. Urbason®) unterdrücken die Immunreaktion. Sie werden im akuten Schub hochdosiert i.v. gegeben und können diesen abkürzen
- **Interferon-β** (z.B. Betaferon®) als Immunstimulanz beeinflusst den Krankheitsverlauf günstig
- **Azathioprin** (z.B. Imurek®) reduziert als Immunsuppressivum Häufigkeit und Schwere der Schübe
- **Baclofen** (z.B. Lioresal®) und **Benzodiazepine** (z.B. Valium®) wirken muskelrelaxierend und mildern die Spastik
- Durch **Physiotherapie** und **Ergotherapie** lernen die Erkrankten, Bewegungsstörungen zu kompensieren
- Vielen Patienten hilft der Kontakt zu einer **Selbsthilfegruppe** oder eine **psychotherapeutische** Behandlung (☞ Psych 3.1).

Pflege

**Fördern ohne
zu überfordern**
- Blasen- und
  Darmtraining
- Pneumonie- und
  Dekubitusprophylaxe,
  Lagerung.

Bei der Pflege von Patienten mit Multipler Sklerose werden vorhandene Fähigkeiten gezielt gefördert, ohne den Patienten zu überfordern. Bei Inkontinenz erfolgt Blasen- und Darmtraining. Sind die Patienten bettlägrig, werden sie nach BOBATH gelagert und Pneumonie- und Dekubitusprophylaxe müssen durchgeführt werden.

Verlauf

Verlaufsformen der MS:
- Schubförmiger Verlauf mit Remissionen
- Bleibende Defekte
- Chronisch progredienter Verlauf ohne vollständige Remissionen.

❷ Die Erkrankung verläuft überwiegend in Schüben, die meistens nicht länger als zwei Monate andauern. Nach einem Schub können sich die neurologischen Ausfälle fast vollständig zurückbilden, d.h. **Verlauf mit Remission.** Patienten leben und arbeiten dann wieder unbehindert. Allerdings nehmen die bleibenden Schäden mit jedem Schub zu.

Bei einem Drittel der Patienten nimmt die MS einen **chronisch progredienten Verlauf.** In diesem Fall kommt es nach einem Schub zu keiner oder nur einer geringen Rückbildung der neurologischen Symptome.

Ein Viertel der Patienten verstirbt innerhalb von 15 Jahren nach Ausbruch der MS. Bei der Hälfte der Erkrankten nimmt die MS einen gutartigen Verlauf mit einer Überlebenswahrscheinlichkeit von 30 Jahren oder länger.

7

? Übungsfragen

❶ Welche anatomischen Strukturen erkranken bei der Multiplen Sklerose?
❷ Wie verläuft eine MS?

8 Verletzungen des Gehirns

8.1 ━━ Schädelverletzung und Hirntrauma ▪

Schädelverletzung
→ Knochenschaden

Hirntrauma → Hirnsubstanzschaden

SHT → Knochen- und Hirnverletzung.

❶ Wenn stumpfe Gewalt auf den Schädel einwirkt, kommt es – abhängig von der Stärke des Schlages oder Stoßes – zu unterschiedlich ausgeprägten Verletzungen oder Störungen des knöchernen Schädels oder der Gehirnmasse:
Eine **Schädelverletzung** betrifft den knöchernen Schädel. Bei einem **Hirntrauma** wird die Hirnsubstanz vorübergehend oder dauernd in Mitleidenschaft gezogen.

Einteilung der SHT in 3 Schweregrade:

Sind Schädel und Gehirn gleichzeitig verletzt, spricht man von einem **Schädel-Hirn-Trauma** (SHT). Abhängig vom klinischen Befund wird das SHT in verschiedene Grade eingeteilt:
- *SHT 1. Grades:* Bewusstlosigkeit kürzer als 5 Minuten
- *SHT 2. Grades:* Bewusstlosigkeit zwischen 5 und 30 Minuten
- *SHT 3. Grades:* Bewusstlosigkeit länger als 30 Minuten und bleibende neurologische Schäden.

8.1.1 ━━ Schädelprellung und Schädelfraktur

Klinik

Verletzungen des Schädels:
- Schädelprellung
- Schädelfraktur
- Schädelbasisfraktur.

Schädelprellung mit Kopfschmerzen ohne neurologische Ausfälle und Bewusstseinsstörungen

Schädelfraktur bei der die Kalotte oder die Schädelbasis betroffen sein können. Symptome sind:
- Schmerzen
- Neurologische Ausfälle und epileptische Anfälle durch lokale Reizung, wenn Knochenfragmente auf die Hirnrinde drücken.

Bei einer **Schädelbasisfraktur** zeigen sich folgende Symptome:
- Brillen- oder Monokelhämatom, Blutung oder Liquorfluss aus Nase und Gehörgang
- Hirnnervenausfälle, z.B. Riechstörung.

Diagnostik

- Anamnese
- Klinik
- Röntgen
- CCT.

Die Anamnese und typische **Symptome** sind meist richtungsweisend. **Röntgenaufnahmen** zeigen in der Regel nur eine Kalottenfraktur; eine Schädelbasisfraktur wird im **CCT** gesichert. Die Schädelprellung wird auf Grund der Beschwerden diagnostiziert.

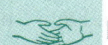

Therapie

- Analgetika
- Bettruhe
- Evtl. Operation.

Therapie der Schädelprellung beschränkt sich auf die Gabe von Analgetika und Bettruhe des Patienten. Bei Frakturen und Blutungen ist evtl. eine **Operation** notwendig.

Als **Komplikationen** kommen Hämatome (☞ 8.2) und Entzündungen (☞ 6) vor.

Pflege

Bei V.a. Schädelbasisfraktur nicht nasal absaugen!

Besteht der Verdacht auf eine Schädelbasisfraktur, darf beim Patienten niemals durch die Nase abgesaugt werden, da u.U. ein direkter Zugang zum Gehirn besteht und die Gefahr einer Keimverschleppung groß ist.

8.1.2 Hirntrauma

Commotio cerebri

- Leichtes Hirntrauma
- Kurzzeitige Hirnfunktionsstörung
- Bewusstseinsstörung ≤ 1 Std.
- Kopfschmerzen.

❷ Die Commotio cerebri *(Gehirnerschütterung)* ist eine leichte Form des Hirntraumas. Dabei tritt eine vorübergehende Funktionsstörung der Hirnrinde auf. Die Hirnsubstanz wird nicht dauerhaft geschädigt (SHT 1. Grades).

Leitsymptome der Commotio cerebri sind:
- **Bewusstlosigkeit** oder Somnolenz, die wenige Sekunden bis Minuten andauert
- **Retrograde Amnesie** als Erinnerungsstörung für die Zeit vor dem Unfall
- **Anterograde Amnesie** als Erinnerungsstörung für die Zeit nach dem Unfall
- Übelkeit und Erbrechen, Kopfschmerzen.

Diagnostik und Therapie

- Keine bleibenden Schäden
- Bettruhe und Analgetika als Therapie
- Spontanheilung.

Da es zu keinen bleibenden Schäden kommt, lässt sich eine Commotio cerebri mit technischen Methoden nicht nachweisen. Nach kurzzeitiger Bettruhe (im abgedunkelten Raum) und Gabe von Analgetika bilden sich die Beschwerden innerhalb weniger Tage zurück. Wegen der Gefahr einer Hirnblutung (☞ 8.2) ist eine Überwachung im Krankenhaus erforderlich.

8

Contusio cerebri

- Hirnprellung
- Schädigung der Hirnsubstanz
- Blutungen, Nekrosen
- Hirnödem.

Contusio cerebri bezeichnet die Hirnprellung. Die Hirnsubstanz erleidet Schädigungen, wenn sie durch die Wucht eines Schlages oder Aufpralls gegen den Schädelknochen gequetscht wird. Es kommt zu Gewebeschäden mit kleinen Blutungen, Nekrosen und folgendem Hirnödem (SHT 2. und 3. Grades).

Klinik

- Bewusstseinsstörung ≥ 1 Std.
- Neurologische Ausfälle.

Bewusstseinsstörung, die länger als bei der Commotio andauert, ist das Leitsymptom. Außerdem treten auf:
- **Neurologische Herdsymptome** wie Lähmungen, Sensibilitätsstörungen, epileptische Anfälle
- **Psychiatrische Störungen** wie Koma, Delir und Durchgangssyndrom (☞ Psych 4.1.4) können auftreten
- In schweren Fällen bei Schädigung des Hirnstammes auch ein **Apallisches Syndrom** oder **Locked-in-Syndrom** (☞ 2.1).

Diagnostik

Das **EEG** ist im akuten Zustand verlangsamt und zeigt einen Herdbefund oder eine Allgemeinveränderung. Im **CCT** werden Substanzschäden und Blutungen sichtbar.

Therapie

- In der Akuttherapie Stabilisierung und Sicherung von Kreislauf und Atmung
- Osmotherapie (☞ 2.1) wegen des Hirnödems.

Prognose

- Spätschäden möglich:
  - Epilepsie
  - Wesensänderung.

Auf eine Contusio cerebri können Spätschäden folgen:
- Neurologische Spätschäden richten sich nach der Schwere der Verletzung; in leichten Fällen können Herdsymptome bleiben, z.B. epileptische Anfälle.
- Psychische Spätschäden sind Wesensänderung mit Antriebsarmut, Nachlassen der intellektuellen Fähigkeiten und Verflachung der Persönlichkeit (Hirnorganisches Psychosyndrom ☞ Psych 4.2).

? Übungsfragen

❶ Was unterscheidet eine Schädelverletzung von einem Hirntrauma?

❷ Was kennzeichnet eine Commotio cerebri?

8.2 — Hirnblutungen

Lokalisationen von Hirn-
blutungen:
- Epidural
- Subdural
- Intrazerebral.
Diagnosestellung mit
CCT.

❶ Durch ein äußeres Trauma können Blutgefäße im Gehirn reißen. Es kommt zu einer Blutung in die Zwischenräume der Hirnhäute oder in das Gehirn (von außen nach innen): **epidural, subdural, subarachnoidal** und **intrazerebral.** Die Subarachnoidalblutung wird häufiger durch eine Aneurysma-Ruptur als durch ein Trauma verursacht (☞ 5.3). Mittel der Wahl, um die Diagnose Hirnblutung zu sichern, ist das CCT.

! Merke

Die Gefahr jeder Schädelverletzung oder Hirntraumas ist eine folgende Hirnblutung. Diese ist durch wieder einsetzende Bewusstseinstrübung und Hirndruckzeichen wie Übelkeit, veränderte Pupillenreaktion und Druckpuls zu erkennen. Deshalb muss jeder Patient nach einem Schädelhirntrauma mit Bewusstlosigkeit mind. 24 Stunden engmaschig überwacht werden.

8.2.1 — Epidurales Hämatom

Epiduralblutung
→ Ruptur der
A. meningea media.

Beim epiduralen *(epi = oberhalb)* Hämatom zerreißt meistens die A. meningea media durch ihre exponierte Lage in der Schläfenregion. Es bildet sich ein Hämatom zwischen Dura *(harte Hirnhaut)* und Schädelknochen.

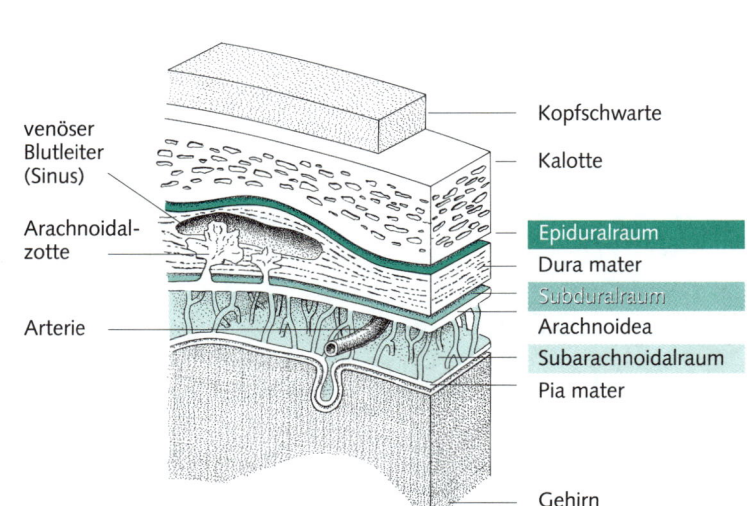

venöser Blutleiter (Sinus)	Kopfschwarte
	Kalotte
Arachnoidalzotte	Epiduralraum
	Dura mater
	Subduralraum
Arterie	Arachnoidea
	Subarachnoidalraum
	Pia mater
	Gehirn

Abb. 8.1
Hirnhäute [A300–190]

8

Klinik und Diagnostik

- **Bewusstseinstrübung** als Leitsymptom, welche einige Minuten oder Stunden nach dem Trauma einsetzt
- **Hemiparese** der gegenüberliegenden Körperhälfte
- **Mydriasis** auf der Seite des Hämatoms.

Im weiteren Verlauf kann es durch den steigenden Hirndruck zum Einklemmungssyndrom kommen (☞ 2.1).
Die Diagnose wird im **CCT** gestellt.

Therapie

Sofort Entlastung schaffen!

Der Schädel muss schnell eröffnet werden, um das Hämatom abzulassen und so den Druck auf die Gehirnmasse abzuschwächen.

8.2.2 Subdurales Hämatom

Subdurales Hämatom → Ruptur von Venen.

❷ Beim subduralen *(sub = unterhalb)* Hämatom (SDH) bildet sich nach einer Schädigung von Venen ein Bluterguss zwischen Dura mater und Arachnoidea. In manchen Fällen kann ein leichtes Trauma für die Entstehung dieses Hämatoms ausreichen. Es wird zwischen **akutem** und **chronischem** subduralen Hämatom unterschieden.

Klinik und Diagnostik

Unterscheidung von akutem und chronischem SDH.

Akutes subdurales Hämatom
- Bewusstseinstrübung direkt im Anschluss an das Trauma
- Einseitige Mydriasis und Hemiparese.

Chronisches subdurales Hämatom
- Die Symptome zeigen sich häufig erst *Tage oder Wochen* nach dem Unfall
- Langsam zunehmende Störung von Bewusstsein und Antrieb als Leitsymptom
- Hirndruck.

Das Hämatom ist im CCT gut zu erkennen.

Therapie

Ein großes Hämatom muss operativ entfernt werden, kleinere Hämatome werden resorbiert.

8.2.3 Intrazerebrales Hämatom

Intrazerebrales Hämatom → auch durch Aneurysmaruptur.

Das intrazerebrale Hämatom ist gekennzeichnet durch eine Blutung im Gehirn. Ursachen sind Trauma, Riss eines Aneurysmas (☞ 5.3) bei Hypertonus oder Gerinnungsstörungen.

Klinik und Diagnostik

- **Hemiparese** als Leitsymptom, die bei Verletzung eines kleinen Blutgefäßes erst nach einem beschwerdefreien Intervall auftritt
- Kopfschmerzen
- Bewusstseinstrübung
- Aphasie.

Das CCT weist bestehende Blutungsherde auf.

Therapie und Prognose

Frühzeitige Operation oder Punktion.

Große Hämatome, die zu einer Massenverschiebung (Einklemmung ☞ 2.1) führen, müssen operativ entfernt oder, falls dies nicht möglich ist, punktiert werden. Ein Hirnödem wird mit Mannit und Sorbit behandelt.

Die Letalität ist relativ hoch. Es kann sich ein Apallisches Syndrom oder Locked-in-Syndrom entwickeln.

? Übungsfragen

❶ Welche unterschiedlichen Hirnblutungen gibt es und wie werden sie diagnostiziert?

❷ Was ist ein subdurales Hämatom?

8

9 Kopfschmerzerkrankungen

Wichtige Kopfschmerz-
erkrankungen:
- Migräne
- BING-HORTON-
  Kopfschmerz
- Spannungskopf-
  schmerz
- Trigeminusneuralgie
- Analgetikakopf-
  schmerz.

Kopfschmerzen sind ein häufiges Symptom. Zu den wichtigsten Kopfschmerzerkrankungen zählen Migräne, BING-HORTON-Kopfschmerz, Spannungskopfschmerz und Trigeminusneuralgie. Außerdem werden Kopfschmerzen als Nebenwirkung (bei Missbrauch) von Analgetika beobachtet.

Die typischen Beschwerdebilder reichen meist für eine sichere Diagnosestellung der einzelnen Kopfschmerzerkrankungen aus. Bei der Migräne finden sich bei 20 % der Betroffenen zusätzlich EEG-Veränderungen.

Differenzialdiagnostisch müssen bei starken Kopfschmerzen andere neurologische Erkrankungen wie Enzephalitis (☞ 6.3), Hirnblutung (☞ 8.2) oder Tumoren (☞ 2.2) ausgeschlossen werden.

9.1 Migräne

Frauen > Männer.

Bei dieser Erkrankung sind die typischen Kopfschmerzsymptome häufig begleitet von anderen neurologischen Störungen. 5–10 % der Bevölkerung sind betroffen, dabei Frauen doppelt so häufig wie Männer.

Ursachen

Genaue Ursache nicht geklärt. Schmerz durch veränderte Gefäßweite bedingt.

Die genaue Ursache der Migräne ist noch nicht geklärt. Der Transmitter Serotonin spielt vermutlich bei der Entstehung des Migräne-Anfalls eine wichtige Rolle. Es werden in der Folge von Transmitter-Störungen Substanzen gebildet, die in den Gefäßwänden des Gehirns eine Entzündungsreaktion mit Ödem und Vasodilatation *(Erweiterung der Blutgefäße)* bewirken. Dieser Vorgang verursacht die Schmerzreaktion. Zudem kommt es zu einer vorübergehenden Durchblutungsstörung.

Klinik

Leitsymptome:
- Anfallsartiger halbsei-
  tiger, dumpfer oder
  pulsierender Kopf-
  schmerz

❶ Leitsymptom der Migräne ist ein meistens **halbseitiger, dumpf-drückender** oder **pulsierender** Kopfschmerz, der über mehrere Stunden anhält. Die Schmerzen treten anfallsartig, häufig nachts oder morgens auf. Sie entwickeln sich innerhalb von

- Auftreten nachts oder morgens
- Dauer mehrere Stunden
- Langsame Rückbildung
- Neurologische Symptome treten auf.

einer halben Stunde oder länger und bilden sich in ähnlichem Tempo wieder zurück. Ein Anfall kündigt sich nicht selten durch folgende Prodromalsymptome an:

- Übelkeit und Erbrechen
- Schweißausbruch
- Affektlabilität, psychische Reizbarkeit
- Überempfindlichkeit auf Geräusche und Licht
- Störung der Merkfähigkeit und retrograde Amnesie (☞ Psych 2.2).

❷ Bei der **Migräne mit Aura** gehen dem Anfall neurologische Herdsymptome voraus: Missempfindungen, Lähmungen, Wortfindungsstörungen, Gesichtsfeldausfälle und Augenflimmern.

Auslösefaktoren

❸ Verschiedene Auslöser für einen Migräneanfall werden beschrieben:

- Psychische Belastung
- Genuss bestimmter Genuss- oder Nahrungsmittel, z.B. Alkohol, Schokolade, Obst, Käse
- Ovulationshemmer
- Nahrungskarenz
- Zu wenig (oder zu viel) Schlaf
- Wetterlage.

Auslösefaktoren vermeiden.

- Anfallstherapie → Analgetika, Ergotamin, Sumatriptan
- Intervalltherapie → β-Blocker, Methysergid, Antidepressiva
- Entspannungsübungen
- Akupunktur.

Therapie

Anfälle können sich teilweise verhindern lassen, indem Auslösefaktoren gemieden werden.

Therapie eines Migräne-Anfalls:

- **Analgetika** z.B. Acetylsalicylsäure (Aspirin® u.a.) in Kombination mit dem Antiemetikum Metoclopramid (z.B Paspertin®)
- Verschiedene **Ergotamin**-Präparate: (z.B. Ergosanol®, Cafergot® N) wirken über eine Vasokonstriktion *(Engstellung der Gefäße). Nebenwirkungen* sind Übelkeit, Erbrechen sowie Kribbeln und Kältegefühl in den Extremitäten, da sich auch hier die Gefäße zusammenziehen. Diese Präparate dürfen nicht zu häufig angewandt werden, da sonst ernste Durchblutungsstörungen entstehen können.
- **Sumatriptan** (z.B. Imigran®) s.c. ist ein Serotoninagonist, der die Transmitter-Störung im Bereich der Hirnarterien unterdrückt.

Mit einer **Langzeittherapie** kann Anfällen vorgebeugt werden. Zum Einsatz kommen:

- Die **Beta-Blocker** Propranolol (z.B. Dociton®) und Metoprolol (z.B. Lopresor®) vermindern Häufigkeit und Intensi-

9

tät der Anfälle. *Nebenwirkungen* sind Bradykardie und Müdigkeit

- **Methysergid** (z.B. Deseril retard®) und **Lisurid** (Dopergin®) sind Serotonin-Antagonisten. *Nebenwirkungen* sind Übelkeit, Schwindel, Unruhe, Schlaflosigkeit und Magen-Darm-Beschwerden. Wegen Gefahr schwerer Nebenwirkungen wie Fibrosen wird Methysergid nur selten und nicht länger als drei Monate gegeben
- **Antidepressiva** z.B. Amitriptylin (Saroten®) senken die Schmerzempfindlichkeit.

Weitere Therapiemethoden sind:
- Akupunktur
- Entspannungstechniken: Autogenes Training, progressive Muskelentspannung
- Psychotherapie.

9.2 Spannungskopfschmerz

- Akute und chronische Verläufe
- Frauen > Männer
- Übergang zu Migräne häufig.

Der Spannungskopfschmerz unterscheidet sich von der Migräne vor allem im Beschwerdebild. Die Schmerzen treten nicht anfallsartig auf und weitere neurologische Symptome fehlen. Spannungskopfschmerz kann akut (gelegentlich, für mehrere Stunden) oder chronisch (täglich, konstant) auftreten. Wiederum sind Frauen häufiger betroffen als Männer.

Die Übergänge von Migräne und Spannungskopfschmerz sind fließend. Beide Erkrankungen können auch gleichzeitig vorliegen: In der Zeit zwischen Migräne-Anfällen leiden Patienten unter einem Spannungskopfschmerz.

Ursachen

Ähnliche Ursache wie bei Migräne.

Die Entstehung des Spannungskopfschmerzes ist noch nicht geklärt. Vermutlich liegt die Ursache ähnlich wie bei der Migräne in Veränderungen der Transmitter. Eine Rolle spielen ebenso Vasodilatation im Gehirn sowie bei vielen Patienten die Anspannung der Kopf- und Nackenmuskulatur. Der Spannungskopfschmerz kann durch psychische Belastungen bzw. Überforderung ausgelöst werden.

Klinik

Die Symptome sind sehr vielfältig.

- Beidseitiger, dumpf-drückender Kopfschmerz
- Lokalisation in Stirn und Nacken
- Keine neurologischen Symptome.

❹ Leitsymptom ist ein dumpf-drückender, meistens **beidseitiger** Kopfschmerz, der häufig in Stirn und Nacken lokalisiert ist. Die Muskeln von Kopf und Nacken sind druckempfindlich.

Therapie

Psychotherapie und Entspannungstechniken können bei psychischer Überforderung Entlastung bringen.

Medikamentöse Therapie

- **Analgetika:** Acetylsalicylsäure (z.B. Aspirin®) und Paracetamol beim akuten Spannungskopfschmerz. Sie sollten nicht regelmäßig eingenommen werden
- **Antidepressiva:** Amitriptylin (z.B. Saroten®) beim chronischen Spannungskopfschmerz
- Benzodiazepine sind wegen der Gefahr der Abhängigkeit kontraindiziert.

9.3 — BING-HORTON-Kopfschmerz

Männer > Frauen.

❺ Der BING-HORTON-Kopfschmerz, auch Cluster-Kopfschmerz genannt, befällt überwiegend Männer im dritten Lebensjahrzehnt.

Klinik

- Attackenartig, Schmerz einseitig
- Lokalisation hinter Auge oder Schläfe
- Neurologische und vegetative Symptome
- Dauer ca. 1 Std.

Leitsymptom ist ein **halbseitiger** Kopfschmerz, der hinter dem Auge oder in der Schläfenregion lokalisiert ist. Die Schmerzen setzen attackenartig schnell und ohne Vorzeichen ein und dauern etwa eine Stunde. Hinzu kommen:

- Rötung des Auges und evtl. des Gesichts
- Tränenfluss und Schwellung der Nasenschleimhaut
- HORNER-Syndrom durch Lähmung cervikularer Anteile des N. sympathicus: **Miosis** (Engstellung der Pupille), **Ptosis** (herabhängendes Lid) und **Enophthalmus** (Augapfel sinkt in die Orbita zurück).

Auslösefaktoren sind Alkohol und Nikotin.

Therapie

Akut: O$_2$, Sumatriptan. Prophylaxe: Calcium-Antagonisten, Kortikoide, Lithium.

- **Ergotamin, Sauerstoff** (7 l O$_2$/min) und **Sumatriptan** (z.B. Imigran®) lindern die akute Schmerzattacke
- Der Calcium-Antagonist **Verapamil** (z.B. Isoptin®) sowie **Lithium** (z.B. Hypnorex®) und **Kortikoide** (z.B. Prednison®) dienen der Schmerzprophylaxe.

9.4 — Trigeminus-Neuralgie

Frauen > Männer.

Die Trigeminus-Neuralgie ist durch charakteristische Schmerzen im Gesicht gekennzeichnet. Sie beginnt in der zweiten Lebenshälfte und betrifft Frauen doppelt so häufig wie Männer.

9

Ursache

- Trigeminusreizung
- Idiopathisch oder symptomatisch.

❻ Die Neuralgie entsteht durch eine Reizung des N. trigeminus, der mit drei Ästen die Gesichtshaut sensibel innerviert. Die Trigeminus-Neuralgie kann idiopathisch (ohne erkennbare Ursache) oder symptomatisch (begleitend) auftreten. Man vermutet, dass in vielen Fällen eine Verbindung (Kurzschluss) zwischen den Nervenbahnen für taktile Reize und denen für Schmerzreize vorliegt. Weitere mögliche Ursachen sind Gefäßvariationen, die Nerven irritieren, oder Tumoren wie Meningeom, Neurinom (☞ 2.2).

Ähnliche Symptome können durch Knochenerkrankungen der Schädelbasis, Augenkrankheiten und Infektionen im Mund- und Nasenbereich sowie bei der Multiplen Sklerose (☞ 7) auftreten.

Klinik

- Blitzartiger Beginn
- Brennende Schmerzen
- Multiple Attacken
- Dauer wenige Sekunden
- Vegetative Reizerscheinungen.

Leitsymptom ist ein **brennender Schmerz,** der blitzartig einsetzt und wenige Sekunden anhält. Diese Attacken wiederholen sich mehrfach am Tag. Der Schmerz betrifft hauptsächlich den 2. und 3. Ast des N. trigeminus.

Am Anfang der Erkrankung setzen die Schmerzen spontan ein. Im weiteren Verlauf werden sie ausgelöst durch äußere Reize wie Berührung, Kälte, Bewegung der Gesichtsmuskulatur.

Nach dem Schmerzanfall kommt es zu vegetativen Reizerscheinungen mit Rötung des Hautbezirkes und Sekretion von Tränen-, Nasen- und Speicheldrüsen.

Therapie

- Analgetika
- Carbamazepin
- Antidepressiva.

Medikamentöse Therapie mit Analgetika, Carbamazepin (z.B. Tegretal®) und dem Anitdepressivum Amitriptylin (z.B. Saroten®). Bei Tumoren oder Gefäßveränderungen ist eine Operation indiziert.

? Übungsfragen

❶ Welches ist das Leitsymptom der Migräne?

❷ Was versteht man unter einer Migräne mit Aura?

❸ Wodurch kann ein Migräne-Anfall ausgelöst werden?

❹ Wie ist der Schmerzcharakter des Spannungskopfschmerzes?

❺ Welches Geschlecht ist gehäuft vom BING-HORTON-Kopfschmerz betroffen. Welche Symptome treten auf?

❻ Welche Hauptursache wird für die Trigeminus-Neuralgie vermutet und welche Beschwerden treten auf?

10 Extrapyramidale Erkrankungen

Extrapyramidales System besteht aus den Basalganglien und regelt die Feinabstimmung willkürlicher Bewegung.

Das extrapyramidale System sorgt für die Feinabstimmung der willkürlichen Bewegungen und reguliert den Muskeltonus bei unwillkürlichen Bewegungen, indem es die Reize von Großhirn, Kleinhirn und Hirnstamm miteinander verknüpft. Zum extrapyramidalen System zählen die Basalganglien mit Nucleus caudatus, Globus pallidus, Putamen, Nucleus subthalamicus, Nucleus ruber und Substantia nigra.

Wenn diese Hirnregionen erkranken, kommt es zu Bewegungsstörungen, die als extrapyramidale Erkrankungen bezeichnet werden. Sie zeigen sich in einem akinetisch-rigidem Syndrom (PARKINSON-Syndrom) oder in hyperkinetisch-hypotonen Syndromen (Chorea HUNTINGTON, Athetose, Dystonien).

10.1 PARKINSON-Syndrom

Am PARKINSON-Syndrom (»Schüttellähmung«) erkranken 1–2 ‰ der Bevölkerung, wobei überwiegend Menschen jenseits des 50. Lebensjahrs betroffen sind.

Ursachen

- Dopaminmangel
- Azetylcholinüberschuss
- Idiopathisch
- Symptomatisch
- Unterscheidung von PARKINSON-Syndrom und M. PARKINSON.

❶ Beim PARKINSON-Syndrom ist in den Basalganglien das Verhältnis der beiden Transmitter Dopamin und Acetylcholin gestört. Normalerweise steht die Produktion der beiden Transmitter in einem Gleichgewicht. Durch die Degeneration der Substanzia nigra, die für die Dopamin-Produktion verantwortlich ist, wird weniger Dopamin produziert. Azetylcholin ist somit im Überschuss vorhanden. Das PARKINSON-Syndrom tritt idiopathisch oder symptomatisch als Folge oder Begleitung verschiedener Erkrankungen auf.

Häufigste Form des PARKINSON-Syndroms ist der Morbus PARKINSON, der auch **idiopathisches** PARKINSON-Syndrom genannt wird. Bei dieser Erkrankung sterben Nervenzellen in der Substantia nigra ab. Bisher ist nicht geklärt, wodurch der Krankheitsprozess ausgelöst wird.

10

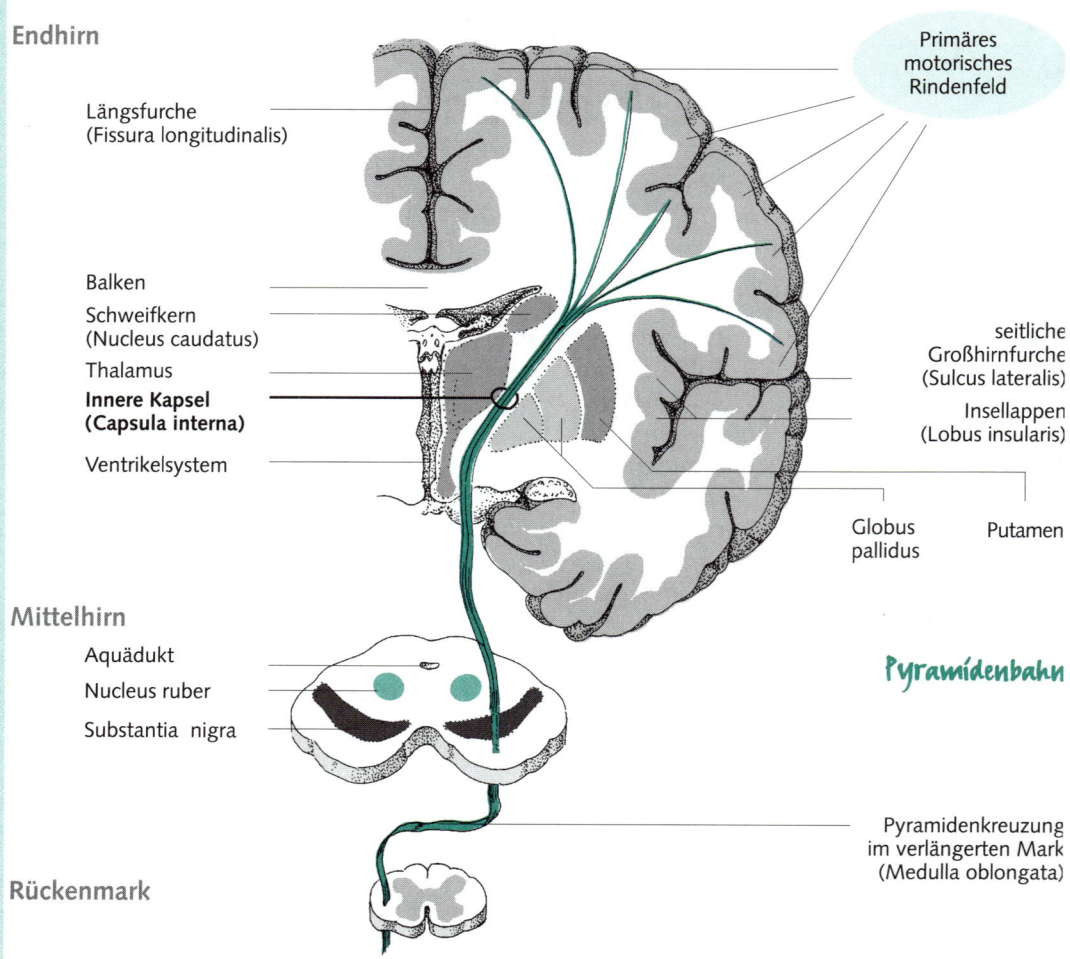

Endhirn

Längsfurche
(Fissura longitudinalis)

Primäres
motorisches
Rindenfeld

Balken

Schweifkern
(Nucleus caudatus)

Thalamus

**Innere Kapsel
(Capsula interna)**

Ventrikelsystem

seitliche
Großhirnfurche
(Sulcus lateralis)

Insellappen
(Lobus insularis)

Globus
pallidus

Putamen

Mittelhirn

Aquädukt

Nucleus ruber

Substantia nigra

Pyramidenbahn

Pyramidenkreuzung
im verlängerten Mark
(Medulla oblongata)

Rückenmark

Abb. 10.1 Gehirn- und Rückenmarksquerschnitt mit Verlauf der Pyramidenbahn [L190]

Symptomatisch kommt das PARKINSON-Syndrom vor durch:
- Nebenwirkungen von Medikamenten, z.B. Neuroleptika (☞ Psych 3.5.1)
- Virale Infektionen des Gehirns (☞ 6.5)
- Vergiftungen u.a. mit Kohlenmonoxid
- Störungen des Kupfer- oder Kalzium-Phosphor-Stoffwechsels
- Gehirn-Trauma, z.B. nach Unfällen oder bei Boxern
- Zerebrale Arteriosklerose (☞ 5.1)
- Hirntumoren (☞ 2.2).

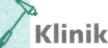
Klinik

Hauptsymptome:
- Tremor
- Rigor und Zahn-radphänomen
- Akinese.

❷ Drei Hauptsymptome werden beim PARKINSON-Syndrom beschrieben:

Tremor Unkontrollierte Muskelaktivität. Ein Zittern der Finger, sog. »Pillendrehbewegung«, das auch auf Kopf und Beine übergehen kann. Der Tremor nimmt bei Aufregung zu, bei gezielten Bewegungen ab. Beim PARKINSON-Syndrom handelt es sich um einen *Ruhetremor;* im Gegensatz zum *Intentionstremor,* der bei Willkürbewegungen auftritt und bei Kleinhirnschädigungen beobachtet wird.

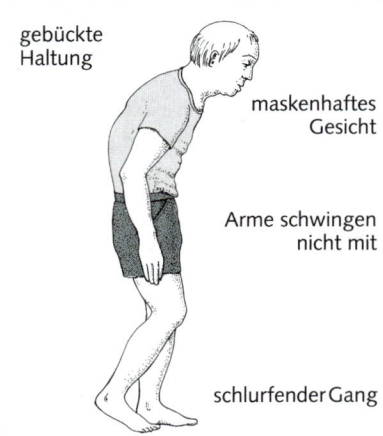

gebückte Haltung

maskenhaftes Gesicht

Arme schwingen nicht mit

schlurfender Gang

Abb. 10.2 Charakteristische Körperhaltung bei M. PARKINSON [A300–190]

Rigor Erhöhter Muskeltonus, der bei passiver Bewegung gleichmäßig spürbar ist. Die Extremitäten reagieren bei passiver Bewegung mit ruckartigen Sperrungen, sog. »Zahnradphänomen«.

Akinese Fehlende oder verlangsamte Motorik *(Bradykinese)* sowie fehlende physiologische Mitbewegung *(Hypokinese)*. Der Patient geht mit kleinen unsicheren (Trippel-)Schritten. Starten und Beenden einer Bewegung fällt schwer, dabei neigt er dazu, schnell nach vorn, hinten und zur Seite vorzuschießen *(Pro-, Retro-* und *Lateropulsion)*. Mimik und Gestik sind verarmt, die Patienten wirken emotionslos, man spricht von einem »Maskengesicht«. Die Feinmotorik ist gestört, kleine Bewegungen lassen sich nicht mehr ausführen; was sich in einer mühsamen nach rechts kleiner werdenden Handschrift *(Mikrographie)* zeigt.

Das typische Erscheinungsbild eines PARKINSON-Kranken ist eine gebeugte Körperhaltung mit leicht angewinkelten Armen, die grobschlägig zittern. Die Sprache ist leise und monoton, die Artikulation beeinträchtigt.
Ein weiteres wichtiges Symptom ist die **Bradyphrenie,** das ist die Verlangsamung geistiger Funktionen; Konzentration und Auffassungsgabe sind dadurch herabgesetzt.
Tremor, Rigor, Akinese und Bradyphrenie werden in zwei **Gruppen** eingeteilt:
- *Plus-Symptome* mit erhöhter Aktivität: Rigor und Tremor
- *Minus-Symptome* mit erniedrigter Aktivität: Akinese, Bradyphrenie.

❸ Außerdem treten noch vegetative und psychische Symptome auf:
- *Vegetative Symptome:* Speichelfluss, Schwitzen, Talgsekretion (»Salbengesicht«), Obstipation
- *Psychische Symptome:* Stimmungsschwankungen, Depressivität, Demenz.

10

Diagnostik

- Typisches Beschwerdebild
- **CCT** und **MRT** zeigen nicht immer Läsionen im Bereich der Stammganglien
- **EEG:** Verlangsamung.

Therapie

- Dopaminsubstitution
- Hemmung des Dopaminabbaus
- MAO-B-Hemmer
- Amantadin
- Anticholinergika.

Medikamente können das Ungleichgewicht von Dopamin und Acetylcholin wieder ausgleichen, indem sie die Dopamin-Konzentration erhöhen oder die Wirkung von Azetylcholin einschränken.

- **L-Dopa** (z.B. Nacom®, Madopar®) ist eine Vorstufe von Dopamin. Im Gegensatz zum Dopamin durchdringt es die Blut-Hirn-Schranke und wird dort zum wirksamen Transmitter umgeformt. Zusammen mit L-Dopa wird ein Dekarboxylase-Hemmer gegeben, um periphere Nebenwirkungen zu verhindern. *Nebenwirkungen:* Übelkeit, Erbrechen, Herz-Kreislauf-Störungen und Dyskinesien (Störungen im Bewegungsablauf); psychische Störungen wie Schlaflosigkeit, Verwirrtheit, Halluzinationen
- **Dopaminagonisten** (z.B. Pravidel®, Dopergin®, Requip®, Parkotil®) besetzen die Dopamin-Rezeptoren direkt. Da L-Dopa-Präparate nach einigen Jahren ihre Wirkung verlieren und ggf. starke Nebenwirkungen entwickeln (v.a. Dyskinesien), werden Dopaminagonisten häufig zu Beginn der Erkrankung eingesetzt. So kann die L-Dopa-Dosis möglichst gering gehalten werden. *Nebenwirkungen:* wie L-Dopa
- **COMT-Hemmer** (z.B. Comtess®) verhindern den Abbau von Dopamin. Durch ihren Einsatz kann die Dosis von L-Dopa reduziert und somit das Risiko für Nebenwirkungen reduziert werden. *Nebenwirkungen:* wie L-Dopa
- **MAO-B-Hemmer** (Movergan®) verhindern den Abbau von Dopamin. *Nebenwirkungen:* Blutdruckanstieg; Verwirrtheit, psychotische Reaktion
- **Amantadin** (z.B. PK-Merz®) hemmt vermutlich die Freisetzung von Acetycholin. Es wird in einer akuten PARKINSON-Krise i.v. gegeben. *Nebenwirkungen:* Magen-Darm-Beschwerden, innere Unruhe, Verwirrtheit, psychotische Reaktion
- **Anticholinergika** (z.B. Akineton®, Tremarit®) hemmen vor allem die Plus-Symptome. *Nebenwirkungen:* Mundtrockenheit, Störung der Magen-Darm-Motorik und der Blasenentleerung, Tachykardie, Verwirrtheit und Erregung.

Ergotherapie und Logopädie können die Einschränkungen der Patienten günstig beeinflussen.

Pflege

❹   Regelmäßige Physiotherapie und aktivierende Pflege fördern und erhalten die Beweglichkeit der Patienten. Dabei die Patienten nicht unter (Zeit-) Druck setzen, den Bewegungsablauf mit ihnen durchdenken und klare Anweisungen für Bewegungen geben. Die Patienten sind wegen der Bradyphrenie verlangsamt, aber in der Regel nicht dement. Sie sollten nicht unterfordert werden. Der Kontakt zu Selbsthilfegruppen ist für viele Patienten hilfreich.

Trotz aller Therapiemaßnahmen kann die Krankheit fortschreiten und zur Pflegebedürftigkeit führen.

? Übungsfragen

❶ Welche Transmitter stehen beim PARKINSON-Syndrom im Ungleichgewicht?

❷ Was sind die drei Hauptsymptome der Erkrankung?

❸ Welche psychischen Veränderungen treten auf?

❹ Was muss im pflegerischen Umgang mit den Patienten beachtet werden?

10.2   Chorea HUNTINGTON

An der Chorea HUNTINGTON erkranken 5–10 von 100.000 Menschen. Erste Symptome zeigen sich meistens nach dem 35. Lebensjahr. Auf Grund des typischen Bewegungsmusters wird im Volksmund auch vom »Veitstanz« gesprochen.

Ursache

Erbkrankeit. Es kommt zur Hirnatrophie und Degeneration des Striatum.

❶   Bei der Chorea HUNTINGTON wird eine Hirnatrophie und eine Degeneration des Nucleus caudatus und Corpus striatum beobachtet. Die Erkrankung wird autosomal-dominant vererbt. Bei den Betroffenen liegt eine veränderte Molekülsequenz auf dem Chromosom 4 vor. Kinder von Trägern der Erbsubstanz erkranken mit einer Wahrscheinlichkeit von 50 %.

Klinik

Leitsymptom: Bewegungsstörungen mit Hyperkinese, evtl. verbunden mit psychischen Symptomen.

❷   Leitsymptom der Chorea HUNTINGTON sind **Bewegungsstörungen:**

- Hyperkinese: blitzartig einschießende, unkontrollierte Bewegungen, auf Grund derer die Patienten häufig stürzen
- Verwaschene Sprache, ständige Kau- und Schluckbewegungen, die eine koordinierte Nahrungsaufnahme zunächst erschweren und schließlich unmöglich machen
- Rigor und Akinese im Spätstadium der Erkrankung.

10

Außerdem kommen **psychische Symptome** vor:

- Die Persönlichkeitsveränderung fällt häufig als erstes Symptom der Chorea HUNTINGTON auf: Patienten werden reizbar und haltlos
- Affektive Enthemmung mit Neigung zu aggressivem Verhalten
- Paranoide Psychose (☞ Psych 5.1.2)
- Demenz im Spätstadium der Erkrankung.

Diagnostik

CCT: Veränderungen des Ncl. caudatus.

- In der Chromosomenanalyse wird die Genveränderung nachgewiesen
- Das **CCT** zeigt die Atrophie von Gehirn und Nucleus caudatus.

Therapie

- Neuroleptika
- Tiaprid und Haloperidol.

Eine ursächliche Therapie ist nicht bekannt.

- Psychische Symptome werden mit **Neuroleptika** (☞ Psych 3.5.1) behandelt
- **Tiaprid** (Tiapridex®) und **Haloperidol** (z.B. Haldol®) dämpfen die Hyperkinese.

Bei Kinderwunsch von Angehörigen betroffener Familien ist eine **genetische Beratung** zu empfehlen, um zu prüfen, ob sie Träger des veränderten Genes sind und dieses vererben könnten.

Chorea minor

Vorkommen bei:
- Rheumatischem Fieber
- Enzephalitis
- Schwangerschaft.

Die Chorea minor (»die kleine Chorea«) tritt beim rheumatischen Fieber, Entzündungen des Gehirns und Schwangerschaft auf. Bei ihr kommt es lediglich zu den typischen Bewegungsstörungen, die sich nach Therapie der Grunderkrankung wieder zurückbilden.

? Übungsfragen

1 Welche Ursache hat die Chorea HUNTINGTON?

2 Welches ist das Leitsymptom einer Chorea HUNTINGTON?

10.3 Dystonie

Muskeltonus verändert durch Läsion der Basalganglien → unwillkürliche Bewegungen, abnorme Körperhaltung.

Erscheinungsbilder abhängig von betroffener Muskulatur.

Eine Dystonie, eine Änderung des normalen Muskeltonus, zeigt sich durch langsame unwillkürliche Bewegungen und eine abnorme Körperhaltung. Ursache dafür sind Läsionen der Basalganglien und anderer Strukturen des ZNS.

Klinik

Abhängig von den betroffenen Muskeln kommt es zu unterschiedlichen Symptomen und Erscheinungsbildern. Aufmerksamkeit und innere Erregung verstärken die Symptome.

Torticollis spasticus Eine lokale Form der Dystonie bei der der Kopf langsam zu einer Seite gedreht und zur Gegenseite angehoben wird. In dieser Stellung verharren die Patienten einige Sekunden.

Blepharospasmus Unwillkürliches, anhaltendes, krampfartiges Schließen der Augen.

Dysphonie Sprechstörung durch Anspannung der Kehlkopfmuskulatur.

Schluckstörungen durch Dystonie der Mund- und Rachenmuskeln.

Torsionsdystonie Eine generalisierte Form der Dystonie mit Drehbewegung des gesamten Rumpfes.

Therapie

Anticholinergika (z.B. Akineton®), **Neuroleptika** (z.B. Haldol®) und Tiaprid (Tiapridex®) hemmen die Bewegungen. Botulinumtoxin wird beim Torticollis direkt in den Muskel injiziert und blockiert die Azetylcholinfreisetzung in den Motoneuronen.

Pflege

Patienten haben eine erhöhte Aspirationsgefahr!

Patienten mit Dystonien der Mund- und Rachenmuskulatur sind aspirationsgefährdet. Deswegen sollten sie nur im Sitzen essen, bewusst sorgfältig kauen und langsam essen.

10

Degenerative Erkrankungen

Bei degenerativen Erkrankungen gehen über einen längeren Zeitraum hinweg unterschiedliche Nervenzellen zu Grunde. Es kommt zu neurologischen Ausfällen und psychischen Störungen. Bei den degenerativen Erkrankungen M. ALZHEIMER, vaskuläre Demenz und PICKsche Atrophie stehen die psychischen Symptome im Vordergrund, sie werden deshalb im Teil Psychiatrie (☞ 4.2.2) vorgestellt.

11.1 FRIEDREICHsche Ataxie

❶ Die FRIEDREICHsche Ataxie gehört zu einer Gruppe von Erkrankungen, bei denen Kleinhirn und afferente (zum Hirn ziehende) Bahnen erkranken. Dabei kommt es zur Degeneration der Nervenzellen in Hinterhorn und Hintersträngen des Rückenmarks, im Kleinhirn und häufig auch der Pyramidenbahn. Die Krankheit wird rezessiv vererbt. Sie beginnt vor der Pubertät und verläuft langsam fortschreitend über 30–40 Jahre. Die Patienten sterben meistens an Herzversagen.

Klinik und Diagnostik

Die Lokalisation der Nervenschädigungen bestimmt die Symptome:

- **Störung der sensiblen Nervenbahnen:** Ausfall von Sensibilität (Vibrationsempfinden) und Reflexen an den Beinen; Gangunsicherheit
- **Kleinhirnatrophie:** Intentionstremor, verwackelte Handschrift, skandierende Sprache, Ataxie
- **Pyramidenbahnschädigung:** pathologische Reflexe und spastische Tonus-Erhöhung. Im Krankheitsverlauf Skelettdeformität durch den anormalen Muskeltonus, z.B. Hohlfuß (FRIEDREICH-Fuß). Außerdem treten abgeschwächte Reflexe und Muskelatrophie auf
- Im Spätstadium der Krankheit entwickelt sich eine **Demenz**
- Zusätzlich kommt es zu Erkrankungen wie Diabetes mellitus und Kardiomyopathie.

Degeneration von Nervenzellen in:
- Hinterhörnern und -strängen
- Pyramidenbahn
- Kleinhirn.

- Sensible Ausfälle
- Pyramidenbahn-zeichen
- Kleinhirnsymptome
- Demenz
Weitere körperliche Erkrankungen.

Die Diagnose wird vor allem aus dem klinischen Bild gestellt. Die Nervenleitgeschwindigkeit (☞ 1.4.4) der sensiblen Nerven ist verlangsamt.

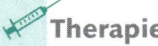

Therapie

Eine kausale Therapie der FRIEDREICHsche Ataxie ist nicht möglich.

11.2 Amyotrophe Lateralsklerose

Die Amyotrophe Lateralsklerose (ALS) ist eine Erkrankung von motorischen Nervenkernen und Pyramidenbahn. Betroffen sind etwa 2–5 von 100.000 Menschen. Die ersten Symptome der ALS zeigen sich im Alter von 40–65 Jahren. Die Krankheit verläuft relativ schnell und dauert 3–5 Jahre. Bei einem Teil der Erkrankten wird eine Vererbung der ALS vermutet.

Ursache

- Degeneration der Pyramidenbahn
- Rückbildung von motorischen Nervenkernen.

Bei der ALS tritt eine **nukleäre Atrophie** ein: Es degenerieren die Nervenzellen in der motorischen Rinde, die motorischen Hirnnervenkerne und die Vorderhörner im Rückenmark. Zusätzlich zu dieser Atrophie zeigt sich auch eine **Degeneration der Pyramidenbahn.** Die nicht innervierte Muskulatur atrophiert oder wird spastisch.

Klinik

❷ Leitsymptom der ALS ist die Kombination von schlaffen (Vorderhorn erkrankt) und spastischen **Lähmungen** (Pyramidenbahn betroffen).

- Erstes Symptom ist häufig eine **Atrophie** der kleinen Handmuskeln
- **Faszikulationen** (unwillkürliches Muskelzucken) der Zunge und anderer Muskelgruppen
- **Sprech- und Schluckstörungen**, wenn Hirnnervenkerne betroffen sind
- Störung von Sensibilität, Blasenentleerung oder Psyche werden *nicht* beobachtet.

Störungen der Muskelkontraktion.

Da sich die Muskelschwäche im Verlauf der Krankheit weiter ausbreitet, versterben die Patienten an Ateminsuffizienz.

Diagnostik

CCT:
Keine Veränderungen.

- Das **EMG** zeigt veränderte Potenziale und Faszikulationen
- **Muskelbiopsie:** Atrophierte und (zum Ausgleich) hypertrophierte Muskelzellen liegen nebeneinander
- Im **CCT** ist die Atrophie von Nervenzellen nicht nachweisbar, da untergegangene Zellen durch Gliagewebe ersetzt werden.

11

Therapie

Eine kausale Therapie ist nicht bekannt.

- Physiotherapie zur Prophylaxe von Kontrakturen und Muskelatrophie
- Baclofen (z.B. Lioresal®) und Benzodiazepine (z.B. Valium®) lockern die Spastik
- Riluzol (Rilutek®) soll den Krankheitsverlauf günstig beeinflussen und die Überlebenszeit verlängern
- Einige Patienten entscheiden sich im Fall einer Atemlähmung für eine maschinelle Dauerbeatmung.

11.3 Spinale Muskelatrophie

Degeneration des 2. motorischen Neurons der Vorderhörner.

Bei dieser Erkrankung degeneriert das zweite motorische Neuron im Vorderhorn des Rückenmarks. Je nach Krankheitsbeginn wird zwischen infantiler (WERDNIG-HOFFMANN), juveniler (KUGELBERG-WELANDER) und adulter Form (DUCHENNE-ARAN) unterschieden. Die infantile und juvenile Form sind autosomal-rezessiv erblich. Bei der adulten Form ist die Ursache unbekannt.

Klinik

Leitsymptom: Atrophie der Handmuskulatur.

Leitsymptom der adulten Form der progressiven spinalen Muskelatrophie ist die Atrophie der kleinen Handmuskeln. Es bildet sich eine **Affenhand** (Atrophie des Daumenballens) oder **Krallenhand** (Atrophie der Mm. interossei). Andere Formen der Muskelatrophie betreffen Schulter- oder Beckengürtel.

Diagnostik

- Neurologische Untersuchung: Ausfall der Reflexe
- Im **EMG** sind Aktionspotenziale vermindert.

Therapie und Verlauf

Je nach Erkrankungstyp verschiedene Verläufe. Keine Therapie bekannt.

Die infantile (bei Kindern) Form der Erkrankung, die vor allem den Beckengürtel betrifft, hat einen rasch progredienten Verlauf. Durch die Parese der Atemmuskulatur kann sich schnell eine Pneumonie entwickeln. Die übrigen Formen schreiten langsam fort, sodass Erkrankte lernen können, die Ausfälle durch Gebrauch anderer Muskeln zu kompensieren. Eine weitergehende Therapie ist nicht bekannt.

? Übungsfragen

❶ Welche anatomischen Strukturen sind von der FRIEDREICH-Ataxie betroffen?

❷ Welche Lähmungen werden bei der ALS beobachtet?

12 Erkrankungen und Verletzungen des Rückenmarks

Das Rückenmark *(Medulla spinalis)* ist Teil des ZNS und reicht vom ersten Halswirbel bis zum zweiten Lendenwirbel. Im Zentrum des Rückenmarks liegt die **graue Substanz.** Sie hat die Form eines Schmetterlings und enthält sensible und motorische Nervenzellen. Umgeben ist die graue von der **weißen Substanz,** in der efferente (absteigende) und afferente (aufsteigende) Nervenbahnen verlaufen (Abb. 12.1).

Die Strukturen des Rückenmarks können durch verschiedene Ursachen zerstört oder gereizt werden: Traumen, Tumoren, Bandscheibenvorfälle oder Durchblutungsstörungen. Abhängig von der Höhe der Schädigung kommt es zu neurologischen Ausfällen im Segment der Schädigung und den jeweiligen Körperteilen.

Abb. 12.1
Rückenmark im Querschnitt. Die schmetterlingsförmige graue Substanz besteht aus Vorderhorn, Seitenhorn und Hinterhorn. Der Zentralkanal durchzieht das gesamte Rückenmark und ist mit den Liquorräumen verbunden. [L190]

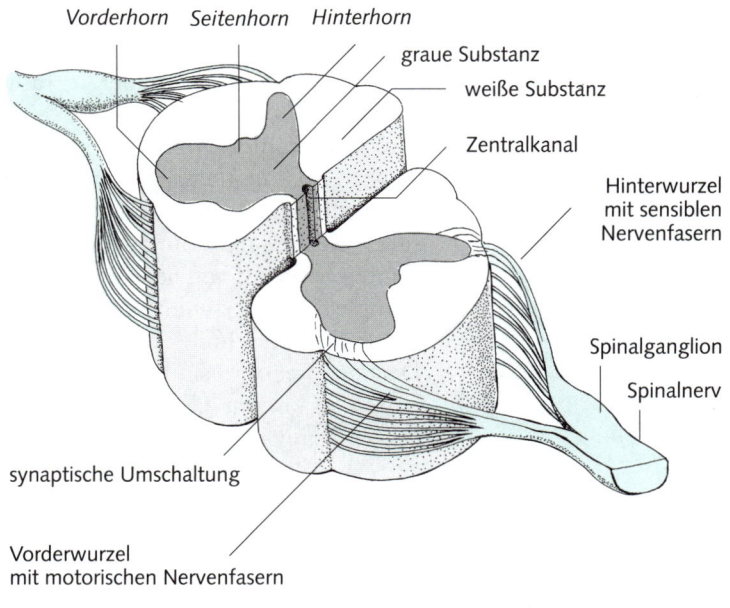

Vorderhorn Seitenhorn Hinterhorn

graue Substanz

weiße Substanz

Zentralkanal

Hinterwurzel mit sensiblen Nervenfasern

Spinalganglion

Spinalnerv

synaptische Umschaltung

Vorderwurzel mit motorischen Nervenfasern

12

12.1 Querschnittssyndrom

Querschnittssyndrom durch Schädigung des Rückenmarks.

Querschnittslähmung bei Schädigung aller Strukturen des Rückenmarks

❶ Ein **Querschnittssyndrom** entsteht durch mechanische Schädigung des Rückenmarks. Hierbei kommt es je nach Grad der Verletzung zu unterschiedlichen neurologischen Symptomen. Bei der **Querschnittslähmung** sind alle Strukturen des Rückenmarks geschädigt. Neurologische Funktionen der Motorik und Sensibilität unterhalb der Läsion sind gestört.

Ursache der Schädigung sind z.B. Wirbelfrakturen, Bandscheibenvorfall oder ein Tumor. Des Weiteren auch Infektionen oder Blutungen. Häufige Tumoren im Rückenmark sind Neurinome, Meningeome und Gliome (☞ 2.2). Sie machen sich zunächst durch eine Wurzelreizung bemerkbar, bevor sich ein Querschnittssyndrom ausbildet.

Klinik

Leitsymptome bei Querschnittslähmung:
- Neurologische und sensible Ausfälle unterhalb der Läsion
- Vegetative Störungen
- Kreislaufstörungen
- Blasenstörung.

- Spinaler Schock mit RR-Abfall durch herabgesetzten peripheren Gefäßwiderstand, Bradykardie, Eiweißverluste, Elektrolyt- und Säure-Basenverschiebungen
- Ausfall der Sensibilität und gesamten Motorik unterhalb der Läsion
- Ausfall der vegetativen Funktion, z.B. Blasenatonie (Überlaufblase), paralytischer Ileus, vasomotorische Störungen, respiratorische Störungen, Wärmeregulationsstörungen
- Steigerung der Muskeleigenreflexe unterhalb der Läsion.

Akuter Beginn
→ Lähmung zuerst schlaff, später spastisch
Langsamer Beginn
→ Lähmung direkt spastisch.

❷ Setzt die Lähmung plötzlich ein, z.B. bei einer Fraktur eines Wirbels oder einer Blutung, kommt es zunächst zu einer schlaffen Lähmung, die im Verlauf der Erkrankung spastisch wird. Entwickelt sich das Querschnittssyndrom langsam, z.B. durch Wachstum eines Tumors, so tritt direkt eine spastische Lähmung auf.

Es wird ein **komplettes** vom **inkompletten Querschnittssyndrom** unterschieden: Beim kompletten Querschnittssyndrom ist das gesamte Rückenmark durchtrennt. Es kommt zum Ausfall der gesamten Motorik und Sensibilität unterhalb der Läsion. Beim inkompletten Querschnittssyndrom sind nur eine Seite des Rückenmarkquerschnitts oder einzelne Bahnsysteme geschädigt. Dementsprechend sind einige Funktionen des Rückenmarks erhalten. Es kommt z.B. zu halbseitigen Lähmungen bzw. Sensibilitätsstörungen.

Diagnostik

Im CCT oder MRT werden Ursache und Ausmaß der Schädigung dargestellt.

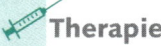 **Therapie**

- Evtl. Operation
- Prophylaxe von Komplikationen
- Rehabiliation.

- Ggf. Operation bei instabilen Frakturen und Tumoren
- Komplikationen verhüten durch:
  - Dekubitus-, Pneumonie- und Kontrakturprophylaxe
  - Regelmäßige Blasenentleerung durch Einmalkatheterisierung oder reflektorisches Klopftraining
  - Abführmaßnahmen
- Für die optimale Versorgung und Förderung wird der Patient frühzeitig in eine Rehabilitationseinrichtung überwiesen.

Prognose

Die Prognose ist abhängig vom Ausmaß der Schädigung. Mitunter können sich die Symptome langsam zurückbilden, wobei sensible Störungen besser heilen als motorische.

 Pflege

Vorsicht bei der Lagerung!

Solange Höhe und Ausmaß der Querschnittsverletzung nicht sicher diagnostiziert sind, darf der Patient nicht ohne ärztliche Anordnung bewegt und gelagert werden.

!
. Merke

Bei Verletzungen im Bereich des 4. Brustwirbels ist der Patient vom Ersticken bedroht, da in dieser Höhe der N. phrenicus, der das Zwerchfell innerviert, austritt.

BROWN-SÉQUARD-Syndrom

Halbseitige Rückenmarkschädigung

Bei *halbseitiger* Rückenmarkschädigung kommt es gleichseitig auf Höhe der Läsion zur schlaffen Parese mit Ausfall des Schmerz- und Temperaturempfindens und unterhalb der Läsion zur spastischen Parese. Auf der Gegenseite zeigen sich Sensibilitätsstörungen mit gesteigertem Schmerz- und Temperaturempfinden bei erhaltener Berührungsempfindlichkeit.

Kaudasyndrom

Schädigung der Cauda equina unterhalb L1.

❸ Bei Schädigung unterhalb des 1. Lendenwirbels ist nicht das Rückenmark selbst betroffen, sondern die Nerven der Cauda equina, die bereits das ZNS verlassen haben (☞ Abb. 1.7). Es kommt zum Kaudasyndrom:

- Schlaffe, weil periphere, Lähmung beider Beine
- Sensibilitätsstörung an der Oberschenkelinnenseite
- Urin- und Stuhlinkontinenz
- Impotenz.

12

? Übungsfragen

❶ Wie kann ein Querschnittssyndrom entstehen?

❷ Welche Form der Lähmung tritt im Verlauf eines Querschnittssyndroms auf?

❸ Was ist ein Kaudasyndrom?

12.2 Wirbelsäulentrauma

Commotio spinalis
→ Vorübergehende
Ausfälle.
Contusio spinalis
→ Querschnitts-
symptomatik.

Ähnlich wie die Hirntraumen werden Wirbelsäulentraumen in Commotio spinalis (Rückenmarkerschütterung) und Contusio spinalis (Rückenmarkprellung) eingeteilt. Bei einer Contusio spinalis kann ein komplettes oder inkomplettes Querschnittssyndrom eintreten. Nach einer Commotio spinalis kommt es vorübergehend zu verschiedenen Ausfallserscheinungen.

Klinik der Commotio spinalis

- Gefühlsstörungen an den Extremitäten
- Reflexdifferenzen
- Blasenentleerungsstörungen (selten)
- Keine Lähmungen.

Therapie

Durch Bettruhe bilden sich die Symptome zurück.

12.3 Schleudertrauma

Folgen eines
Schleudertraumas:
- Reizung oder
  Quetschung des
  Rückenmarks
- Wirbelverletzung
- Bandscheibeneinriss
  evtl. mit Querschnitts-
  syndrom.

Das Schleudertrauma ist Folge eines typischen Bewegungsmusters des Kopfes bei einem Auffahrunfall: der Kopf wird plötzlich nach hinten und anschließend wieder nach vorne geschleudert. Dies betrifft v.a. von hinten Angefahrene.

Durch die schnelle unkontrollierte Bewegung des Kopfes kommt es zu einer Reizung oder Quetschung des Rückenmarks und zu einer Verletzung der Wirbelgelenke. In seltenen Fällen zerreißt die Bandscheibe oder bricht ein Wirbel. Dann besteht die Gefahr einer Querschnittslähmung.

Klinik

Symptome treten sofort oder mit einer Verzögerung von einigen Stunden auf:

- Kopfschmerzen, Schwindel und Übelkeit
- Schmerzen in Nacken, Schulter, Arm mit Zwangshaltung des Halses
- Missempfindungen an Händen und Armen.

Diagnostik

- Neurologische Untersuchung zum Ausschluss einer Contusio spinalis
- Röntgen-Aufnahme der HWS
- CT, um mögliche Bandscheibenschäden zu entdecken.

Therapie und Verlauf

- Ruhigstellung
- Wärme, Massage
- Muskelrelaxantien.

- SCHANZkrawatte zeitweise anlegen. Dadurch werden die Wirbelgelenke ruhig gestellt und Schmerzen durch falsche Bewegungen reduziert
- Massage und Wärmeanwendungen, um die Muskulatur zu lockern
- Benzodiazepine zur Muskelrelaxation; Analgetika, um die Schmerzen zu verringern.

12.4 Bandscheibenvorfall

Formen des Bandscheibenvorfalls:
- Protrusion
- Prolaps
- Sequester.

❶ Die Bandscheibe ist ein Puffer zwischen zwei Wirbelkörpern. Sie besteht aus einem gallertartigen Kern, dem *Nucleus pulposus,* der von einem Faserring, dem *Anulus fibrosus,* umgeben ist. Durch Alterungsprozesse und Fehlbelastung verkleinert sich der Kern, gleichzeitig wird der Ring brüchig. Bei ungünstigen Bewegungen der Wirbelsäule, meistens beim Heben oder Tragen, kommt es zu einer Vorwölbung des Kernes, einer **Protrusion,** oder zu einem Vorfall des gesamten Kernes, dem **Prolaps.** Mitunter löst sich auch nur ein Teil der Bandscheibe und bildet einen sog. **Sequester.** Die Bandscheibe drückt in der Regel seitlich auf die Nervenwurzeln, die zwischen zwei Wirbeln aus dem Wirbelkanal austreten. Es kommt zu einer Reizung dieser Nerven und neurologischen Störungen im Versorgungsgebiet der betroffenen Nerven (☞ Abb. 1.4).

Häufigste Lokalisationen: L4/L5 und L5/S1.

Meistens ist die Lendenwirbelsäule zwischen L4/L5 oder L5/S1 betroffen. Etwas seltener kommt es auch im Bereich der Halswirbelsäule zu einem Bandscheibenvorfall. Fast nie ist die Brustwirbelsäule betroffen.

12

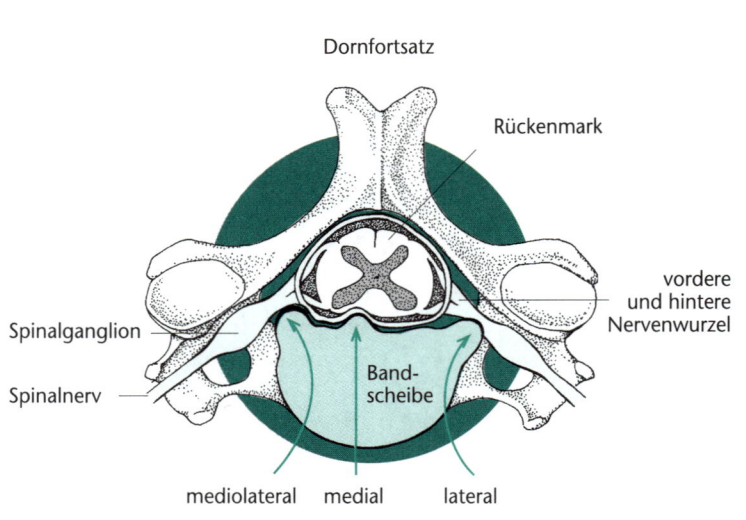

Abb. 12.2
Bandscheibenvorfall. Abhängig von der Richtung (medial, medio-lateral, lateral) des Bandscheibenvorfalls werden unterschiedliche Strukturen abgeklemmt und in ihrer Funktion beeinträchtigt. [A400–190]

Labels on figure:
Dornfortsatz
Rückenmark
vordere und hintere Nervenwurzel
Spinalganglion
Spinalnerv
Bandscheibe
mediolateral   medial   lateral

Klinik

Leitsymptome:
- Starke ausstrahlende Rückenschmerzen
- Sensibilitätsstörungen
- Schonhaltung
- LASÈGUE positiv
- Evtl. Lähmungen
- Evtl. Blasenstörung.

❷ **Akute Rückenschmerzen,** die in das Versorgungsgebiet der betroffenen Nervenwurzel ausstrahlen, als Leitsymptom; im Lendenwirbelbereich auch »Hexenschuss« oder Lumbago genannt.

▪ **Sensibilitätsstörungen** mit einem Taubheitsgefühl im betroffenen Segment

▪ **Schonhaltung:** Die Rückenmuskulatur verspannt sich und die Lendenlordose wird aufgehoben. Durch diese Fehlhaltung verstärkt sich der Druck auf die Nervenwurzel und damit der Schmerz (Teufelskreis)

▪ **LASÈGUE-Zeichen:** Das Anheben eines gestreckten Beines (die Beugung im Hüftgelenk) verursacht starke Rückenschmerzen (☞ Abb. 6.1)

▪ Evtl. treten Lähmungen einzelner Muskeln mit einem Ausfall der entsprechenden Reflexe auf.

Bei einem **medialen** Bandscheibenvorfall in den Wirbelkanal kommt es zu:

▪ Schmerzen (verstärkt durch Husten und Pressen)

▪ Aufsteigender, beidseitiger schlaffer Lähmung

▪ Blasenentleerungsstörung

▪ Sensibilitätsstörung.

Diagnostik

- Eine **Neurologische Untersuchung** überprüft Ausfälle von Sensibilität und Reflexen der einzelnen Segmente, um den Bandscheibenvorfall zu lokalisieren
- Eine **Röntgen**-Aufnahme zeigt evtl. eine Einengung des Zwischenwirbelraumes
- Ein **CT** oder MRT stellt die Vorwölbung der Bandscheibe dar und macht u.U. auch Schädigungen an den Nerven sichtbar
- Die **Myelographie** stellt eine Einengung der Nervenwurzel oder des Rückenmarks dar.

Differenzialdiagnostisch muss bei Rückenschmerzen auch an eine Nervenentzündung bei Herpes zoster (☞ 6.5.3) oder Borreliose (☞ 6.6.1)gedacht werden.

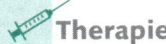 Therapie

- Bettruhe im Stufenbett
- Analgetika
- Muskelrelaxation
- Physiotherapie
- Evtl. Operation.

❸ Die Protrusion wird konservativ behandelt:

- Entlastung des Druckes auf den Nucleus pulposus: Bettruhe, ggf. Liegen auf einer harten Unterlage, Stufenbettlagerung. Diese vermindert den Druck der Wirbelsäule auf den Nucleus pulposus und damit von der Nervenwurzel und reduziert so die Schmerzen
- Schmerzen reduzieren und Muskultur entspannen
  - Lokale Wärmeanwendung durch Rotlicht oder Fango
  - Orale **Analgetika**, (z.B. Diclofenac-Voltaren®) und **Muskelrelaxantien** (z.B. Tetrazepam – Musaril®)
  - **Lokalanästhetikum** (Lidocain) wird subkutan um das Segment gespritzt, um Schmerzen zu lindern und damit die Verspannung zu lösen
- Bei Abklingen der Beschwerden Physiotherapie, um die Rückenmuskulatur zu stärken.

Lähmungszeichen und Schmerzen, die länger als vier Wochen anhalten, deuten auf einen irreversiblen Prolaps hin. Um bleibende Schäden zu vermeiden ist bei Lähmungen eine neurochirurgische Operation notwendig, in der Teile der Bandscheibe entfernt werden.

Pflege

Vorbeugen ist besser als heilen!

❹ Pflegende zählen zu den gefährdeten Personen für Rückenbeschwerden und Bandscheibenschäden. Deshalb ist es wichtig, durch richtiges Hebe- und Trageverhalten von Beginn der Ausbildung an rückenschonend zu arbeiten (☞ Abb. 12.3) und die Rückenmuskulatur gezielt, z.B. durch regelmäßiges Schwimmen (Rückenschwimmen) und Gymnastik, zu trainieren.

12

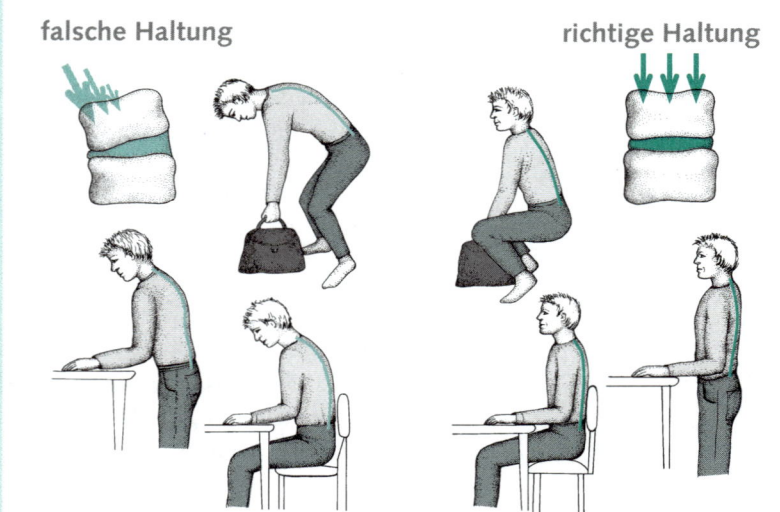

falsche Haltung   richtige Haltung

Abb. 12.3
Richtig Heben, Sitzen
und Tragen
[A300–190]

? Übungsfragen

❶ Was passiert bei einem Bandscheibenvorfall?

❷ Welches ist das erste Symptom?

❸ Wie wird ein Bandscheibenvorfall in der Regel behandelt?

❹ Worauf ist beim rückenschonenden Arbeiten zu achten?

13 Erkrankungen des peripheren Nervensystems

Zum peripheren Nervensystem gehören die Nervenfasern, die zwischen dem ZNS und den Zielorganen verlaufen.

13.1 Polyneuropathie

Betroffen sind: Motorische, sensible, vegetative Nerven.

Bei der Polyneuropathie *(gr. Poly = viel, neuropathie = Nervenerkrankung),* PNP, erkranken gleichzeitig motorische, sensible und vegetative Nerven. Es kann sich um degenerative oder entzündliche Erkrankungen handeln.

Die Schädigungen betreffen die Nervenfaser, das Axon, selbst oder die Markscheiden, die das Axon umgeben.

Ursache

- ❶ Diabetes mellitus als häufigste Ursache
- Alkoholabusus, bestimmte Medikamente, Bleivergiftung u.a.
- Begleitreaktion bei Tumoren und Entzündungen
- Stoffwechselerkrankungen, z.B. Porphyrie, Vitamin-B_{12}- und Folsäuremangel.

Klinik

Leitsymptome:
- Schlaffe Lähmungen
- Handschuh- und strumpfförmige Sensibilitätsausfälle
- Missempfindungen
- Vegetative Störungen.

Leitsymptome der Polyneuropathie sind **schlaffe Lähmungen, Sensibilitätsausfälle, Missempfindungen** und **vegetative Störungen.** Zu den vegetativen Ausfällen gehören Störungen der Durchblutung sowie der Blasen- und Darmentleerung.

❷ Typischerweise treten die sensiblen Ausfälle handschuh- und strumpfförmig an den Extremitäten auf, d.h. sie beginnen symmetrisch am distalen (körperfernen) Ende der Extremitäten und breiten sich nach proximal (körpernah) aus. Lähmungen hingegen werden in manchen Fällen bereits zu Beginn der Erkrankung proximal (an Schulter und Becken) gefunden. Die **diabetische Polyneuropathie** befällt die Beine stärker als die Arme.

13

Diagnostik

- Die **NLG** ist verzögert
- Im **Labor** wird über die Bestimmung der Blutwerte nach einer Ursache der Polyneuropathie gesucht.

Therapie

Therapie der Grunderkrankung.

Die Therapie beschränkt sich auf die Behandlung der zu Grunde liegenden Erkrankung, z.B. Einstellung des Blutzuckers beim Diabetes mellitus oder Gabe von Vitamin-B-Komplex.

? Übungsfragen

❶ Was ist die häufigste Ursache einer Polyneuropathie?

❷ Wie tritt die Sensibilitätsstörung typischerweise auf?

13.2 Polyneuritis

Entzündung peripherer Nerven.

Unter Polyneuritis versteht man eine Entzündung der peripheren Nerven. Sie kann im Rahmen von verschiedenen viralen und bakteriellen Infekten auftreten, z.B. bei FSME, Herpes zoster, Neurolues (☞ 6, Enzephalitis, Meningitis).

GUILLAIN-BARRÉ-Syndrom

- **Autoimmunreaktion**
- **Polyneuritis und Polyradikulitis.**

Das GUILLAIN-BARRÉ-Syndrom ist eine spezielle Form der Polyneuritis. Es tritt in Kombination mit einer Polyradikulitis (Entzündung der Nervenwurzel) auf.

Dieser Erkrankung liegt eine **Autoimmunreaktion** gegen peripheres Nervengewebe zu Grunde. 40 % der Erkrankten hatten zuvor einen Virusinfekt.

Klinik

Symmetrische Lähmungen mit typischem Verlauf und Ausfällen.

Leitsymptom des GUILLAIN-BARRÉ-Syndroms ist eine **symmetrische Lähmung** an den Extremitäten, die von distal nach proximal aufsteigt. Hinzu kommen:

- Lähmung der Rumpfmuskulatur durch die Polyneuroradikulitis mit Gefahr der Atemlähmung
- Hirnnervenlähmungen, u.a. Fazialisparese, Einschränkung des Gesichtsfeldes
- Sensible Ausfälle
- Störung des autonomen Nervensystems: Blutdruck, Herzfrequenz etc. werden nicht mehr reguliert.

Diagnostik

- Im **Liquor** findet sich eine Eiweißvermehrung
- Die **NLG** ist verlangsamt
- Die **Nervenbiopsie** zeigt eine Entzündung mit Rückbildung der Markscheiden.

Therapie

- Mittels **Plasmapherese** werden Antikörper aus dem Blut gefiltert
- Gabe von Immunglobulinen
- Bei bettlägrigen Patienten Pneumonie-, Thrombose- und Dekubitusprophylaxe
- Im Fall der Atemlähmung **maschinelle Beatmung.**

Prognose

Die Symptome bilden sich innerhalb einiger Monate zurück.

13.3 Schädigung einzelner Nerven

Ursachen von Nervenschäden:
- Trauma
- Engpass-Syndrome
- Falsche Lagerung.

Die häufigste Verletzungsursache einzelner peripherer Nerven ist ein **Trauma,** wobei Druck, Quetschung und Zerrung vor allem die Nervenhülle schädigen. Bei Schnitten oder Frakturen hingegen kann der ganze Nerv durchtrennt werden. Weitere Ursachen von Nervenschädigungen sind **Engpass-Syndrome** (z.B. Karpaltunnel-Syndrom) und Läsionen durch medizinische Eingriffe wie unsachgemäße Injektionen, enge Gipsverbände oder falsche Lagerungen. Bei **Plexusparesen** sind alle Nerven, die zu einer Extremität ziehen, geschädigt.

Klinik und Diagnostik

- Distale Lähmungen
- Sensibilitätsstörungen
- NLG ↓.

Es kommt zu Funktionsausfällen distal (körperfern) der Läsion: **Lähmungen** einzelner Muskelgruppen oder **Sensibilitätsstörungen** in umschriebenen Hautarealen. Deshalb ist das klinische Bild gleichzeitig ein Pfeiler der Diagnostik. Zusätzlich wird über die **NLG** eine Verlangsamung oder Unterbrechung der Nervenleitung nachgewiesen. Im **EMG** (☞ 1.4.3) werden Ausfälle einzelner Muskeln dargestellt.

Therapie

- Operation
- Elektrotherapie
- Physiotherapie
- Schmerztherapie.

- **Operation:** Bei glatten Nervendurchtrennungen oder Engpass-Syndromen kann die Funktionsfähigkeit des Nerven operativ wieder hergestellt werden. Ist eine Operation nicht möglich – etwa weil eine direkte Verbindung der Nervenenden nicht mehr herzustellen ist – kann sich der Nerv trotzdem regenerieren. Das proximale Ende wächst dann mit einer Geschwindigkeit von 1 mm/Tag nach distal. Der Nerv

13

findet allerdings nur dann sein Ziel, wenn die Myelinscheide erhalten ist

- **Elektrotherapie:** Bei Druckschäden wird über Elektroreize versucht, den Nerven zu stimulieren, die Wirkung ist jedoch umstritten
- **Physiotherapie:** Durch den Ausfall von einzelnen oder mehreren Muskeln müssen die Gelenke passiv bewegt werden, um einer Versteifung vorzubeugen
- **Schmerztherapie:** Häufig sind Nervenverletzungen mit starken, brennenden Schmerzen verbunden. Es werden peripher wirksame Analgetika wie Metamizol (z.B. Novalgin®) gegeben.

Im Folgenden werden häufige Schädigungen von peripheren Nerven im Einzelnen vorgestellt:

13.3.1 Fazialisparese

Schädigung des VII. Hirnnervs (N. facialis).

Schädigung des N. facialis.

Ursache

- Meistens idiopathisch, vermutlich liegt eine Entzündung zu Grunde
- Bei einer lymphozytären Meningitis durch neurotrope Viren und Borrelien (☞ 6.6.1)
- Fraktur, Entzündungen und Tumoren im Bereich der Schädelbasis
- Zugluft.

Klinik

- Geschmacks-störungen
- Tränen- und Speichel-sekretionsstörungen
- Hyperakusis.

Leitsymptom der Fazialisparese ist die **Lähmung der Gesichtsmuskulatur.** Da der N. facialis ein gemischter Nerv ist, treten auch sensible und vegetative Ausfälle wie Störungen des Geschmacksempfindens oder der Tränen- und Speichelsekretion sowie eine Hyperakusis (gesteigertes Hörempfinden) auf.

Therapie

- **Glukokortikoide** (z.B. Urbason®) werden bei der idiopathischen Fazialisparese zur Entzündungshemmung gegeben
- Bei einer (Borrelien-) Infektion Antibiotika
- **Operation,** falls der N. facialis außerhalb des Schädelknochen geschädigt ist.

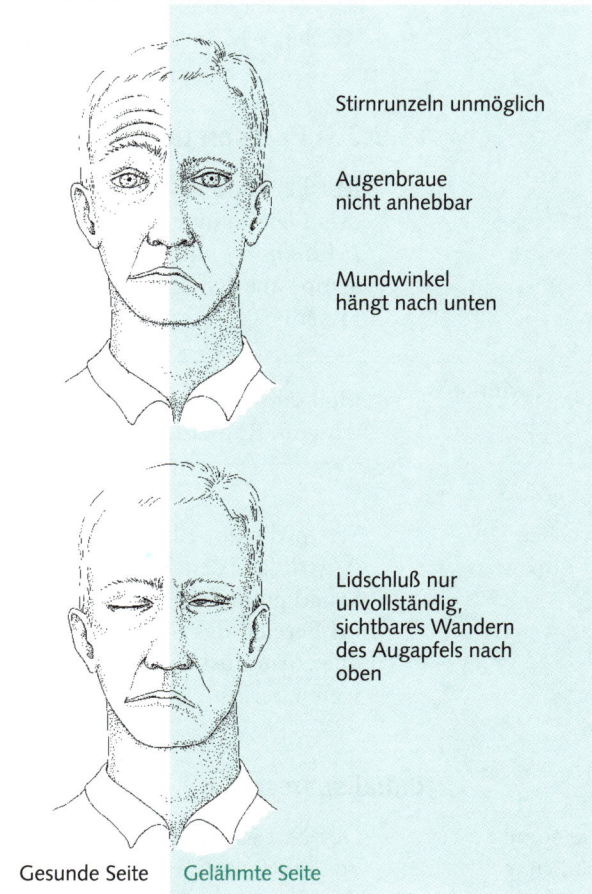

Stirnrunzeln unmöglich

Augenbraue
nicht anhebbar

Mundwinkel
hängt nach unten

Lidschluß nur
unvollständig,
sichtbares Wandern
des Augapfels nach
oben

Gesunde Seite   Gelähmte Seite

Abb. 13.1 Periphere
Fazialislähmung [L190]

Verlauf und Prognose

- Ausheilung
- Defektheilung
- Pathologische
  Mitbewegungen.

Drei viertel der idiopathischen Fazialisparesen heilen folgenlos aus. Bei den übrigen Erkrankten bleibt ein Defekt zurück: Die Nerven wachsen an der Stelle der Schädigung nicht regelrecht zusammen. Es kommt zu pathologischen Mitbewegungen (beim Augenschluss ziehen sich Wangenmuskeln zusammen) und »Krokodilstränen« (an Stelle von Speichelsekretion setzt beim Essen Tränenfluss ein).

Pflege

- Sorgfältige
  Mundpflege
- Schutz der Hornhaut
- Parotitis-Gefahr ↑.

Bei Patienten mit Fazialisparese sammeln sich oft Speisereste in der betroffenen Wangentasche an, die u.U. aspiriert werden. Deswegen schließt sich bei diesen Patienten nach jeder Nahrungsaufnahme eine Mundpflege an, bei der besonderes Augenmerk auf die Reinigung der Wangentasche gelegt wird. Durch die fehlende Innervation der Speicheldrüsen ist bei diesen Patienten die Parotitis-Gefahr erhöht. Fehlt der Lidschluss, welches auch häufig

13

vorkommt, muss die Hornhaut vor dem Austrocknen geschützt werden, z.B. durch Tränenersatzflüssigkeit oder eine Augensalbe.

13.3.2 Paresen der oberen Extremität

Muskeln und Haut der oberen Extremität werden vor allem von drei Nerven innerviert: **N. radialis** *(Speichennerv)*, **N. medianus** *(Mittelnerv)* und **N. ulnaris** *(Ellennerv)*. Die typischen Ausfallssymptome lassen sich mit einem einfachen Merksatz zusammenfassen:

! Merke

»Ich schwöre beim Medianus, dass ich mir die Ulna kralle, wenn ich vom Rad falle.«

Bei Plexusschaden Paresen des Armes.

Wenn die zur oberen Extremität ziehenden Nerven kurz nach Austritt aus dem Wirbelkanal verletzt werden, kommt es zu einer Schädigung des Armplexus. Dies ist z.B. der Fall bei Zerrungen im Bereich des Schultergelenkes. Leitsymptome sind Lähmung aller Armmuskeln und Ausfall der Sensibilität. Schädigungen, die weiter peripher liegen, betreffen in der Regel nur einzelne Nerven:

Radialisparese

- Falsche Lagerung
- Druckschädigung
- Unterarmfraktur.

Der N. radialis zieht durch die Achselhöhle und verläuft weiter an der Rückseite des Oberarms, wechselt zur radialen Beugeseite des Unterarms. In seinem Verlauf kann er an verschiedenen Stellen geschädigt werden:

Obere Radialisparese Bei Verletzungen in der Achselhöhle, z.B. durch Fehllagerung im OP oder Benutzen von Gehhilfen.

Mittlere Radialisparese Der Nerv wird z.B. im Schlaf oder in Narkose gegen den Humerus, gedrückt (Parkbanklähmung); die Schädigung kann aber auch durch eine Humerusfraktur erfolgen.

Untere Radialisparese Ursache kann eine distale Radiusfraktur sein.

Klinik und Diagnostik

- Fallhand
- Evtl. Trizepsparese
- Sensible Ausfälle → Handrücken, radiale 2 1/2 Finger.

- Obere und mittlere Radiusparese: Leitsymptom ist die **Fallhand** mit Störung von Dorsalextension der Hand und Extension der Finger im Grundgelenk
- Obere Radiusparese: Ausfall u.a. des M. triceps brachii (»Trizeps«, Strecker des Unterarmes)
- Störung der sensiblen Innervation auf der Dorsalseite des Arms, auf dem Handrücken und an 2 1/2 radialen Fingern.

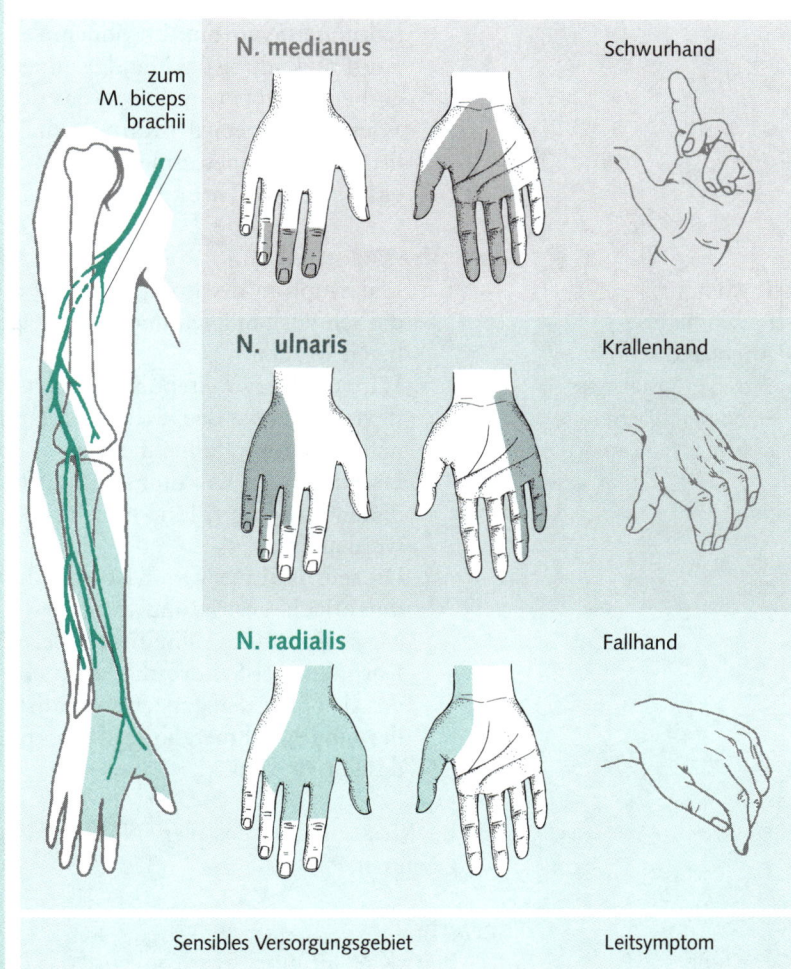

Abb. 13.2
Versorgungsareale
der drei Handnerven
N. radialis, N. ulnaris,
N. medianus
[L190; M139]

Gesichert wird die Diagnose über die neurologische Funktionsprüfung, z.B. Ausfall des TSR bei der oberen Radialisparese.

Medianusparese

Der N. medianus zieht vom Oberarm kommend durch die Mitte
der Ellenbeuge und schließlich im Karpaltunnel zur Handinnen-
seite.

Ursachen

- Humerusfraktur
- Druckschädigung
- Karpaltunnel-
  Syndrom.

- Am Oberarm
  - durch eine Humerusfraktur
  - durch Druck des auf dem Arm liegenden schlafenden Part-
    ners, sog. Schlaflähmung
- In der Ellenbeuge durch eine misslungene intravenöse Injektion

13

- Im Handgelenk durch (Schnitt-)Verletzungen und das **Karpaltunnel-Syndrom:** Im ohnehin engen Karpaltunnel führt eine Entzündung des Handgelenkes oder der Sehnen der Fingerbeuger zu einem Ödem, das den N. medianus quetscht. Weitere Ursachen des Karpaltunnel-Syndroms sind metabolisch (z.B. Diabetes mellitus), toxisch (z.B. Alkohol) oder vaskulär (z.B. Thrombose und Hämatom) bedingt.

Klinik und Diagnostik

Leitsymptome:
- Schwurhand
- Affenhand
- Sensible Ausfälle → Handinnenfläche, radiale 3 1/2 Finger.

- Leitsymptom der kompletten (oberen) Medianusparese ist die **Schwurhand:** Daumen und Zeigefinger können nicht gebeugt werden
- Wird der Nerv weiter distal, z.B. unterhalb des Retinaculum flexorum an der Beugeseite des Handgelenkes im Karpaltunnel, geschädigt, fallen die Mm. abductor und opponens des Daumens aus. Es kommt zur **Affenhand,** da der Daumenballen atrophiert. Eine Flasche kann nicht mehr umgriffen werden
- Die sensible Innervation ist am radialen Abschnitt der Handinnenfläche gestört und an den ersten 3 1/2 Fingern. Es treten Missempfindungen in diesem Bereich auf
- **Karpaltunnel-Syndrom:** nächtliches Kribbeln der Finger, das sich über den ganzen Arm ausbreiten kann, Schwellung der Finger, schmerzhafter Druckpunkt über der Innenseite des Handgelenks.

Bei Messung der (sensiblen) **NLG** wird der nervale Ausfall nachgewiesen.

Therapie

Karpaltunnel-Syndrom → Retinakulumspaltung.

Beim Karpaltunnel-Syndrom wird das Retinaculum flexorum geöffnet, um den Druck auf den N. medianus zu vermindern.

Ulnarisparese

Dieser Nerv verläuft über den Oberarm, im Sulcus nervi ulnaris (Furche für diesen Nerven) des Epicondylus medialis des Ellenbogens (sog. »Musikantenknochen«) und zieht schließlich an der ulnaren Seite über das Handgelenk zur Handinnenfläche.

Ursachen

- Schädigung des Ellenbogengelenks
- Druckschädigung
- Überdehnung.

- Zu Schädigungen des N. ulnaris kommt es vor allem im Bereich des Ellenbogengelenkes, an dem er dicht unter der Haut verläuft. Ursachen sind Arthrose, Verletzungen und Druck durch falsche Lagerung oder zu enge Verbände
- Eine Überstreckung der Hand, z.B. beim Radfahren, kann durch eine Überdehnung des Nerven zu einer distalen Ulnarisparese führen.

Klinik und Diagnostik

Leitsymptome:
- Krallenhand
- FROMMENTsches Zeichen
- Sensible Ausfälle → ulnare Seite von Hand und Fingern.

- Leitsymptom der vollständigen (hohen) Ulnarisparese ist die **Krallenhand:** Im Grundgelenk können die Finger nicht gebeugt werden, sind somit überstreckt, während im Mittel- und Endgelenk die Streckung ausfällt. Dies führt zu einer Beugung in diesen Gelenken
- Die Innervation des M. adduktor des Daumens fällt aus: Ein Blatt Papier kann nur mit Mühe festgehalten werden, sog. FROMENTsches Zeichen
- Die **sensible Innervation** der ulnaren Seite von Hand und Fingern ist betroffen.

Therapie

Eine Schädigung im Bereich des Sulcus ulnaris kann durch eine Operation behoben werden.

13.3.3 Paresen der unteren Extremität

Entsprechend den Schädigungen des Armplexus treten auch Läsionen des Beinplexus auf. Mögliche Ursachen sind Tumoren im Becken, Traumen, Aneurysmen der großen Bauchgefäße. Es kommt zu einer Parese der gesamten Bein- und Fußmuskulatur einschließlich Hüfte und Gesäß sowie sensiblen Ausfällen.

Femoralisparese

Ursachen

Schäden des Beinplexus mit Paresen in Bein und Gesäß.

Der N. femoralis zieht unter dem Leistenband zur Vorderseite des Oberschenkels und innerviert die Haut und die Muskeln der Oberschenkelvorderseite, unter anderem den M. quadriceps. Gefährdet ist der N. femoralis durch Tumoren im kleinen Becken und bei Schnittverletzungen im Rahmen von Hernien- und Blinddarmoperationen.

Klinik und Diagnostik

Ausfallerscheinungen:
Motorisch → M. iliopsoas und M. quadriceps femoris.
Sensibel → Vorderseite Oberschenkel, Innenseite Unterschenkel.

- Fraktur
- Hüftluxation
- Falsche Injektion.

- Ausfall von M. iliopsoas, dem Beuger des Hüftgelenks, und M. quadriceps femoris, dem Strecker des Kniegelenks
- **Sensibilitätsausfall** an der Vorderseite des Oberschenkels und der Innenseite des Unterschenkels.

Parese des N. ischiadicus

Der N. ischiadicus zieht aus dem Plexus sacralis kommend durch die Gesäßmuskulatur und versorgt die Beuger des Oberschenkels. Auf Grund seines Verlaufes kann dieser längste und dickste Nerv des menschlichen Körpers durch Fraktur, Luxation im Hüftge-

13

lenk oder eine unsachgemäße Injektion in den M. glutaeus geschädigt werden.

Die Diagnose wird über die Anamnese und die Klinik des Ausfalls von N. peroneus und N. tibialis gestellt, da diese beiden Nerven Äste des N. ischiadicus sind.

Peroneuslähmung

Ursachen

Druckschädigung durch Verbände oder falsche Lagerung.

Der N. peroneus zieht am Wadenbeinköpfchen *(Caput fibulae)* vorbei zum Unterschenkel und innerviert die vorderen Muskeln des Unterschenkels. Der Nerv ist durch seinen oberflächlichen Verlauf am Caput fibulae extrem durch Druck gefährdet, z.B. durch einen Gipsverband oder falsche Lagerung. Zur Reizung des Nerves kommt es z.B. bei starker muskulärer Anstrengung und beim Sitzen mit übereinander geschlagenen Beinen.

Klinik und Diagnostik

- Steppergang
- Atrophie des M. peroneus
- Sensibilitätsstörungen → 1. und 2. Zehe.

- Bei Ausfall des Nerven atrophiert der M. peroneus und der Fuß kann beim Gehen nicht angehoben werden, es kommt zum sog. **Steppergang** durch die Fußheberschwäche
- Sensibilitätsausfall vor der 1. und 2. Zehe.

Tibialislähmung

Ursache

- Knieverletzung
- Tibiafraktur
- Tarsaltunnel-Syndrom.

Der N. tibialis verläuft durch Kniekehle und Wadenmuskulatur. Dort kann er durch Knieverletzungen und Tibiafrakturen geschädigt werden. Er zieht weiter durch den Tarsaltunnel, der vom Innenknöchel und dem Ligamentum laciniatum gebildet wird, zur Fußsohle. Bei Frakturen und Verstauchungen des Fußgelenks führen Schwellungen zum sog. **Tarsaltunnel-Syndrom,** wobei der distale Abschnitt des N. tibialis gequetscht werden kann.

Klinik und Diagnostik

- Atrophie des M. tibialis posterior
- Zehengang unmöglich
- Brennende Fußsohlenschmerzen.

- Atrophie von Wadenmuskulatur (M. tibialis posterior) und Fußgewölbe. Der Patient kann nicht auf Zehen gehen
- Sensibilitätsstörungen an Wade und Fußsohle
- Beim Tarsaltunnel-Syndrom kommt es außerdem zu brennenden Schmerzen an der Fußsohle.

Therapie

Tarsaltunnel-Syndrom → Spaltung des Lig. laciniatum.

Das Tarsaltunnel-Syndrom wird durch operative Spaltung des Ligamentum laciniatum behoben.

14 Muskelerkrankungen

14.1 Muskeldystrophie

- Männer > Frauen
- Muskelabbau
- Muskelstoffwechsel-störung
- Evtl. Auslösefaktoren.

Muskeldystrophien sind Erkrankungen der Muskulatur, die durch Abbau von Muskulatur gekennzeichnet sind. Hierzu zählen verschiedene Erbkrankheiten, die sich in ihren Symptomen und ihrem Verlauf unterscheiden. Männer erkranken häufiger als Frauen.

Vermutlich führt eine Störung des Muskelstoffwechsels zur Dystrophie. Die betroffenen Muskelzellen atrophieren, d.h. sie werden kleiner und schwächer.

Die ersten Symptome treten häufig nach körperlichen Erkrankungen oder außergewöhnlichen körperlichen und seelischen Belastungen auf. Im Krankheitsverlauf können solche Auslösefaktoren zu einer schubartigen Verschlechterung führen.

Klinik

Symptom der Muskeldystrophie ist eine Schwäche von ganzen Muskelgruppen. Bei einigen Erkrankungen ist zunächst der **Beckengürtel** mit folgenden Symptomen betroffen:

- Schwäche der Oberschenkelmuskulatur
- Schwäche der Bauchmuskeln mit *Hyperlordose*
- Schwäche des M. glutaeus medius mit *Watschelgang*.

Die Lähmung steigt auf bis zur Schultermuskulatur.

- Schnell fortschreitende Lähmungen
- Todesursachen:
- Herzversagen
- Infekte.
- Atrophien an Oberarm und Schultergürtel

Muskeldystrophie vom DUCHENNE-Typ   Hier breitet sich die Lähmung so schnell aus, dass die – fast ausschließlich männlichen – Patienten meistens vor dem 25. Lebensjahr an Infekten der Atmungsorgane oder an Herzversagen sterben.

Faszio-skapulo-humerale Muskeldystrophie   Diese Form der Muskeldytrophie beginnt mit einer Atrophie der Muskeln von Oberarm und Schultergürtel und steigt langsam den Rumpf herab. Symptome sind:

- Schlaffe Gesichtszüge, da auch die mimische Muskulatur beteiligt ist
- Hängende Schultern

14

- Scapula alata
- Reaktive Depression.

▪ Scapula alata: vorstehende Schulterblätter, die der gelähmte M. serratus anterior nicht mehr am Rumpf fixieren kann
▪ Viele Patienten sind reaktiv-depressiv verstimmt.

Diagnostik

▪ Das **EMG** zeigt kürzere und schwächere Aktionspotenziale.
▪ Nach einer **Biopsie** wird der Muskel elektronenmikroskopisch untersucht; zusätzlich lassen sich veränderte Enzyme in den Muskelzellen nachweisen
▪ Bei einer **Laboruntersuchung** finden sich erhöhte Werte des Muskelenzyms Creatinkinase (CK)
▪ Bei der genetischen Untersuchung lässt sich bei einigen an Muskeldystrophie-Erkrankten ein Gendefekt nachweisen. Dies ist bereits vor der Geburt möglich.

Therapie und Verlauf

- Physiotherapie
- Kontrakturprophylaxe
- Eiweißreiche Ernährung.

Eine ursächliche Therapie der Muskeldystrophie ist nicht bekannt. Die Patienten benötigen Physiotherapie, um vorhandene Muskelkraft zu erhalten und Kontrakturen zu vermeiden, sowie eiweißreiche Ernährung, um Muskelabbau durch möglichen Eiweißmangel entgegenzuwirken.
Die Muskeldystrophie verläuft chronisch progredient.

14.2   Polymyositis

Polymyositis als Autoimmunerkrankung und Symptom bei
- Infektionen
- Tumoren
- Endokrinen Störungen
- Sklerodermie.

Zu dieser Gruppe gehören verschiedene Erkrankungen, die mit Schwäche, Lähmungen und Schmerzen von Muskeln einhergehen. Die Polymyositis ist ein Symptom im Rahmen von Infektionen, Tumoren, endokrinen Störungen (z.B. Diabetes mellitus) und Sklerodermie.
Die idiopathische Form der Polymyositis betrifft Frauen doppelt so häufig wie Männer und tritt meistens zwischen dem 40. und 60. Lebensjahr auf. Sie ist eine **Autoimmunerkrankung,** bei der Autoantikörper gegen Muskelgewebe gebildet werden. Im Verlauf können die Muskelfasern degenerieren.

Klinik

Muskelschwäche, Muskelschmerzen, Muskelatrophien beginnen im Kopfbereich und breiten sich Richtung untere Extremitäten aus.

Leitsymptome sind **Muskelschwäche** und **Muskelschmerzen.** Die Muskelschwäche betrifft zunächst die proximalen (körpernahen) Muskeln des Schulter- oder Beckengürtels und breitet sich nach distal bzw. kranial aus. Die Muskeln atrophieren. Weitere Symptome sind:
▪ Schluckstörung und nasale Sprache durch die Schwäche der Rachenmuskeln
▪ Hängender Kopf durch Schwäche der Nackenmuskulatur
▪ Bei **Dermatomyositis:** Ödeme und blau-violette Verfärbung um Augen und Nase sowie an Hals und Schultern.

Die chronische Polymyositis ähnelt im Krankheitsbild der Muskeldystrophie.

Diagnostik

- Im **Labor** finden sich Entzündungszeichen mit erhöhter BSG, Leukozytenzahl und Creatinkinase (CK)
- Nach einer **Biopsie** wird das Muskelgewebe mikroskopisch untersucht
- Das **EMG** zeigt typische Erregungsmuster.

Therapie und Verlauf

Kortikoide.

Glukokortikoide dämmen die Autoimmunreaktion.
Es kommt zu einer Defektheilung. Eine akute Polymyositis führt bei der Hälfte der Erkrankten innerhalb eines Jahres zum Tod durch Atemlähmung, die chronische Erkrankung kann 5–10 Jahre überlebt werden.

14.3 Myasthenie

Myasthenie als allgemeine Muskelschwäche:
- ↑ Ermüdbarkeit der Skelettmuskulatur
- Besserung in Ruhe
- Vorkommem bei Hyperthyreose, Polymyositis, Bronchial-Ca.

Eine Myasthenie *(Muskelschwäche)* ist gekennzeichnet durch eine erhöhte Ermüdbarkeit der willkürlichen Muskulatur, also der Skelettmuskulatur. Sie tritt zunächst unter starker körperlicher Belastung auf und kann sich in Ruhe wieder zurückbilden. Myasthenie wird als Symptom bei Polymyositis, Hyperthyreose und dem kleinzelligen Bronchialkarzinom beobachtet.
Eine weitere, idiopathische Krankheitsform ist die Myasthenia gravis. An ihr erkranken Frauen doppelt so häufig wie Männer.

Myasthenia gravis

Ursache

- Idiopathische Myasthenie
- Autoantikörperbildung gegen Acetylcholinrezeptoren
- Frauen > Männer.

Die Mysthenia gravis ist eine **Autoimmunkrankheit.** Die Produktion der Autoantikörper wird vermutlich durch eine krankhaft veränderte Thymusdrüse angeregt.
Die Erkrankten bilden Antikörper gegen die in der postsynaptischen Membran gelegenen *Rezeptoren* des Transmitters Acetylcholin, welcher an der neuro-muskulären Erregungsübertragung beteiligt ist. Der Transmitter selbst wird in genügend hoher Menge in den synaptischen Spalt ausgeschüttet. Da jedoch Antikörper die dazugehörigen Rezeptoren besetzen, sind für das eigentliche Acetylcholin zu wenig Rezeptoren frei und es kommt zu einer abgeschwächten Muskelaktion.

14

Klinik

- Nachlassen der Muskelkraft im Gesichtsbereich mit Doppelbildern und Schluckstörungen
- Unsymmetrischer Befall
- Verschlechterung im Tagesverlauf.

❶ Leitsymptom der Myasthenia gravis ist das **Nachlassen der Muskelkraft** bei wiederholten Bewegungen im Laufe des Tages. Die Krankheit macht sich zunächst an den Muskeln des Kopfes bemerkbar:

- Hängende Augenlider *(Ptose)*
- Schlaffe Gesichtszüge
- Schluckstörungen
- Doppelbilder durch Schwäche der Augenmuskeln.

Anschließend breitet sich die Muskelschwäche über Rumpf und Extremitäten aus. Die Muskeln sind dabei unsymmetrisch betroffen. Zwischenzeitlich wird immer eine spontane Besserung beobachtet. Im Endstadium ist die gesamte Willkürmuskulatur betroffen und es kommt zum Tod durch Atemlähmung.

Diagnostik

- Neurologische Untersuchung (Muskelschwäche)
- Im **EMG** zeigt sich bei wiederholter Stimulation eine Abnahme des Aktionspotenzials der betroffenen Muskeln
- In der **Muskelbiopsie** lassen sich Antikörper nachweisen
- Nachweis der Antikörper im Serum.

❷ Nach Gabe des **Cholinesterase-Hemmers** Neostigmin nimmt die Muskelschwäche ab. Dieser Stoff hemmt die Cholinesterase, die physiologisch den an den Rezeptoren gekoppelten Transmitter abbaut. Wird dieser Abbau verhindert, steht Acetylcholin in höherer Konzentration im synaptischen Spalt zur Verfügung und kann mehr Rezeptoren für die Auslösung der Muskelaktion besetzen.

Therapie und Verlauf

- Kortikoide
- Cholinesterase-Hemmer
- Thymusentfernung
- Plasmapherese.

- **Glukokortikoide** und andere immunsuppressive Medikamente zur Hemmung der Immunreaktion
- **Operation** zur Entfernung der Thymusdrüse
- Gabe von Cholinesterase-Hemmern (Neostigmin)
- **Plasmapherese:** Abtrennung des Plasmas um Antikörper aus dem Blut zu entfernen.

Der Krankheitsverlauf kann sehr unterschiedlich sein. Bei den meisten Patienten ist die Lebenserwartung unter der Therapie nicht verkürzt.

? Übungsfragen

❶ Wie macht sich die Myasthenia gravis zuerst bemerkbar?

❷ Mit welchem Medikament wird sie behandelt?

14.4 Myotonie

- Verlängerte Kontraktion der Extremitäten- muskulatur
- ↑ Aktivität der Muskelfasern ohne Nervenreiz
- Muskelhypertrophie
- Verschlechterung bei Kälte
- Besserung durch wiederholte Muskel- bewegungen.

Eine Myotonie zeichnet sich durch eine verlängerte Kontraktion der Willkürmuskulatur aus. Zu dieser Gruppe zählen verschiedene vererbbare Erkrankungen.

Ursache

Ursache ist eine erhöhte Aktivität der Muskelfasern, die sich auch nach dem Ende eines Nervenreizes – in der eigentlichen Erschlaffungsphase – wiederholt kontrahiert.

Klinik und Diagnostik

Leitsymptom ist eine verlängerte Muskelkontraktion vor allem an den Extremitäten, wodurch die Muskeln hypertrophieren. Bei Kälte verstärken sich die Symptome.

Die Diagnostik beschränkt sich auf die neurologische Untersuchung sowie das **EMG,** in dem Nachentladungen des Muskels aufgezeichnet werden.

Therapie

Membranstabilisierende Medikamente (z.B. Tocainid), vermindern die Zahl der Kontraktionen. Wiederholte willkürliche Kontraktionen führen zu einem »warm-up-Phänomen«: Die Myotonie lässt vorübergehend nach.

15 Entwicklungsstörungen und Missbildungen

15.1 Frühkindliche Hirnschädigung

Eine Hirnschädigung, die von Geburt an besteht oder kurz nach der Geburt eintritt, führt zu einer geistigen Behinderung, der Oligophrenie (☞ Psych 8).

Ursachen

- Intrauterin
- Perinatal
- Postnatal.

- Intrauterin durch Infektionen, Medikamente oder Alkohol
- Perinatal durch Sauerstoffmangel oder Hirnblutungen
- Postnatal durch Infektionen

Klinik

Neurologische und psychiatrische Auffälligkeiten

- Intelligenzminderung
- Verhaltensstörung
- Bewegungsstörungen:
  - Spastische Parese (Läsion der Pyramidenbahn ☞ 3.1)
  - Chorea-Athetose (Läsion der Stammganglien ☞ 10)
  - Ataxie, Tremor, Hypotonus, Nystagmus (Läsion des Kleinhirns ☞ 1.2.5)
- Epileptische Anfälle.

Minimale frühkindliche Hirnschädigung:
- Motorische Störungen
- Unruhe
- Minimale Intelligenzdefizite.

Die *minimale frühkindliche Hirnschädigung* zeigt sich häufig lediglich in leichten motorischen Störungen, motorischer Unruhe und Konzentrationsstörungen. Die Intelligenz ist nur wenig beeinträchtigt.

Diagnostik

Die **neurologische Untersuchung** weist Bewegungs- und Entwicklungsstörungen nach. Das **CCT** stellt Substanzdefekte dar, das **EEG** zeigt Krampfpotenziale.

Therapie

- Frühförderung geistiger Fähigkeiten
- Physiotherapie
- Medikamentöse Behandlung von psychomotorischer Unruhe und Epilepsie.

15.2 Syringomyelie

- Höhlenbildung im Rückenmark
- Erste Symptome im Erwachsenenalter
- Häufig auch andere Fehlbildungen.

Bei der Syringomyelie ist die Ausbildung des Rückenmarks während der Embryonalentwicklung gestört. Im Rückenmark bleiben Höhlen zurück, die durch das Wachstum langsam größer werden, sodass sich Symptome erst im Erwachsenenalter zeigen. Häufig treten gleichzeitig weitere Fehlbildungen auf wie Trichterbrust, überlange Arme oder eine Spina bifida.

Klinik und Diagnostik

- Dauerschmerzen
- Schmerz- und Temperaturempfindungsstörungen
- Schlaffe und spastische Lähmungen
- Hirnnervenausfälle.

- Schmerzen: Zu Beginn der Erkrankung treten Dauerschmerzen in Schulter und Armen auf
- Sensibilitätsstörungen: Im weiteren Verlauf kommt es zu einer Störung des Schmerz- und Temperaturempfindens.
- Schlaffe Lähmung der Arme, wenn die Vorderhörner im Rückenmark mitbetroffen sind
- Spastische Lähmung der Beine bei einer Schädigung der Pyramidenbahn
- Hirnnervenausfälle bei Befall der Medulla oblongata
- Das **MRT** stellt die Höhlen im Rückenmark dar.

Therapie

- Liquorshunt
- Physiotherapie
- Schmerztherapie.

Zur Therapie wird über einen Shunt (☞ 2.3) Liquor aus den Höhlen abgeleitet, um den Druck auf das Gewebe zu vermindern. Bei vorhandenen Lähmungen wird mit Physiotherapie versucht, Kontrakturen zu verhindern. Die Schmerztherapie erfolgt mit Carbamazepin oder Antidepressiva.

15.3 Spina bifida

- Angeborene Spaltbildung der Wirbelsäule
- Offenliegen von Rückenmark und Meningen.
- Symptome:
- Rückenschmerzen
- Blasenentleerungsstörungen
- Neurologische Ausfälle.
- Therapie: evtl. Operation.

❶ Die Spina bifida ist eine spezielle Form von angeborenen knöchernen Veränderungen des Schädels und der Wirbel. Dies führt zur Verdrängung von Nervengewebe und zu Defekten des ZNS. Bei der Spina bifida schließen sich die Wirbelbögen nicht, im Extremfall bleiben auch die Meningen und die Haut offen *(Spina bifida operta)*. Meistens beschränkt sich die Spaltbildung auf einen kleinen Abschnitt der Wirbelsäule und betrifft ausschließlich den Wirbelbogen. Die Meningen sind geschlossen *(Spina bifida occulta)*. Zu den **Symptomen** zählen Rückenschmerzen, Störung der Blasenentleerung und neurologische Ausfälle. Das CCT stellt das Ausmaß der Knochenveränderungen dar, das **MRT** das der Schädigungen des Rückenmarks und Gehirns. Bei schweren neurologischen Ausfällen ist eine Operation notwendig.

❓ Übungsfrage

❶ Wie kommt es zu einer Spina bifida?

Index

Handelsnamen und Wirkstoffe in alphabetischer Reihenfolge aller genannten Medikamente finden sich im Anschluß dieses Index.

Medikamente